U0641729

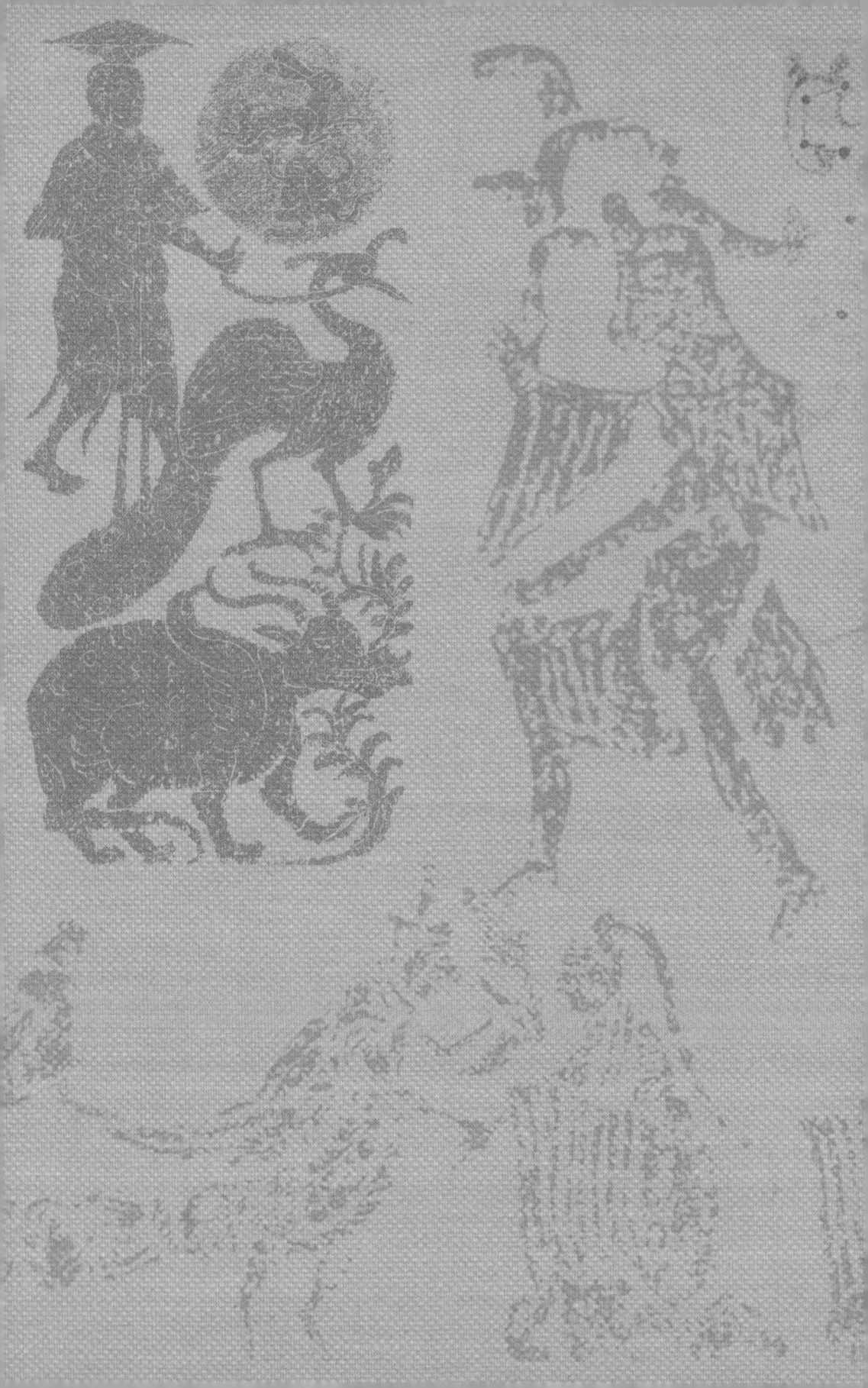

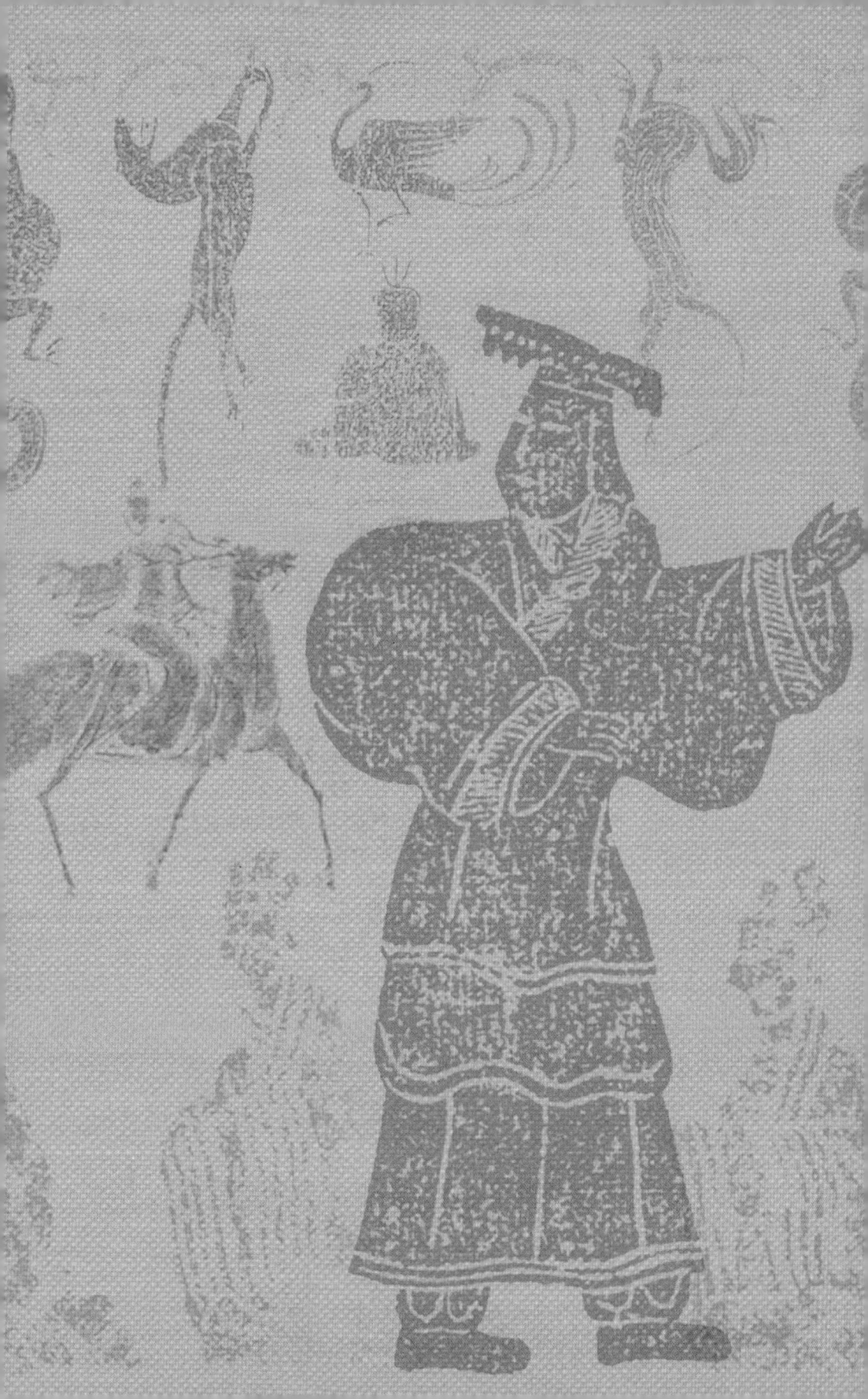

中国古医籍整理丛书

广 嗣 全 诀

明·陈文治 辑

陈丽斌 校注

中国中医药出版社

·北 京·

图书在版编目（CIP）数据

广嗣全诀／（明）陈文治辑；陈丽斌校注．—北京：中国中医药出版社，2015.1（2024.8重印）
（中国古医籍整理丛书）
ISBN 978 - 7 - 5132 - 2180 - 1

Ⅰ.①广…　Ⅱ.①陈…　②陈…　Ⅲ.①中医妇科学 - 中国 - 明代　Ⅳ.①R271.1

中国版本图书馆 CIP 数据核字（2014）第 280543 号

中国中医药出版社出版
北京经济技术开发区科创十三街 31 号院二区 8 号楼
邮政编码　100176
传真　010 64405721
北京盛通印刷股份有限公司印刷
各地新华书店经销

＊

开本 710×1000　1/16　印张 42.75　字数 270 千字
2015 年 1 月第 1 版　2024 年 8 月第 2 次印刷
书　号　ISBN 978 - 7 - 5132 - 2180 - 1

＊

定价　106.00 元
网址　www.cptcm.com

如有印装质量问题请与本社出版部调换
版权专有　侵权必究
服务热线　010 64405510
购书热线　010 64065415　010 64065413
微信服务号　zgzyycbs
书店网址　csln.net/qksd/
官方微博　http：//e.weibo.com/cptcm
淘宝天猫网址　http：//zgzyycbs.tmall.com

国家中医药管理局
中医药古籍保护与利用能力建设项目
组织工作委员会

主　任　委　员　王国强

副　主　任　委　员　王志勇　李大宁

执 行 主 任 委 员　曹洪欣　苏钢强　王国辰　欧阳兵

执行副主任委员　李　昱　武　东　李秀明　张成博

委　　　员

各省市项目组分管领导和主要专家

　　（山东省）武继彪　欧阳兵　张成博　贾青顺

　　（江苏省）吴勉华　周仲瑛　段金廒　胡　烈

　　（上海市）张怀琼　季　光　严世芸　段逸山

　　（福建省）阮诗玮　陈立典　李灿东　纪立金

　　（浙江省）徐伟伟　范永升　柴可群　盛增秀

　　（陕西省）黄立勋　呼　燕　魏少阳　苏荣彪

　　（河南省）夏祖昌　刘文第　韩新峰　许敬生

　　（辽宁省）杨关林　康廷国　石　岩　李德新

　　（四川省）杨殿兴　梁繁荣　余曙光　张　毅

各项目组负责人

　　王振国（山东省）　　王旭东（江苏省）　　张如青（上海市）

　　李灿东（福建省）　　陈勇毅（浙江省）　　焦振廉（陕西省）

　　蔡永敏（河南省）　　鞠宝兆（辽宁省）　　和中浚（四川省）

项目专家组

顾　问　马继兴　张灿玾　李经纬

组　长　余瀛鳌

成　员　李致忠　钱超尘　段逸山　严世芸　鲁兆麟

　　　　郑金生　林端宜　欧阳兵　高文柱　柳长华

　　　　王振国　王旭东　崔　蒙　严季澜　黄龙祥

　　　　陈勇毅　张志清

项目办公室（组织工作委员会办公室）

主　任　王振国　王思成

副主任　王振宇　刘群峰　陈榕虎　杨振宁　朱毓梅

　　　　刘更生　华中健

成　员　陈丽娜　邱　岳　王　庆　王　鹏　王春燕

　　　　郭瑞华　宋咏梅　周　扬　范　磊　张永泰

　　　　罗海鹰　王　爽　王　捷　贺晓路　熊智波

秘　书　张丰聪

前言

中医药古籍是传承中华优秀文化的重要载体，也是中医学传承数千年的知识宝库，凝聚着中华民族特有的精神价值、思维方法、生命理论和医疗经验，不仅对于传承中医学术具有重要的历史价值，更是现代中医药科技创新和学术进步的源头和根基。保护和利用好中医药古籍，是弘扬中国优秀传统文化、传承中医学术的必由之路，事关中医药事业发展全局。

1949年以来，在政府的大力支持和推动下，开展了系统的中医药古籍整理研究。1958年，国务院科学规划委员会古籍整理出版规划小组在北京成立，负责指导全国的古籍整理出版工作。1982年，国务院古籍整理出版规划小组召开全国古籍整理出版规划会议，制定了《古籍整理出版规划（1982—1990）》，卫生部先后下达了两批200余种中医古籍整理任务，掀起了中医古籍整理研究的新高潮，对中医文化与学术的弘扬、传承和发展，发挥了极其重要的作用，产生了不可估量的深远影响。

2007年《国务院办公厅关于进一步加强古籍保护工作的意见》明确提出进一步加强古籍整理、出版和研究利用，以及

"保护为主、抢救第一、合理利用、加强管理"的方针。2009年《国务院关于扶持和促进中医药事业发展的若干意见》指出，要"开展中医药古籍普查登记，建立综合信息数据库和珍贵古籍名录，加强整理、出版、研究和利用"。《中医药创新发展规划纲要（2006—2020）》强调继承与创新并重，推动中医药传承与创新发展。

2003～2010年，国家财政多次立项支持中国中医科学院开展针对性中医药古籍抢救保护工作，在中国中医科学院图书馆设立全国唯一的行业古籍保护中心，影印抢救濒危珍本、孤本中医古籍1640余种；整理发布《中国中医古籍总目》；遴选351种孤本收入《中医古籍孤本大全》影印出版；开展了海外中医古籍目录调研和孤本回归工作，收集了11个国家和2个地区137个图书馆的240余种书目，基本摸清流失海外的中医古籍现状，确定国内失传的中医药古籍共有220种，复制出版海外所藏中医药古籍133种。2010年，国家财政部、国家中医药管理局设立"中医药古籍保护与利用能力建设项目"，资助整理400余种中医药古籍，并着眼于加强中医药古籍保护和研究机构建设，培养中医古籍整理研究的后备人才，全面提高中医药古籍保护与利用能力。

在此，国家中医药管理局成立了中医药古籍保护和利用专家组和项目办公室，专家组负责项目指导、咨询、质量把关，项目办公室负责实施过程的统筹协调。专家组成员对古籍整理研究具有丰富的经验，有的专家从事古籍整理研究长达70余年，深知中医药古籍整理研究的重要性、艰巨性与复杂性，履行职责认真务实。专家组从书目确定、版本选择、点校、注释等各方面，为项目实施提供了强有力的专业指导。老一辈专家的学术水平和智慧，是项目成功的重要保证。项目承担单位山东中医药大学、南京中医药大学、上海中医药大学、福建中医药大学、浙江省中医药研究院、陕西省中医药研究院、河南省中医药研究院、辽宁中医药大学、成都中医药大学及所在省市中医药管理部门精心组织，充分发挥区域间互补协作的优势，并得到承担项目出版工作的中国中医药出版社大力配合，全面推进中医药古籍保护与利用网络体系的构建和人才队伍建设，使一批有志于中医学术传承与古籍整理工作的人才凝聚在一起，研究队伍日益壮大，研究水平不断提高。

本着"抢救、保护、发掘、利用"的理念，该项目重点选择近60年未曾出版的重要古医籍，综合考虑所选古籍的保护价值、学术价值和实用价值。400余种中医药古籍涵盖了医经、基础理论、诊法、伤寒金匮、温病、本草、方书、内科、外科、女科、儿科、伤科、眼科、咽喉口齿、针灸推拿、养生、医案医话医论、医史、临证综合等门类，跨越唐、宋、金元、明以迄清末。全部古籍均按照项目办公室组织完成的行业标准《中医古籍整理规范》及《中医药古籍整理细则》进行整理校注，绝大多数中医药古籍是第一次校注出版，一批孤本、稿本、抄本更是首次整理面世。对一些重要学术问题的研究成果，则集中收录于各书的"校注说明"或"校注后记"中。

"既出书又出人"是本项目追求的目标。近年来，中医药古籍整理工作形势严峻，老一辈逐渐退出，新一代普遍存在整理研究古籍的经验不足、专业思想不坚定等问题，使中医古籍整理面临人才流失严重、青黄不接的局面。通过本项目实施，搭建平台，完善机制，培养队伍，提升能力，经过近5年的建设，锻炼了一批优秀人才，老中青三代齐聚一堂，有效地稳定了研究队伍，为中医药古籍整理工作的开展和中医文化与学术的传承提供必备的知识和人才储备。

本项目的实施与《中国古医籍整理丛书》的出版，对于加强中医药古籍文献研究队伍建设、建立古籍研究平台，提高古籍整理水平均具有积极的推动作用，对弘扬我国优秀传统文化，推进中医药继承创新，进一步发挥中医药服务民众的养生保健与防病治病作用将产生深远影响。

第九届、第十届全国人大常委会副委员长许嘉璐先生，国家卫生计生委副主任、国家中医药管理局局长、中华中医药学会会长王国强先生，我国著名医史文献专家、中国中医科学院马继兴先生在百忙之中为丛书作序，我们深表敬意和感谢。

由于参与校注整理工作的人员较多，水平不一，诸多方面尚未臻完善，希望专家、读者不吝赐教。

国家中医药管理局中医药古籍保护与利用能力建设项目办公室

二〇一四年十二月

许 序

"中医"之名立，迄今不逾百年，所以冠以"中"字者，以别于"洋"与"西"也。慎思之，明辨之，斯名之出，无奈耳，或亦时人不甘泯没而特标其犹在之举也。

前此，祖传医术（今世方称为"学"）绵延数千载，救民无数；华夏屡遭时疫，皆仰之以度困厄。中华民族之未如印第安遭染殖民者所携疾病而族灭者，中医之功也。

医兴则国兴，国强则医强。百年运衰，岂但国土肢解，五千年文明亦不得全，非遭泯灭，即蒙冤扭曲。西方医学以其捷便速效，始则为传教之利器，继则以"科学"之冕畅行于中华。中医虽为内外所夹击，斥之为蒙昧，为伪医，然四亿同胞衣食不保，得获西医之益者甚寡，中医犹为人民之所赖。虽然，中国医学日益陵替，乃不可免，势使之然也。呜呼！覆巢之下安有完卵？

嗣后，国家新生，中医旋即得以重振，与西医并举，探寻结合之路。今也，中华诸多文化，自民俗、礼仪、工艺、戏曲、历史、文学，以至伦理、信仰，皆渐复起，中国医学之兴乃属必然。

迄今中医犹为国家医疗系统之辅，城市尤甚。何哉？盖一则西医赖声、光、电技术而于20世纪发展极速，中医则难见其进。二则国人惊羡西医之"立竿见影"，遂以为其事事胜于中医。然西医已自觉将入绝境：其若干医法正负效应相若，甚或负远逾于正；研究医理者，渐知人乃一整体，心、身非如中世纪所认定为二对立物，且人体亦非宇宙之中心，仅为其一小单位，与宇宙万象万物息息相关。认识至此，其已向中国医学之理念"靠拢"矣，虽彼未必知中国医学何如也。唯其不知中国医理何如，纯由其实践而有所悟，益以证中国之认识人体不为伪，亦不为玄虚。然国人知此趋向者，几人？

国医欲再现宋明清高峰，成国中主流医学，则一须继承，一须创新。继承则必深研原典，激清汰浊，复吸纳西医及我藏、蒙、维、回、苗、彝诸民族医术之精华；创新之道，在于今之科技，既用其器，亦参照其道，反思己之医理，审问之，笃行之，深化之，普及之，于普及中认知人体及环境古今之异，以建成当代国医理论。欲达于斯境，或需百年欤？予恐西医既已醒悟，若加力吸收中医精粹，促中医西医深度结合，形成21世纪之新医学，届时"制高点"将在何方？国人于此转折之机，能不忧虑而奋力乎？

予所谓深研之原典，非指一二习见之书、千古权威之作；就医界整体言之，所传所承自应为医籍之全部。盖后世名医所著，乃其秉诸前人所述，总结终生行医用药经验所得，自当已成今世、后世之要籍。

盛世修典，信然。盖典籍得修，方可言传言承。虽前此50余载已启医籍整理、出版之役，惜旋即中辍。阅20载再兴整理、出版之潮，世所罕见之要籍千余部陆续问世，洋洋大观。

今复有"中医药古籍保护与利用能力建设"之工程，集九省市专家，历经五载，董理出版自唐迄清医籍，都400余种，凡中医之基础医理、伤寒、温病及各科诊治、医案医话、推拿本草，俱涵盖之。

噫！璐既知此，能不胜其悦乎？汇集刻印医籍，自古有之，然孰与今世之盛且精也！自今而后，中国医家及患者，得览斯典，当于前人益敬而畏之矣。中华民族之屡经灾难而益蕃，乃至未来之永续，端赖之也，自今以往岂可不后出转精乎？典籍既蜂出矣，余则有望于来者。

谨序。

第九届、十届全国人大常委会副委员长

许嘉璐

二○一四年冬

王 序

中医学是中华民族在长期生产生活实践中，在与疾病作斗争中逐步形成并不断丰富发展的医学科学，是中国古代科学的瑰宝，为中华民族的繁衍昌盛作出了巨大贡献，对世界文明进步产生了积极影响。时至今日，中医学作为我国医学的特色和重要医药卫生资源，与西医学相互补充、相互促进、协调发展，共同担负着维护和促进人民健康的任务，已成为我国医药卫生事业的重要特征和显著优势。

中医药古籍在存世的中华古籍中占有相当重要的比重，不仅是中医学术传承数千年最为重要的知识载体，也是中医为中华民族繁衍昌盛发挥重要作用的历史见证。中医药典籍不仅承载着中医的学术经验，而且蕴含着中华民族优秀的思想文化，凝聚着中华民族的聪明智慧，是祖先留给我们的宝贵物质财富和精神财富。加强对中医药古籍的保护与利用，既是中医学发展的需要，也是传承中华文化的迫切要求，更是历史赋予我们的责任。

2010年，国家中医药管理局启动了中医药古籍保护与利用能力建设项目。这既是传承中医药的重要工程，也是弘扬优秀民族文化的重要举措，不仅能够全面推进中医药的有效继承和创新发展，为维护人民健康做出贡献，也能够彰显中华民族的璀璨文化，为实现中华民族伟大复兴的中国梦作出贡献。

相信这项工作一定能造福当今，嘉惠后世，福泽绵长。

国家卫生与计划生育委员会副主任

国家中医药管理局局长

中华中医药学会会长

王国强

二〇一四年十二月

马 序

　　新中国成立以来，党和国家高度重视中医药事业发展，重视古籍的保护、整理和研究工作。自1958年始，国务院先后成立了三届古籍整理出版规划小组，分别由齐燕铭、李一氓、匡亚明担任组长，主持制订了《整理和出版古籍十年规划（1962—1972）》《古籍整理出版规划（1982—1990）》《中国古籍整理出版十年规划和"八五"计划（1991—2000）》等，而第三次规划中医药古籍整理即纳入其中。1982年9月，卫生部下发《1982—1990年中医古籍整理出版规划》，1983年1月，保证了中医古籍整理出版办公室正式成立，中医古籍整理出版规划的实施。2002年2月，《国家古籍整理出版"十五"（2001—2005）重点规划》经新闻出版署和全国古籍整理出版规划领导小组批准，颁布实施。其后，又陆续制定了国家古籍整理出版"十一五"和"十二五"重点规划。国家财政多次立项支持中国中医科学院开展针对性中医药古籍抢救保护工作，文化部在中国中医科学院图书馆专门设立全国唯一的行业古籍保护中心，国家先后投入中医药古籍保护专项经费超过3000万元，影印抢救濒危珍、善、孤本中医古籍1640余种，开展了海外中医古籍目录调研和孤本回归工作。2010年，国家财政部、国家中医药管理局安排国家公共卫生专项资金，设立了"中医药古籍保护与利用能力建设项目"，这是继1982～1986年第一批、第二批重要中医药古籍整理之后的又一次大规模古籍整理工程，重点整理新中国成立后未曾出版的重要古籍，目标是形成并普及规范的通行本、传世本。

为保证项目的顺利实施，项目组特别成立了专家组，承担咨询和技术指导，以及古籍出版之前的审定工作。专家组中的许多成员虽逾古稀之年，但老骥伏枥，孜孜不倦，不仅对项目进行宏观指导和质量把关，更重要的是通过古籍整理，以老带新，言传身教，培养一批中医药古籍整理研究的后备人才，促进了中医药古籍保护和研究机构建设，全面提升了我国中医药古籍保护与利用能力。

作为项目组顾问之一，我深感中医药古籍保护、抢救与整理工作的重要性和紧迫性，也深知传承中医药古籍整理经验任重而道远。令人欣慰的是，在项目实施过程中，我看到了老中青三代的紧密衔接，看到了大家的坚持和努力，看到了年轻一代的成长。相信中医药古籍整理工作的将来会越来越好，中医药学的发展会越来越好。

欣喜之余，以是为序。

中国中医科学院研究员

马继兴

二〇一四年十二月

校注说明

《广嗣全诀》,明代陈文治辑。陈文治,字国章,号岳溪,浙江秀水(今浙江嘉兴)人,生卒年不详,著有《疡科选粹》《痘疹真诀》《伤寒集验》《诸证提纲》等医书。《广嗣全诀》是一本集理、法、方、药于一体,结合产科、儿科常见病证,专门论述如何生育保婴的医书,成书于明万历十九年(1591)。全书共十二卷:卷一阐述种子,讲述胎孕得成之道;卷二、卷三为保胎、保产专篇;卷四叙述产后护理及诸疾的辨治;卷五至卷十详述儿科常见杂病,图文并茂;卷十一至卷十二专论痘疹,载方诸多。全书共 200 余篇,采诸家学说,并附以诸多验方、验法和作者的经验体会。

目前馆藏版本主要有:明万历十九年(1591)刻本(有抄配,下称"抄配本"),中华医学会上海分会图书馆馆藏。其首四卷为手抄本,后八卷为刻本,除卷首项德桢的《集广嗣全诀引》前面部分内容脱失,第四卷下角因保存不当缺失外,余下内容几近完整,定为底本。明万历刻本(残,下称"明刻本"),中国科学院国家科学图书馆馆藏。仅存一、五、六卷,卷首项德桢的《集广嗣全诀引》内容完整,定为主校本。底本中脱失内容无主校本可校者,以其他相关医籍作为他校本进行校注整理,具体详见出注内容。

关于本次校注整理的几点说明:

1. 全书统一使用简化字横排,按内容分段,并加标点符号,底本原有的句读符号也一并改为现代标点符号,引用医籍或医家的内容一律不加双引号。

2. 底本中的繁体字、异体字、古字、俗字、手写体，统一以简体字律齐，不出校记。通假字则一律保留，并出校记说明。

3. 底本中因刻写致误的明显错别字，予以径改，不出校。

4. 对个别冷僻字词加以注音和解释。

5. 底本有总目录和分卷目录，为了目录的完整性，一律提至正文之前。正文正确而目录有误，据正文订正目录，不出校记。目录有而正文缺，据目录于正文中增补，出校记。

6. 为便于分辨，方药单独成段时，药后剂量、炮制等附注用另体小字置于药名下；方药夹在行文中，药名与用量皆用正文字体字号，炮制及其他内容亦用正文字体字号，但括在括号内。

7. 原书中表示文字前后顺序的"右""左"径改为"上""下"，不出校记。

8. 若底本中药名使用音同、音近或形近字，如"黄柏"作"黄栢"，"山楂"作"山查"，"草果"作"草菓"，"仙灵脾"作"仙灵皮"等，以规范药名律之，不出校。

9. 底本原刻的眉批，另体小字单行排列，前加［批］，置于相应正文之下。

10. 底本、校本皆模糊不清难以辨认者，以虚阙号"□"按字数补入；无法计算字数的，用不定虚阙号"▨"补入，不出校记。

11. 原书各卷首"秀水陈文治辑"、卷之七末"霸州吴尚德刻"、卷之八末"霸州刘得禄刊"、卷之九末"益津刘得禄刊"、卷之十一末"益津刘得金刊"、卷之十二末"霸州刘得禄刊"文字一律删除，不出校。

12. "加减法"较碎的段落，适当合并，不出校记。

集《广嗣全诀》引

人本乎祖，其嗣之或续或绝，或早或暮，或繁或简，或贤或不肖，一禀乎天命。古称仁必有后，乃英硕鸿烈，宇兢觇①其庆流苗裔②，将世世万子孙弗泯者，多不克一再传，天可必乎？噫！天之大德曰生。无生者天，生而不育者非尽天。盖人止此精气，本深斯末茂，夫已氏不察，始夫殉色，惶恤③我后，终乎殉后，惶恤我躬。语云：寡欲多男，得其本矣。至保婴最难，难于知爱不知节，父若毋动以戕之之道养之。其不育，十三④在天，十七在人。裁培倾覆，非天之权耶。天胡不自用，而每为物用，此永命贵祈，尤贵受。陈将军国章，余就李里人也，奋迹⑤戎行，盖尝秉钺闽蓟间，为皇家勋。余未寓将军与目，窃耳其素于先大夫，及中外诸知戚，大都慨慷沉智，以儒雅饰豪举，善缓急人，而拙迎合，故所至以威名著，终不免于幽继。悲夫！将军兼家卜，能决千里胜，而时以其暇，精岐黄术。予少善病，习与善医者俱，雅窥古方书。兹读将军所裒⑥《广嗣全诀》，未尝不喟然而叹也。曰：嗟夫！用药诚如用兵，第草泽⑦之业。陈将军深于兵，且逢世矣。今不以兵究其用，

---

① 觇（chān 搀）：窥视，观察。
② 苗裔：本义"初生的植物、禾谷之实"，引申为"子孙后代"。
③ 惶恤：不能够顾及。
④ 十三：十分之三。
⑤ 奋迹：奋起投身从事某活动。
⑥ 裒（póu 抔）：聚集。
⑦ 草泽：平民。

竟另究医。其亦意有所郁结，故述往思①来，如孙武法之论自既膑者欤？夫医者意耳，诀其方也。方古疾新，执之则马服君之子②。然必娴于方以内者，始可游于方之外。况先天而启其生，后天而保其生，将造物争命，此《广嗣诀》所由辑也。其广嗣端委，将军自叙详矣，不具论。

万历辛卯十二月吉旦里人项德祯③书

---

① 人本乎祖……故述往思：原脱，据明刻本补。
② 马服君之子：马服君赵奢之子赵括，战国时赵将，他只会空谈其父所传兵法，实际不能指挥作战。这里喻纸上谈兵。
③ 祯：明刻本作"桢"。

刻《广嗣全诀》序

都护陈将军，自布衣渔猎百氏，然耻为无用之空文，喜养生家说。既投笔驰骛①闽蓟，尝以意斟酌古法，躬诊部曲而起之，以故益攻其言。岁癸未，客余郡，每恨困笃簿，故犁庭②系颈③之愿不尽酬，乃大搜岐黄之奥，考讹纂玄，收其遏刘息民之业，一泄之治方，砥石之施，内外诸科，种种具备，亡虑百余卷，雨夕风晨，一灯荧荧相对也。今年春，《广嗣全诀》成。阅者咸曰：详而核，要而赅，可以赞化育之不及，补七德之未备，扩绥怀④保护于无疆矣。共冀将军付剞劂⑤氏。将军乃捐橐⑥装暨杏易之粟饩⑦，工既竣事，属不佞⑧言。余不敏，治一先生之言未效，何能窥将军之微？第数从将军脱危苦，又数从将军受教札。每一书出缄示，独先知是集者，宜莫若不佞。敢忘固陋，则尝从子长⑨氏，而有感于古英雄豪杰之生也。天盖傀⑩厄之，傀成之矣，以彼逍上英锐之气，即朝而释屦⑪，夕

---

① 驰骛：指在某一领域纵横自如，并有所建树。
② 犁庭：庭院。
③ 系颈：系绳于颈。
④ 绥怀：安抚关切。
⑤ 剞劂（jījué 击决）：雕版印书。
⑥ 橐（tuó 驼）：口袋。
⑦ 杏易之粟饩：东汉名医董奉，为人治病，不收报酬，只要病人种杏树为报，并收杏易谷，救济贫困。这里称颂将军医德高尚。
⑧ 不佞：谦称。
⑨ 子长：司马迁。
⑩ 傀：通"诡"，奇异，怪异。
⑪ 释屦（juē 撅）：脱去草鞋，比喻脱离清苦生活，入身仕官。

而秉钺①，不淹旦而报命，岂其或□？而往往困顿摧挫，拂戾②不堪，甚且钳赭③缧绁④，至刻体刓⑤肤若子长者，不可胜数，岂其道上英锐，发泄太过，故用折之耶？抑以有用之用，用而有限，故啬其弘施，假之暇日，使为万世不朽图耶？初将军之涉余郡，郡人习将军疆事者，相目曰：是尝南镵倭⑥，壮慑胡，称善用武者。既闲，稍稍出词翰，闲又稍稍为韵语，若《怀沙》⑦《幽鞠》⑧诸篇，宏肆凄宛，不怨不伤。又相诧曰：是夫横槊⑨洒酒、磨墨盾鼻善用文者。及睹所著《诸证提纲》《伤寒集验》《济阴举要》《重光要诀》《疡科选粹》《习医轨范》暨此编，又相顾曰：天其以福堂奉将军，使造福于大万⑩之壮者、老者、寝床地而佩缡褵⑪者耶？《提纲》诸编出，而一证起则一人惠；《全诀》行，而孤独⑫转于有长有终，子而孙，孙而又子，惠不止一人矣。而后乃今，始知将军又善用仁。然则颇牧⑬乎将军者天，而仓扁⑭乎将军者亦天也。仓扁乎将军者天，

---

① 秉钺（yuè 越）：持斧。借指掌握兵权。

② 拂戾：违逆。

③ 钳赭（qiánzhě 钱者）：古刑法名。以铁束颈，着以赤衣。

④ 缧绁（léixiè 镭泄）：捆绑犯人的绳索，借指监狱。

⑤ 刓（wān 剜）：削、挖。

⑥ 镵倭：刺杀倭寇。

⑦ 怀沙：屈原临死前的绝命词。

⑧ 幽鞠：明诗文家卢格所作。卢格好使酒骂座，得罪县令，被罗织罪名陷于狱，作《幽鞠》，词旨沉郁。

⑨ 槊（shuò 朔）：长矛，古代的一种兵器。

⑩ 大万：许多，巨万。

⑪ 缡褵：古时女子出嫁时佩戴的彩巾。这里指女子。

⑫ 孤独：幼而无父和老而无子。

⑬ 颇牧：战国时赵国廉颇与李牧的并称。

⑭ 仓扁：仓公与扁鹊的并称。一为汉代人，一为春秋时人，均为名医。因亦以泛称良医。

而子长乎将军者亦天也。颇牧将军，而将军之功在一方；仓扁将军，而将军之仁在四海。游将军于主方，而将军之仁在一时；游将军于杀青，而将军之仁在万世。且蒙将军①之困上郡也，曰以绝地脉。李将军②之不佞③也，曰以杀降胡。将军此编，仁心仁术，有兴灭继绝之休德，不止于不杀降，而功已几于炼玉石矣。埋两头蛇者④，何人哉？圣主好生为德，方忾⑤南壮游魂之孤我赤子而独我黄耇⑥者，抚髀⑦之慨，行谢冯郎⑧，将军其旦夕广此编之旨于裨海乎？

---

① 蒙将军：蒙恬，秦朝著名将领。
② 李将军：李广，西汉时期的名将。
③ 不佞：无口才。
④ 埋两头蛇者：春秋时期楚国宰相孙叔敖，小时候舍己救人，打死并埋两头蛇的典故。这里喻他的仁德。
⑤ 忾（kài 慨）：叹息。
⑥ 黄耇（gǒu 苟）：黄发老人。
⑦ 髀（bì 毕）：大腿。
⑧ 冯郎：汉朝冯唐。冯唐身历三朝，到武帝时，举为贤良，但年事已高不能为官。

集《广嗣全诀》序

论子嗣之艰者，莫不归重于男精女血之亏，故服药适中脏腑之虚，因而得孕者，十有八九。然胎前多恙，临产多艰，甫至诞生，又有惊风、疳癎、变蒸诸疾，无不可以为害者。顾遗而不讲，苟调摄无方，必至于夭折，则种子方法，不尽属于无用乎？余中年无子，博访良方，及得秘法，用之殊效，然非损于胎则殇于疾。比时①且在远塞，无医可延，坐视其毙，莫知所措。于是深研保胎、保产、保婴各集，数年之间，遂存三子八女。其方与法固往哲所遗也。特好约者，忽而弗习，故病情药验未得见闻，而徒委之猜度，使孕妇之窘于胎产，婴儿之困于疾苦，既得复失，良可慨也。兹于种子方后，孕妇自受妊以至临产而及产后，婴儿自初诞以至童稚各疾而及痘疹，每病先论所因，继以治法，而系得效各方，共编为十二卷。俾求嗣者因调补以得妊，赖药饵以安胎。产难有救死之法，儿恙有斡旋之方。自始至终，服药必妊，有妊必成，有生必长。岂惟无子而至于有子？将必至于多子矣，故名之曰《广嗣全诀》。

秀水陈文治书

---

① 比时：当时。

目 录

卷之二

目录

二一

卷之九

目录

三三

卷之一

广嗣总论第一

阴阳交媾，适当经尽之后，未有不成胎孕者。惟男气不足，女血虚寒，故二气不交，徒施不聚。世之无子者，曾不问自己脏腑之亏，但以涩精壮阳之剂，误为种子良方，伤天地之和。即有孕者，无非热药偶成，因贻其毒于子女，故虽得而不实也。尝闻之李叔和，中年得三四子，每至一二岁皆生红丝瘤而死，问于李东垣，答曰：尔必肾中有伏火，精气内有红丝，以气相传，故有此疾，名曰胎瘤。叔和试观之，果如其言。东垣遂以滋肾丸与服，泻火邪而补真阴，其内人亦与六味地黄丸养阴血，以后受胎至五个月，又以黄芩、白术作散与服六七次，生子遂不复有前症。丹溪云：郑宪使子，生七个月后得淋疾，至十六岁，五七日必一作，其发则大痛，水道下如漆如粟者一盏方定，脉之轻则涩，重则弦，视其形瘦而长，色青而苍，意其必因父服下部药，遗热在胎，留于子之命门而然。遂以紫雪和黄柏末，丸如梧桐子大，晒极干，热汤下百丸，半日又下二百丸，食物压之。又半日痛大作，连及腰腹，水道乃行，下如漆如粟者碗许，痛减十之八，后与陈皮一两，桔梗、木通各五钱，又下一合许而安。夫以肾中伏火，父服下部药尚能为子女之殃，矧①药之以热剂耶？故母气不足则羸而肉薄，父精不足则解颅眼白多。欲求嗣者，不但以得孕为喜，必养成中和之气，而后生者

---

① 矧（shěn 沈）：况且。

方实。苟一脏有亏，所生之子必此脏不足。而急于求嗣者，必多妾媵①，所以肾水常亏，其生子也，化源先损，奚卜于寿，故惟宜以调养血气②之王道药服之，则所生之子方实也。考之上古，男子三十而娶，女子二十而嫁，故所生之子多享上寿。今人未十六而御女，未十四而嫁婿，阴气早泄，未完而伤，未实而动，所以今人不如古人之寿。今欲用药，必因男妇所亏。女人经候不调及崩漏带下，必难受孕，医治之法，具载女科方论。男子之不嗣，有阳脱痿弱精冷而薄者，宜还少丹、打老儿丸；有精水清淡者，宜雀卵丸；阳痿不举，命门脉虚欲脱者，宜巨胜子丸、壮阳丹；气馁不射，命脉微细者，宜续嗣丹、温肾丸；精漏无火者，宜金锁思仙丹；阴虚有火者，宜大造丸、肾气丸、补阴丸、虎潜丸；四十以后，纵有火动者，止宜小菟丝子丸、天门冬膏，忌用知柏、芍药之寒凉；阴阳两虚者，宜八味丸、二神交济丹，通用则有延龄至宝丹、种子大补丸、玄牝太极丸、五子衍宗丸、十子丸、加味苍术膏、何首乌丸、宁神养气汤、加味地黄丸、滋肾丸、二肾助阳散、保真丸、金精丸、十补心肾丸、千金种子方、河车大补丸、十精大补丹、金锁思仙大还丹、大补神方、华人一祝丹、无价老奴丸、郭子仪丸、五子丸、加味九子丸、男服螽斯丸、麟趾丸、益真丸、益精养神固体丸、延龄育子丸、六神丸、二气胶、五子补元丸。其方虽多，然以前十六方，皆因人之亏缺，故用剂之各有不同，以后三十二方，亦随人禀赋之偏，而为救补之剂，惟在用药者之参酌耳。女人二十方，如壬子丸、雏凤丸、十全济阴丸、梦

---

① 妾媵（yìng 硬）：古代称姬妾婢女。
② 血气：明刻本作"气血"。

熊丸、调气暖宫丸、四制香附丸、女金丹、植芝汤、茂芝丸、蠡斯丸、大小乌鸡丸、七制香附丸、墨①附丸、单醋附丸、百子附归②丸、加味养荣丸、滋阴百补丸、济阴丹、荡胞汤，亦宜随经期之先后、气血之偏胜选用，非徒博而不专也。服药之后，而又清心寡欲，使我之本元先壮，夫然后识日之奇偶，时之阴阳与星宿所直，施之而不孕者，未之有也。苟夫妇俱无他疾，男子以调中气、养心血为主，仍兼用滋肾等丸，女人则理心脾、清肺肾为主。若素有癥瘕、血隔③、颓疝④、崩带之证者，终不易妊。其他虽经期不及但至三十时辰而尽，不至于淋漓不绝者，得妊亦易。经来过期，虽多半日及经行三四五日而后尽者，必假药力，方可成胎。若男女服饵调摄，证如方法矣。俟女人月经已尽，第一日投之则成男，又云第三日、五日单日亦成男，第二、第四、第六双日则成女。是又不然。盖轻清者为阳，重浊者为阴，当经尽血败之后，金水方生，血气未浊，故二气相感以成乾道；若至三日、五日，女人禀气素清，血生未足者，犹可成男；若气壮血盈者，阴胜于阳，浊胜于清，乃成坤道；女人气浊者，则屡孕屡女，此至理也。六日之后，满而不受矣，要之必以一三日为期，则成男也。而又以室、参、井、鬼、柳、张、房、心八宿直日之日交合，则孕⑤。辟如甲日午时经尽至乙日午时以前，皆一日之数，丙日午时以后丁日午时以前，皆三日之数。盖取经尽之奇也。若甲偶值八宿，则

---

① 墨：原作"黑"，据下文和明刻本改。
② 附归：原作"归附"，据下文和明刻本乙转。
③ 血隔：经闭不通之候。
④ 颓疝：妇女少腹肿的病证。
⑤ 孕：明刻本作"妊"。

交会于甲夜之戌时，若八宿在于次日，则交会于乙日之寅时，盖取合于星宿而又符以时之阳也。又说春取甲乙寅卯，夏取丙丁巳午，秋取庚辛申酉，冬取壬癸亥子，乃四时之旺气也，若以此论之，则孤虚空亡亦所当避矣。其未交会之先，宜静调其气，密嘱内人以某时是种子之期，临时须唤我醒来，则女欲先萌而我气不扰。既醒之后，男女各起小解，以泄其浊降之气，而后交会焉。施精之际，务屏其气，稍偏于左，以思直射于深处，良久乃以右手枕内室，相向而睡，则所聚之气自受于左矣。自各起小解以至自受于左，是生男秘诀。论者每谓精血成形，殊不知精与血皆有形之浊质也，惟精血之气乃可成耳，否则卵生之物何有于精？然而孤牝不成，必俟其牡，岂非得其气而然乎？逮夫既孕矣，欲试探有无，可脉可药，又必遵胎教之禁，方无夭折之虞。若恣其情欲，则胎元已泄，辟诸草木，败其津液而求繁茂，必不可得也。尝见世人得子之艰者，育之益艰，彼愚夫愚妇，则子女独多，岂偶合于法欤？盖此辈形虽劳苦，心实安逸，精血无亏，故得之为易。若夫得子之艰者，必气馁血亏，与夫富贵之人，役心劳神，纵欲败精，非但不易孕，且不易育，必仗方法以夺造化之工，故曰养成中和之气而后生者方实也。然子嗣之艰不止难于①孕，胎前之恙有曰：恶阻、胎漏、胎动、子肿、子烦、子痫、子气、子淋、子悬、转胞、伤寒、痘痢等证多端，皆足以伤胎也，犹宜谨之。诞后诸疾有曰：撮口、脐风、鹅口、重舌、木舌、夜啼、丹毒、胎惊、急慢惊风、天吊、马脾、蒸变、疳痢与夫痘疹之危，均为父母之忧。习见医者，自以为方术之异而不深究其理，若遇孟浪之夫，误

---

① 难于：明刻本作"于难"。

药而殇者，不可尽谓之无。苟衰年独子之人，值斯夭折，甫再生，不啻升霄之难①，况未必可得也，故继此诀之后，曰保胎、曰保产，又附以产后诸证，而后继以保婴及痘疹方论，以次辑之，无非先哲已试之效，散于各集，兹并成录，俾因病求方者，不至于束手待毙，广嗣之诀庶几详且尽矣。虽然，此特广嗣之末也，必也正其心术，慎其举措，勿嫉贤忌能，勿损人利己，入则孝其亲，出则忠其君，盖广嗣之本也。求嗣者，而可舍此心之迩，以求诸药石之远乎？

交会禁忌第二

种子之期，前已备述，当避丙丁、弦望晦朔、大风雨雾、雷电、霹雳、虹霓、地动、日月薄蚀之夕，及日月星辰之下、神庙井灶，圊②厕塚墓、尸柩之旁，有犯于此，岂无意外之异？即生子未必忠良也。

男服四十八方

还少丹

治阳虚不举，真气衰弱，精神短少，小便无度，眼目昏花，腰膝疼痛，两脚麻冷，不能行走。

石菖蒲桑枝同蒸　牛膝黄精汁或酒浸三日　茯神水飞，去浮浊　巴戟枸杞汤泡软，酒再浸一时，同菊花焙黄色　楮实水浸，去浮者，用酒蒸一日　五味子劈开，用蜜蒸一日，浆水浸一宿　熟地黄　枸杞子　肉苁蓉　小茴香　干山药　远志　杜仲　山茱萸各等分

上为末，蜜丸梧子大，每服四五十丸，空心盐汤下。

---

① 不啻升霄之难：形容难以实现。
② 圊（qīng青）：厕所。

打老儿丸

治五劳七伤，阳痿不举，真气衰弱，精神短少，不能行走，小便无度，腰膝疼痛，不能久立，脚麻痹。

干山药　牛膝酒浸三日，焙干　白茯苓　五味子　山茱萸酒浸去核，焙干　杜仲去皮，炒断丝　楮实子　巴戟去心　石菖蒲　枸杞子　菟丝子酒浸，各等分

上为细末，酒糊为丸，梧子大，每服三十丸，空心温酒下。服过五日，便觉身轻；服过十日，精神爽快；二十日语言轻响，手足汗出；一年之内，发白变黑，行走如飞。

雀卵丸

兴阳、补肾、种子。

菟丝子末一斤

上预制听候，二三月间，取家雀卵五百个，去黄用白，和丸梧子大，每服八十丸，空心盐酒下。腰痛加杜仲四两，下元冷加附子三两。

巨胜子丸

善能安魂定魄，改异容颜，通神延寿，补髓注精，益气力，治虚弱，展筋骨，润肌肤，久服头白再黑，牙落重生，目昏再明，寒暑不侵，神功不可具述。

巨胜子蒸，去皮，四两　熟地黄　人参　何首乌　枸杞子　干山药　莲肉　芡实　柏子仁　楮实子　鹿茸　破故纸　覆盆子　天门冬　菟丝子　白茯苓　酸枣仁　巴戟　葫芦巴　肉苁蓉　牛膝　生地黄　续断　韭子　甘菊花　莲蕊各二两　川椒　五味子各一两　肉桂五钱　木香三钱　核桃肉去皮，五斤

上各如法制度，为极细末，炼蜜为丸，梧子大，每服七八

十丸，温酒下，一日二三服亦可。

壮阳丹

阳痿能兴，气馁可振，衰年无子，此药久宜。

仙茅　蛇床子　五味子　白茯苓　肉苁蓉　干山药　杜仲各一两　韭子　破故纸　巴戟　熟地黄　山茱萸　菟丝子各二两海狗肾一条　紫梢花一两　雄鸡肝三副，生，捣成块，阴干为末

上俱为末，另用雄鸡肝肾、雄鳖肝肾各一副，以盐、酒、川椒末蒸熟，捣烂，和前药，晒干再磨，然后用酒煮山药作糊，丸如梧子大，每服百丸，空心盐汤下。阳痿精冷者，加桂、附、石燕各一两。

续嗣丸

能助元阳，善起痿弱，补精益髓，延寿多嗣。

山茱萸　天门冬各五两　破故纸八两[①]　菟丝子　枸杞子覆盆子　蛇床子　巴戟　熟地黄　韭子各三两　龙骨煅　黄芪蜜炙　牡蛎　干山药　当归　锁阳各二两　人参　杜仲各一两五钱陈皮　白术各一两　黄狗肾二对，酥炙

上为细末，取初胎男胞衣一具，挑去血丝，同门冬、地黄在砂锅内慢火煎熬，初水后酒，旋旋加添，常用竹棍搅动，毋使搭底。煮至如饴，以夏细布滤出粗渣，入竖钵研细，仍还汁中，同药末拌匀晒干，或温火焙干再磨过，炼蜜捣千杵，丸如梧子大，每服一百丸，空心与临卧，温酒、盐汤任下。

温肾丸

巴戟　当归　鹿茸　益智仁　杜仲　生地黄　茯神　干山

---

① 八两：原脱，据明刻本补。

药　菟丝子　远志　蛇床子　续断各一两　山茱萸　熟地黄各三两

上为末，蜜丸梧子大，每服五十丸，空心温酒下。

加减法：

精虚，加钟乳粉、五味子；阳道衰，倍续断；精不固，加龙骨、牡蛎，倍鹿茸。

金锁思仙丹

治男子嗜欲过多，精神不固。

莲蕊　莲子　芡实各等分

上为末，用金婴膏和丸，每服三十丸，空心盐汤下，服一月即不走泄。遇种子期，煎车前子汤服之。

大造丸

补虚益损，增寿延年，久服能令人耳聪目明，须发乌黑。

紫河车取首生男胎者，挑去血筋，用好酒砂锅内煮烂如饴　败龟板酥炙黄脆，二两　黄柏盐酒浸，炒褐色　杜仲酥炙，去丝，各一两五钱　牛膝去皮，酒浸，晒干，一两二钱　熟地黄自制者佳，二两五钱　人参一两　天门冬　麦门冬各一两三钱

上熟地用怀庆肥大沉水生地，同砂仁末六钱，白茯苓二两二药用绢包，在银锅或砂锅内好酒煮晒七次，俱是原酒，陆续增添，频频搅转①，毋使搭底。至第七次，不必添酒，待余汁不多，去绢包，在木柏内捣极烂，余七味为细末，与熟地黄、紫河车共和一处，如干再加酒糊，捣千余杵为丸，如梧子大，每服八十丸，空心盐汤送下，临卧再一服，能用酒者，酒送犹妙。

---

①　频频搅转：原脱，据明刻本补。

肾气丸

熟地黄四两，酒煮杵膏　白茯苓三两　川牛膝　肉桂　泽泻
车前子　山茱萸　干山药　牡丹皮各一两　附子五钱

上为末，炼蜜丸，如梧子大，每服八十丸，空心盐汤下。

补阴丸

专补左尺肾水，少年斫丧①者宜服之。

熟地黄自制，五两　黄柏酒拌炒褐色　知母酒拌炒，忌铁　败龟
板酥炙黄脆，各三两　锁阳酥炙干　枸杞子　天门冬　白芍药酒炒，
各二两　五味子一两

上为极细末，炼蜜入猪脊骨髓二条，和药末杵极匀，丸如
梧子大，每服八十丸，寒月用酒，余月淡盐汤下。

加减法：

梦遗精滑，加牡蛎童便煅七次、白术各一两，山茱萸肉、椿
根白皮炒各七钱。赤白浊，加白术、白茯苓各二两五钱，山栀
仁炒、黄连炒各五钱。软弱无力，加牛膝酒洗、虎胫骨酥炙各二
两，防己酒浸、木瓜各五钱。疝气，加苍术盐炒一两五钱，黄连
生姜汁炒、山栀仁炒各六钱，川芎一两，吴茱萸炒、青皮去瓤各五
钱。脾胃虚弱，畏寒易泄者，加白术三两，陈皮一两，干姜炒
七钱。眼目昏暗，加当归酒洗、川芎、菊花各一两，柴胡、黄连
酒炒、乌犀各五钱，蔓荆子、防风各三钱。气虚之人，加人参、
黄芪各二两。右尺脉微，乃命门火衰也，以致阳事不举，加熟
附子、肉桂去皮各七钱，沉香五钱。

虎潜丸

治诸虚不足，腰腿痿痛，行步无力。壮元阳，滋肾水，养

---

① 斫（zhuó 浊）丧：喻摧残、伤害，特指因沉溺酒色而伤害身体。

气血。

黄柏八两，蜜炙　知母三两，蜜水炒　龟板酥炙，四两　熟地黄
陈皮　白芍药各二两　锁阳一两五钱　虎骨炙，一两　冬加干姜五钱

上为末，蜜和猪脊髓为丸，每服五十或六十丸，空心盐
汤下。

小菟丝子丸

治肾精虚损，目眩耳鸣，四肢倦怠，遗精溺血，心腹胀满，
脚膝酸痿，股内湿痒，小便滑数，水道涩痛，时有遗沥。

菟丝子五两　干山药二两七钱　莲肉二两　白茯苓一两

上为末，山药糊为丸，梧子大，每服五十丸，盐汤下。

天门冬膏

天门冬一斤，用河水八碗，慢火煎至三碗，去渣入蜜六两，
熬至滴水不散为度，每早白汤调半酒杯服。有人单服此膏，生
三十二子，且能去积聚风痰，补肺肾，治咳嗽失血，润五脏、
杀三虫、除温疫，轻身益气，令人不饥。

八味丸

治老年水火俱亏，肾虚气乏，下元冷惫，脐腹腰痛，夜多
旋溺，脚软体倦，面黄或黑及虚劳不足，渴欲饮水，小便不利。

熟地黄八两　干山药　山茱萸肉各四两　白茯苓　牡丹皮各
三两　泽泻二两　熟附子　肉桂各一两

上为末，蜜丸梧子大，每服七十丸，淡盐汤下。

二神交济丹

治心脾肾俱虚。

茯神　薏苡仁各三两　神曲　酸枣仁　枸杞子　白术各二两
柏子仁　芡实　生地黄　麦门冬　当归　人参　陈皮　白芍药

白茯苓　砂仁各一两

上为末，蜜水煮山药为糊和药，丸如梧子大，每服五十丸，米饮下。

加减法：

血虚甚，去芍药，加鹿茸。脾亏甚，去地黄，加五味子。

延龄至宝丹

大补元阳，能多佳胤①。

真红铅一两　人中灵　琥珀各三钱　天门冬酒浸　麦门冬酒浸　菟丝子酒浸，九蒸晒　秋石　五味子　晚蚕沙炒黄　锁阳酥炙　远志酒浸　当归酒浸　川巴戟酒浸　肉苁蓉　白蒺藜　羌活各四两　柏子仁　玄明粉　鹿角霜　山茱萸　补骨脂　芡实　生地黄酒浸　熟地黄　草薢　川牛膝　枸杞子各五两　杜仲酒浸，炒去丝　雀脑芎各三两　鸦片五钱　干山药　何首乌米泔浸，黑豆蒸，甑②下煮以羊肉，以熟为度　虎胫骨酥炙　莲肉去皮心，各六两　茯神　干茄根各八两，切寸许长，饭上蒸熟，晒

上为末，煮红枣为丸，梧子大，每服八十丸，空心温酒下。

种子大补丸

人参　麦门冬　生地黄　熟地黄　杜仲　巴戟　沙菀蒺藜　白蒺藜　天门冬　枸杞子　黄柏　茯神　白术　白芍药各四两　干山药　山茱萸各三两

上为末，用雄鹿血和炼蜜为丸，梧子大，每服五十丸，空心汤酒任下。

---

① 胤（yìn 印）：后代。
② 甑（zèng 赠）：古代蒸饭的一种瓦器。底部有许多透蒸气的孔格，置于鬲上蒸煮，如同现代的蒸锅。

玄牝太极丸

苍术四两，用米泔、盐水、酒、醋各浸炒一两　当归　熟地黄各三两　川芎一两　葫芦巴　五味子　白芍药各一两二钱　磁石一两三钱　黄柏盐水浸炒　知母水炒　巴戟　白术各一两五钱　枸杞子　破故纸①　小茴香　白茯苓盐水浸，各二两五钱　木瓜用牛膝水浸　杜仲盐水炒，去丝　肉苁蓉各三两　没药　阳起石各一两，用黄芩水浸，装羊角内，以泥封固，火煅青烟起取出，以指捻，对日不坠为度，如坠复煅

上为末，择壬子庚申旺日，用鸡子六十枚，每枚打开一孔，倾出黄白，拭干，装药，以纸糊孔坚牢，分与各鸡，同蛋抱至鸡出，方以药取出，蜜丸梧子大，每服八十一丸，空心盐汤下。

五子衍宗丸

添精补髓，疏利肾气，不问下焦虚实寒热，俱宜服此。

枸杞子　菟丝子各八两　五味子一两　覆盆子四两　车前子二两，惯遗精者去此而加莲子

上为末，蜜丸梧子大，空心九十丸，临卧五十丸，三时用盐汤，冬月用酒下。

十子丸

治五劳七伤及心神恍惚。

槐子蒸七次　覆盆子　枸杞子　桑椹子　冬青子二味共蒸，各八两　没石子　菟丝子　蛇床子　五味子　柏子仁各四两

上为末，蜜丸梧子大，每服五十丸，空心盐汤下。

加减法：

酒色过度以致不能生育，加鹿茸、鹿角霜、巴戟、山茱萸、

---

① 破故纸：补骨脂的异名。

生地黄、枳壳、黄柏、何首乌。女人用此方，若血不足者，去柏子仁，加香附、川芎、当归、生地黄、熟地黄。

加味苍术膏

治男子精冷阳绝，妇人胞冷不孕，发白反黑，齿落更生。

苍术十斤捣如泥，入大砂锅内水煮，旋旋增添，常令水溢于术，至术已无味，再煮至八碗许，以绢滤去渣，方用：

人参　生地黄　熟地黄　黄柏　远志　杜仲　川芎　核桃肉　川椒　破故纸　当归　姜汁各四两　青盐二两　朱砂一两旱莲草汁二碗　白蜜二斤

上十三味俱为极细末，与姜汁、旱莲草汁、白蜜同入苍术膏中搅匀，入瓷罐内封固，在大锅中水煮三个时辰，取出埋土中七日，每日空心酒汤任下。通达周身关节，流注遍体毛窍，养精、养气、养神，久服精满、气盈，暖丹田、减相火，其功普哉。

何首乌丸

治骨软腰膝疼痛，行走不得，遍身瘙痒。

何首乌一斤，米泔浸，晒干，用精壮女人生男乳汁，拌晒三次，候干，用木柏捣末，蜜丸梧子大，初服二十丸，每十日加十丸，至百丸止，空心汤酒任下。

宁神养气汤

男子别无疾病，服此有子。

人参　黄芪　白术　当归　熟地黄　干山药各二钱　茯神柴胡　远志　酸枣仁　麦门冬各八分　泽泻三分　升麻　甘草各五分

上水煎服。

加味地黄丸

男子别无疾病，服此生子。

熟地黄自制者佳，八两　干山药　枸杞子　五加皮　山茱萸
肉各四两　白茯苓　牡丹皮　人参　鹿茸酥炙，各三两　泽泻二两

上为细末，炼蜜丸，梧子大，每早盐汤服一百丸。文治二
十余年不生子女，已巳年服此丸，至壬午年，共产子女十六人。
壬午秋，有事于潞阳，彼中副总兵蔡幸庵，昔曾拜为兄弟，故
殷勤相叙，问其嗣息，则哭曰："蔡氏绝矣。"询其故，乃云因
怒车氏之淫悍，已至阳痿，岂复敢以子女望。文治即力为之出
车妾而去心中之累，急制此丸以服之，遂得二孕。冬月特至檀
城叩谢再三。癸未夏生子，又遣人持书到石匣称谢。不二年幸
庵物故①，蔡氏之不绝，此药之功也，因纪②其效。

滋肾丸

肾经伏火，难见生子，每至不育者，服此。

山茱萸肉八两　熟地黄自蒸者方可　干山药各四两　知母酒炒
黄柏酒炒　白茯苓各三两　牛膝酒浸一宿，晒干　杜仲麸炒，去丝
败龟板酥炙　人参　白术　枸杞子各二两

上为末，炼蜜丸，如梧子大，每服七十丸，空心盐汤下。

二肾助阳散

下元虚冷，阳事不举者，服此。

杜仲苁蓉巴戟仙，茴香故纸与青盐，猪羊腰子同煨熟，衰
老能令再少年。

杜仲　肉苁蓉　巴戟　仙灵脾热铁器荡去叶上刺　茴香　破故

---

① 物故：死亡。
② 纪：通"记"。《释名·释言语》："纪，记也，记识之也。"

纸 青盐各等分

上为细末，每次以不下水猪羊腰子各一枚，竹刀劈开，入前药各一钱，以线缚住，裹湿纸数层，入火灰内煨熟。临睡时细嚼，用好酒送下，不能饮者，白汤代之。

保真丸

中和之剂也，素不成孕者服此一月，方可入房，妙不可尽述。且壮筋骨，理脾胃，乌须发，更可延年也。

何首乌黑豆拌，九蒸，净六两　黄精酒浸，黑豆拌蒸，四两　牛膝酒浸，黑豆拌蒸　白茯苓　赤茯苓　天门冬　枸杞子　人参　五加皮　当归酒洗　巨胜子四棱者佳　知母盐酒炒　柏子仁去壳　白术陈壁土炒　干山药各二两　生地黄酒浸透　熟地黄自蒸熟者，仍用酒浸　松子仁　核桃仁去皮，各六两

上十五味为细末，生地黄等四味捣成膏，和炼蜜拌药杵千槌，丸如梧子大，每用七十丸，冬月以酒、三时以汤送下。忌萝卜、豆腐及诸血。

金精丸

久服此丸可使延年益寿，身体轻健，添精助髓，种子又其末也。

干山药　熟地黄酒洗　白茯苓人乳浸，焙干，各四两　五味子三两，酒浸，晒干　鹿茸一对，酥炙　楮实子炒　川巴戟酒浸，炒干　远志甘草汁浸一夜，晒　菟丝子酒煮一日，捣烂，晒干　当归酒洗　人参各二两　附子制熟，蜜炙　广木香　石燕姜汁醋浸三日，火煅醋淬七次　乳香各一两　丁香五钱，同川椒炒，去椒用　大茴香一两五钱，炒

上为细末，酒糊为丸，初服五六十丸，渐加至一百丸，空心盐汤下。

十补心肾丸

方论曰：种子方主于补心肾者，何也？夫人至晚年无嗣，医皆责之于肾，以肾主精，精旺则孕成故也。殊不知肾主相火，心主君火，一君一相，本于天成，君宁相服，精血乃生。盖心之所藏者神，神之所附者血，血之所患者火也，心欲萌而火动，火动则血沸腾而神元虚耗，不能下交于肾，肾水虚寒，精因之而妄泄，所以然者，由心火一动则相火翕然从之，相火既动则天君亦瞀①扰而不宁矣，是以心肾有相须之义，善摄生者，贵有交养之方。尝观富贵之人反多乏嗣，盖富多纵欲而伤精，贵每劳心而损神，要之肾精妄泄，常因火迫使然，心火上炎，亦由水乏弗制也。且人年三十以往，精气渐减，不惟饮食男女之欲足以损败，一与物接，则视听言动皆足以耗散神气，而况役志劳心者，复攻之以众欲乎。是以或伤精，或劳神，有一于此而不知节，非所以保天和而广嗣胤也。此方以熟地黄入手足少阴经补肾中元气、生心血为君；山药补中益气强阴，山茱萸、枸杞子补肾血秘精，人参补五脏之阳；佐地黄能固真养血，酸枣仁大补心脾、安和五脏，柏子仁润肺肾；佐人参补虚益气，兼茯神定志安神，鹿角胶霜乃鹿之元阳，同苁蓉则助阳固精而坚强骨髓，同虎骨壮健腰膝，菟丝子治寒精余溺而养肌强阴，天门冬、麦门冬清心润肺，与五味子同敛肺金而滋化肾水、益精生脉为佐；败龟板、黄柏滋阴降火，与牛膝引诸药下行入肾而补填精水，辰砂镇定心火而随诸药下行为使。虽多不杂，中和不偏，君臣佐使，配合攸宜，炮制备炼，率如其度，不独宜于无子者，凡人少精神，多惊悸、怔忡、健忘、遗精滑泄、阳

---

① 瞀（mào冒）：目眩，眼花。

痿阴虚、盗汗劳热、目昏耳鸣、头眩腰膝酸疼等证，无不效验也。

熟地黄自制者四两，姜汁制　干山药三两　山茱萸肉　枸杞子各二两　牡丹皮酒洗　黄柏　川牛膝酒洗　败龟板酥炙，各一两五钱以上八品，皆生血、滋阴、降火之剂　茯神去皮为末，水淘去浮筋，取沉腻焙干，净三两，以人乳汁渗之　人参　柏子仁　酸枣仁隔纸炒香　麦门冬酒浸，各一两五钱　辰砂研极细，甘草煎，水飞三次，澄去脚，不见火　五味子各一两　天门冬一两五钱　以上八品，养心血、凝神、润肺气，以滋肾水生化之源　鹿角霜　鹿角胶鹿茸煮者尤佳，酒融化入蜜同炼，各二两　肉苁蓉酒洗去浮膜一重，蒸一个时辰，酥油涂炙　菟丝子酒洗，捣烂，焙干　虎胫骨酒浸酒炙，各一两五钱　以上五品，皆固精助阳，壮火之元　紫河车一具，首胎者更佳，先结胎衣而后成男女，得先天之气，补药中有此，自能生精血，行脏腑经络

上除茯神、败板、虎骨、辰砂共为末，柏子仁另研，鹿角霜胶候各末俱完，酒融化入蜜练和药外，其余俱哎咀。紫河车在净水内洗去秽血，用银针挑去紫筋，同咀片入砂锅，用陈老酒三碗、陈米醋一碗、清白童便一碗、米泔水数碗，和匀，倾入锅内，浮于药寸许，如少再加米泔，以盖锅盖蜜①，勿令透气，桑柴火慢煮，以紫河车融化汁干为度，同药俱取出，在石柏内捣极烂，捻作饼子，日晒夜露三昼夜。宜在月满之时，以受日精月华，仍焙干磨为末，与茯神、柏子仁等末和匀，而以练蜜并胶霜，融酒入药，捣千余杵，丸如梧子大，每服五十丸，渐加至八九十丸，空心淡盐汤下，随用早饭，使药下行，忌食生萝卜。

---

① 蜜：用同"密"，精到细致，下同。清毛奇龄《故明户部尚书原任广东布政使司左部政使姜公墓碑铭》："见事敏而虑事蜜，艰巨不沮。"

加减法：

年老命门火衰，精气寒冷，及小便频数，解后多余溺，与肾虚腰疼者，减黄柏五钱，加熟附六钱，破故纸一两_{酒浸一宿滤}出，用东流水浸一日，蒸一时，益智仁一两_{去皮碎之}，盐炒，桂心五钱。

骨蒸劳热、盗汗等证，去苁蓉，加蜜炙黄芪一两五钱，酒炒黄芩一两，知母一两，地骨皮一两五钱，酒洗当归身一两。

素有遗精、精滑等证，去苁蓉，加牡蛎一两_{火煅，童便淬，碎}为粉，远志一两_{甘草水煮}，莲蕊一两。

素有吐、咯、衄、便失血等证，去苁蓉，加怀生地一两_{姜汁}炒，当归身、白芍药_炒、乌犀角_{□末另研，不见火}各一两。

肠风下血多者，加阿胶一两_{蛤粉炒为珠}，赤、白何首乌一两五钱_{同黑豆蒸}，黄连一两_{吴茱萸炒}，干姜五钱_{炒黑}，地榆、槐角_炒各一两。

益精养神固体丸

肉苁蓉_{酒浸洗} 菟丝子 蛇床子_{各酒浸} 五味子_炒 远志_{甘草}水浸 莲蕊 干山药 沉香 酸枣仁 芡实_{各一两} 益智仁_{二两}续断 鹿茸_{酥炙，各三钱}

上为细末，炼蜜丸，如梧子大，每服五十丸，淡盐汤下。

千金种子丹

此方秘传甚验，令人多子，兼治虚损、梦遗、白浊、脱肛。

沙菀蒺藜_{四两，熬膏} 莲须_{金色者，四两} 覆盆子_{去核，二两}山茱萸肉_{三两} 芡实_{四两} 龙骨_{五色者，五钱，煅}

上莲须等五味为末，入蒺藜膏内，再加炼蜜，入石柏内捣千余杵，丸如梧子大，每服三十丸，空心盐汤下。服药后暂戒交会二十日，候月经尽日，施之即孕。

河车大补丸

宜黄谭司马用之得效者。

补骨脂八两，酒浸过，水洗炒　山茱萸肉　天门冬入地黄内同捣
麦门冬捣如泥，各五两　菟丝子捡净十三两，水淘过，酒洗蒸，捣如泥作
饼　枸杞子　覆盆子微炒　蛇床子水淘净，微炒　川巴戟酒洗，打去
心　熟地黄自制者①捣如泥　韭子酒洗，炒，各三两　白龙骨　牡蛎
二味同火煅，入童便盐酒内淬七次，悬挂井底三日，取出晒干　当归酒洗净
黄芪蜜炙　锁阳酒洗，酥炙，各二两　杜仲酥酒炙，去丝　人参各一两
五钱　干山药　白术土拌炒　陈皮去白，各一两　黄犬肾酥炙焙焦，
二副　紫河车首生男胎者一具，米泔水洗净秽血，挑去红筋，用酒入罐内，
重汤煮烂，取出捣如饴

上天麦门冬、熟地黄俱捣如泥，补骨脂等十九味俱为细末，
与紫河车汁拌作一处，再入炼蜜共捣千余杵，丸如梧子大，每
服一百丸，临睡七八十丸，饥时便用一百二三十丸，汤酒任下。

十精大补丹

专治男子阳绝不举，妇人阴绝无子。

阳起石制　白术　川巴戟酒浸，去心　肉苁蓉酒浸，蒸干　菟
丝子酒浸　石蟹　钟乳粉　鹿茸酥炙　人参　川续断　柏子仁各
一两

上共为末，炼蜜为丸，梧子大，每服十五丸，汤酒任下。

金锁思仙大还丹

干山药　龙骨煅　沙苑蒺藜　枸杞子　白茯苓　远志各五两
石莲肉　莲花蕊　菟丝子酒洗　芡实各十两

上为细末，金樱子煎膏，和药为丸，梧子大，每服一百丸，

---

① 自制者：明刻本作"自制"。

空心好酒送下。服药后戒帏幕月余，遇内室经尽后，先服车前子汤一钟而行。

大补神丸

天门冬酒浸，晒干　沙苑蒺藜酒浸，晒干　杜仲炙，去丝　白茯苓乳浸三次　麦门冬　枸杞子酒浸　茯神乳浸三次　生地黄酒浸　熟地黄自蒸，酒浸　白术土炒　黄柏乳酒各浸一半，晒干　白芍药炒，各八两　人参六两　当归酒浸　桑椹子取紫色者　芡实　牛膝酒浸　鹿角胶　龙眼肉捣烂，各十两

上为细末，鹿血和丸，如梧子大，空心不拘汤酒送下三十丸。

华人一祝丹

赤白何首乌各十两，竹刀刮开，用黑豆三升蒸晒七次　当归　熟地黄　赤茯苓乳汁拌，晒七次　白茯苓乳汁拌，晒七次　白芍药　生地黄　天门冬　麦门冬　干山药　枸杞子　莲蕊　牛膝　白术　牛胆槐角各四两　鹿茸酥炙，二两　槟榔三钱

上为细末，炼蜜为丸，梧子大，每服八十丸，汤酒任下，忌葱、蒜、萝卜、姜、椒辛辣之物。初服药时戒房事一月，愈久愈好。

无价老奴丸

远志　巴戟酒浸，去心　熟地黄　核桃肉各五两　麻仁　紫梢花　白茯苓　仙灵脾　大茴香　车前子　母丁香　肉苁蓉酒浸　木通酒浸　牡蛎　草薢　干漆炒去烟　龙骨　山茱萸肉　破故纸　菟丝子　马兰花　三赖①　韭子　虎胫骨各三两　全蝎　桑螵蛸

---

① 三赖：山柰的别名。

各一两五钱　灯心　荜澄茄　胡椒　蛇床子　木香各五钱　大蜘蛛五个，新瓦上焙干

上为末，炼蜜丸，梧子大，每服二十丸，空心盐汤下。

郭子仪丸

天门冬　麦门冬　生地黄　茯神　杜仲　枸杞子　黄柏牛膝各三两　酸枣仁　白术各二两五钱　当归　白芍药各四两　川芎　破故纸　人参　陈皮　五味子各①八钱　甘草五钱　败龟板二两，酥炙

上各如法炮制为细末，炼蜜丸如梧子大，每早盐汤送下八十丸，一日两服。

五子丸

枸杞子　菟丝子各八两，酒蒸，捣饼　五味子一两，研碎　覆盆子四两，酒洗　巨胜子二两　生地黄酒洗，晒干　白茯苓各三两

上为细末，炼蜜丸如梧子大，每服一百丸，淡盐汤送下。修合用壬子日，初服亦用子日。

加味九子丸

久服生子奇效。

菟丝子制成细末，八两　枸杞子　沙苑蒺藜各六两　山茱萸肉五两　熟地黄自制者，酒浸　小茴香微炒　柏子仁　肉苁蓉盐水浸洗，去鳞，晒干　黄柏人乳浸透，隔纸炒　芡实　金樱子各四两　巨胜子三两二钱　鹿茸酥炙　白茯苓各二两四钱　生地黄酒浸　当归酒洗　覆盆子　蛇床子　补骨脂同芝麻烧香，去芝麻　虎胫骨酥炙　牛膝　杜仲炒，断丝　知母各二两　车前子　远志　天门冬　麦门冬各一两六钱　五味子一两二钱　龙骨一两，煅　人参　沉香各八钱

---

① 各：原脱，据明刻本补。

上各如法炮制为末，炼蜜丸如梧子大，每早用淡盐汤送下八十丸。

男服螽斯丸

熟地黄_{自制者，酒浸} 山茱萸_{各三两} 枸杞子 巴戟_{酒浸，去心} 菟丝子_{各二两} 远志_{甘草煎汤浸} 当归_{酒洗} 蛇床子_{各一两五钱} 牛膝_{酒炒} 杜仲_{炒，断丝} 干山药_{蒸过} 益智_{盐水炒} 鹿茸_{酥炙} 白茯苓 五味子_{各一两五钱}

上为末，炼蜜丸梧子大，空心服五十丸，临卧服三十丸。

麟趾丸

破故纸_{一斤，用新实无油者，在新砂锅内炒香，为细末} 雀子_{百枚}

上用壬子日将雀子黄白拌破故纸末为丸，如梧子大，每服九十丸，空心汤酒任下，不可分与人共服。

益真丸

枸杞子_{盐水洗} 当归_{去尾，各二两} 麦门冬 覆盆子_{盐水洗，各一两六钱} 生地黄_{姜汁拌炒一两，生用一两} 白茯苓 菟丝子_{酒煮，杵烂为饼} 山茱萸肉 柏子仁_{微炒} 肉苁蓉_{洗去鳞，又去内白膜，杵为饼} 虎胫骨_{酥炙，各一两} 杜仲_{酥炙，去丝} 牛膝_{酒浸，各八钱}

上为细末，蜜丸梧子大，每服八十丸，空心盐汤下。

延龄育子丸

治少年斫丧，中年无子，妇人血虚不能孕育，夫妇同服此丸，药尽即孕，屡试有效，语非虚也。

天门冬 麦门冬 生地黄_{沉水者方可用} 熟地黄_{如法自蒸} 人参 枸杞子 菟丝子_{酒蒸，捣饼} 川巴戟 川牛膝_{酒洗} 白术_{陈土炒} 白茯苓_{牛乳汁浸，晒} 茯神_{人乳浸，晒} 鹿角胶 鹿角霜 柏子仁 干山药 山茱萸肉 肉苁蓉_{去鳞甲、心膜} 莲蕊_{将开未开者}

沙苑蒺藜各五两　酸枣仁炒　远志甘草汤浸一宿　五味子　石斛去根,各二两

上各如法炮制为末,鹿角胶酒化开,和炼蜜为丸梧子大,男服九十丸,女服八十丸,空心滚白汤下,忌葱、蒜、萝卜。

六神丸

固真育子,累有奇效。

莲蕊须用未开者,净用四两　芡实大者五百枚,去壳生用　龙骨煅,五钱　山茱萸肉鲜红者,三两　覆盆子二两　沙苑蒺藜四两,炒

上蒺藜煮膏,其渣仍同五药为末,炼蜜和膏为丸,如梧子大,每服九十丸,空心盐汤下。

二气胶

治男妇真元虚损,久不孕育或多女少男,服此百日即有孕生男,应验神速,兼治诸虚百损等证。

鹿角十斤,生于山,夏至退角者方是。制此胶用活鹿截取乃佳,不可误取冬至退角之麋,以致阴阳悬绝　龟板五斤,泽中自死肉败者,力猛为佳,但不可得。今惟取形长头尖脚长者为阴龟,杀之,止用其板,以入男服之剂,酥炙黄脆为末。若入女人之剂,取头方壳圆脚短者为阳龟,此阴阳互用之妙也

上鹿角截寸许长劈开,龟板击碎,止取底片,盛于布袋中,系于长流水内。三日取起,用铝打罐一个,装入角板,以井水、河水各半入罐中,须溢于角板上五寸,用竹箬①数层紧缚罐口。在大锅内煮七昼夜,锅内一昼夜添水五次,罐内每日添阴阳热水一次,七昼夜煮毕,以绢滤汁另收,渣即鹿角霜、龟板霜也,另为他药之用。又以人参十五两、枸杞子三十两,阴阳水三十六碗,或砂锅或铜锅内慢火煮至药面无水,以新布绞汁另收,

---

① 箬(ruò若):一种竹子,叶大而宽,可编竹笠,又可用来包棕子。

其渣在石柏内捣烂。又用阴阳水二十四碗，如前熬至药面无水，再用布绞汁并收。若药尚有味，再捣再熬如前，而后以角板参杞二汁并作一处，入铜锅内，文火熬至如饴，滴水成珠不散乃成胶也。日晒夜露七昼夜，遇阴雨务补日夜足数，欲全日精月华之气也。凡制此药，须在上旬子日，扣至胶成之期在十二十三，此正月将盈、华亦满之时，乃得阴精全气，若是中秋最佳。晒露期满，收于无尘土处阴干。初服时用一钱五分，空心热酒化开温服，十日加五分，渐加至三钱止。种子多方此为最也。

五子补元丸

治思虑伤精与血及斫丧虚损之证。若无子者，服此而又节欲，药未半而孕可立也。

生地黄用怀庆者，八两，以酒洗净，细细掐断，用少壮妇乳汁一钟，酒一钟，拌匀浸一日，入砂锅内微炒，不住手拨开，候半燥取起，日晒夜烘干为末　甘州枸杞子去蒂，四两　白茯苓用真正云苓净末，四两，与生地末和匀，绢包藏于糯米内蒸，以米熟为度，取出烘干，用则引地黄直入黄庭宫①也　菟丝子淘净，四两，用青盐三钱煎汤煮子熟，杵烂，烘干　牡丹皮厚实不枯腐者四两，温水洗净，乘湿拌②山药末，绢包，砂锅上白汤蒸熟，晒干为末，则引山药入胞络而生精血也　怀庆山药五两，为末　山茱萸红润者，去核，五两　泽泻用不蛀而白色者，去毛与根为末，净三两，用山茱萸末和匀，绢包饭上蒸过，取出则引山茱萸入丹田，泽泻亦不为渗矣　楮实子淘洗净，炒，研末，三两　柏子仁微炒，另研烂　覆盆子水浸洗，微炒，各二两　芡实去壳取粉，四两　浮小麦取粉，四两

上为末和匀，炼蜜丸梧子大，每早淡盐汤送下百丸。如少

---

① 黄度宫：恐为黄庭宫之讹。此处应指下黄庭宫，即两肾命门。

② 拌：原作"抹"，据明刻本改。

年过伤于阴致相火胜者，加酒炒川黄柏、盐水炒知母各三两，夏月加北五味子二两，去心麦门冬三两。或恣欲太过，根本受伤，或禀赋原薄，继之斫丧，以致元气虚败，遗精盗汗、神疲力怯、五心发热、腰疼膝重、头晕目眩，乃火胜水亏所致，火动则肺金受克，痰嗽作矣，以此药用斑龙胶为丸，服之其效，久服则却病延年，妙难尽述，但不可恃药纵欲耳。

女服二十方

壬子丸

此药服之不过一月有孕，试之有效。

吴茱萸 白及 白蔹 白茯苓各一两 牛膝 细辛各五钱 石菖蒲 白附子 当归各少许 厚朴 桂心 没药 人参各四两 乳香三两

上为细末，炼蜜丸梧子大，每服三四十丸，空心好酒下，宜壬子日合。

雏凤丸

用头窠乌骨鸡，雄雌各一只，一处喂养，勿杂群鸡。候下蛋时，将所下第一蛋记号，待其下罢，却将所记蛋顶上开一窍，倾出蛋黄，用辰砂三钱，当归、白芍药、川芎、熟地各二钱，同研极细末，以蛋黄和匀，入壳内，厚纸封固，入众蛋中同覆。待群鸡生，将药蛋出①壳，再研炼蜜丸之，空心好酒服三十丸。

十全济阴丸

方论曰：胎嗣主于济阴者，何也？盖人之所禀，阳常有余，阴常不足，气常有余，血常不足，在女人癸水易亏而难盈，以

---

① 出：明刻本作"去"，于义为胜。

致不育。旧方多以辛温燥热之剂，为温暖子宫，偏助阳气，反耗阴血，岂能成胎？况女性多气多郁，气多则为火，郁多则血滞，故经脉不行，诸疾交作，生育之道遂沮①矣。又如脾胃虚弱者，偏用四物寒凉等药，则脾胃益虚，饮食顿减，使气血无资生之地，何以得成胎孕？为子嗣之计者，莫如养血顺气，调经为本，而兼以甘温养脾，辛温开郁，斯为至当。其调经之法，又当因人而加减之，初无一定之法也。此方则以当归身养血和气为君，入手少阴经以主心血也，入足少阴经以脾裹血也，入手厥阴经以肝藏血也；熟地黄补肾中元气，生心血，与芍药同用又生肝血，川芎乃血中之气药，下行血海，通经导气为臣；人参通经活血，助熟地黄以补下元，白术利腰脐间血，与人参同用补益脾气，香附疏气散郁，佐泽兰②能生新血而和平气体，牡丹皮养新血、去坏血、固真气、行结气，同山药能强阴补虚，枸杞子补肾水而止下血、腰疼为佐；紫石英补心气，散心中结气，填补下焦，艾叶助香附和百脉，暖子宫，兼行血药而平其寒，炙甘草通经脉血气而和诸药，且缓肝经之急为使，十年不孕者，此药主之。

当归身酒洗　熟地黄自蒸者佳　香附童便煮，各四两　干山药二两五钱　白术二两五钱　枸杞子　人参　蕲艾叶去筋梗，各二两，同香附用陈醋、老酒煮一时，捣烂，焙干　川芎　白芍药　牡丹皮　紫石英火煅，淬，各一两五钱　泽兰一两　紫河车一具

上各药俱为咬咀，紫河车在净水内洗去秽血，用银针挑去紫筋用，咀片入砂锅，用陈老酒三碗、陈米醋一碗、清白童便

---

① 沮（jǔ举）：阻遏，败坏。
② 泽兰：原为"泽泻"，据下文及明刻本改。

一碗、米泔水数碗和匀，倾入锅内，浮于药寸许，如尚少，再加米泔，以锅盖盖密，勿令透气，桑柴慢火煮，以紫河车融化汁干为度。同药具取出，在石臼内捣极烂，捻作饼子，日晒夜露三昼夜，宜在月满之时，以受日精月华，乃焙干为末，炼蜜捣千余杵，丸如梧子大，每服五十丸，渐加至八九十丸，空心淡盐汤下，随用早饭，使药下行，忌食生萝卜。

加减法：

月经过期而行，或少行①不行，皆血寒血少也，尺脉必微弱，加桂心五钱夏月三钱，黄芪一两炙。先期而来者，血热也，脉来必数，加条实黄芩二两炒，酒洗生地黄一两五钱，腹痛加白芍药一两。

经将行而腹中先作痛者，血实而气滞也，去血成块者，气凝也，脉来弦数滑大，加玄胡索一两酒炒，陈皮八钱，广木香、柴胡稍②各五钱。

经水行后作痛者，气血俱虚也，尺脉必虚涩而兼紧，加炒干姜三钱，白茯苓一两，桂心夏月二钱，余月五钱。经行三五日后，腹中绵绵作痛或淋沥不止，血因气滞未尽也，尺脉见沉涩或沉弦，加广木香五钱，柴胡六钱。经水紫色及黑色，血热之甚也，尺脉具洪数，加条实黄芩一两五钱，黄柏一两炒，生地黄一两五钱酒浸。

过期行经而色淡者，肥人则有湿痰，加白茯苓一两水淘，陈皮一两，苍术一两米③泔浸一宿盐水炒④，白术五钱，减去熟地黄

---

① 行：明刻本作"或"，于义为胜。
② 稍：通"梢"。
③ 米：原作"水"，据明刻本改。
④ 炒：原作"盐"，据明刻本改。

一两；瘦人则血虚少而水混之，加桂心五钱。经行或来或断，或发寒热者，加柴胡八钱，白茯苓一两。

女人经脉不调多白带者，肥人主胃中湿痰流注，加制过苍术一两五钱，白茯苓一两五钱，减熟地黄一两。瘦人是气多血少，脾虚加木香五钱，牡蛎一两_{火煅}，赤石脂_{火煅}、白茯苓各一两。

女人多崩淋者，减香附、艾叶各一两，加荆芥穗一两_{炒黑}，黄芩一两五钱。血崩或多，加阿胶珠一两，干姜五钱_{炒黑}，黄芪一两_炙。元气虚弱，经水闭者，加牛膝二两_{酒洗}。属寒加桂心五钱，属热加黄芩一两_{酒炒}。

婢妾素见忌于嫡室者必多抑郁，以致经水不调，加法制香附二两；或血弱心虚，交感时惊恐不宁则精气不聚，加琥珀_{另研}、酸枣仁_{隔纸略炒}、茯神各一两，辰砂_{水飞}、紫石英各五钱。

梦熊丸

山茱萸肉　香附_{四制，各五两}　当归_{酒洗}　大川芎_{刮去皮，酒炒}　白芍药_{刮去皮，酒炒}　蛇床子_{酒淘浸沙①}　益母草_{端午日采，阴干，忌铁}　苍术_{米泔浸一宿，晒干，各三两}　黄芩_{条实者，酒炒}　覆盆子_{酒炒}　小茴香_{微炒}　玄胡索_{打碎，炒}　丹参　陈皮_{各二两}　砂仁_{一两五钱}　乌骨白雄鸡一双，自雏至长，勿令近雌鸡，临合药时缢②死，不出血，干去毛，止去肫③肝内秽物，肫内黄皮并肠俱以酒洗净，凡一应事件并颈脚俱装入肚内，用酥油和酒涂鸡皮上，炙燥，磨为末

上各药为末，地黄捣烂，拌药晒干，同鸡再磨末，醋煮米

---

① 沙：明刻本作"炒"，于义为胜。
② 缢（jī击）：用丝线缠。
③ 肫（zhūn谆）：鸟类的胃。

糊为丸，如桐子大，空心米汤服一百五十丸，饥时再服，冬月酒下。

加减法：

月经先期而至，加黄芩、地骨皮、黄连各一两五钱。

月经后期而至，加白术_{土炒}、人参、黄芪_{蜜炙}各一两五钱。

白带，加苍术、香附、升麻、白芷、软柴胡各一两五钱，淡姜汤送下。

调气暖官丸

川芎　当归_酒　肉桂各二两　艾_{醋炒}　香附_{醋炒}　白芍药_煨　阿胶_{蛤粉炒成珠}，各四两

上为末，醋糊丸，每服五十丸，食前米汤下。

四制香附丸

治经候不调。

香附一斤，分四分①，用酒、醋、童便、盐水各浸七日，焙干为末，醋糊丸，梧子大，每服七十丸，空心盐汤下。

女金丹

治妇人无子。

白芍药　当归　川芎　人参　白术　白茯苓　藁本　白芷　白薇　赤石脂　玄胡　牡丹皮　桂心各一两五钱，俱酒浸三日，晒干　没药　炙甘草各七钱五分　香附二十四两

上为末，蜜丸梧子大，每服五十丸，空心温酒下。

丹溪植芝汤

女人丰伟则身中脂膜闭塞子宫，以致经事不行，不能受孕。

---

① 分：量词，今也作"份"。

白茯苓二两　当归酒洗　白芍药　白术　半夏　香附　陈皮　甘草各一两　川芎七钱五分

上作十帖，姜水煎，吞后丸。[批] 肥人宜服。

丹溪茂芝丸

白术二两　半夏曲　川芎　香附各一两　神曲炒　白茯苓各五钱　橘红四钱　炙甘草二钱

上为末，粥丸，每服八十丸，前汤送下，有热加黄连、枳实各一两，服此已毕，乃服螽斯丸。[批] 肥人宜服。

螽斯丸

月经无病者服此药七日即孕，孕后忌服。

白薇　半夏　香附　白茯苓　杜仲　厚朴　当归　秦艽各三两　防风　肉桂　干姜　牛膝　沙参各二两五钱　细辛　人参各四钱

上为末，蜜丸梧子大，每服五丸，加至十丸，温酒下。瘦人忌服，已有孕勿再服。[批] 肥人宜服。

大乌鸡丸

治女人羸瘦，血虚有热，经水不调，崩漏带下，不能成胎及骨蒸等症。

香附一斤，四制　熟地黄自蒸者，四两　生地黄　当归　白芍药　人参各三两　川芎　鳖甲各二两三钱　白术　黄芪　牛膝　柴胡　牡丹皮　知母　贝母各二两　黄连　地骨皮　干姜　玄胡索各一两　白茯苓二两五钱　秦艽一两五钱　艾叶　青蒿各四两　白毛乌骨雄鸡一只

上香附等二十一味俱为细末，以鸡缢死，去毛与肠，腹中

藏艾蒿一半，入罐内，余艾蒿一①同入罐内，以童便和水浸过鸡二寸许，隔汤煮烂，取出去骨，焙肉干为末。如有筋骨疼痛者，去肉焙骨焦为末，与前二十一味和匀，鸡汁打糊为丸，如梧子大，每服五六十丸，渐加至七八十丸，温酒或米饮下，忌煎炒苋菜。[批]肥人宜服。

小乌鸡丸

治月经行后而腹痛②。

吴茱萸　良姜　白姜　当归　白芍药　玄胡索　破故纸　川椒　陈皮　青皮　刘寄奴　生地黄　莪术　川芎各一两　荷叶灰四两　北艾二两

上为末，用白毛乌骨鸡缢死，煮烂，去骨取肉，捣如泥，拌药末晒干，磨细，以鸡汁作糊为丸，梧子大，每服五十丸，照后汤酒送下。[批]瘦人宜服。

加减法：

从来未曾生育者，乃油膜包裹子宫，以致不能受气成孕，宜加凤凰衣③烧存性，七个，朱砂为衣。腹痛，血黑色者，加炒黄连；有湿痰者，加南星、苍术、香附同丸。子宫久冷，茯苓煎汤下；月水不通，红花苏木汤④下。赤带，茶清下。血崩豆淋，酒调绵灰下。胎不安，蜜酒下。肠风，陈米饮调百草霜下。心疼，菖蒲酒下。胎死不动，斑蝥三个调酒下。胎漏下血，乌梅下。胎衣不下，芸台菜研水下。耳聋，腊茶清下。胎前产后白痢，干姜煎汤下。脚腰痛，当归酒下。头风，薄荷煎汤下。血

---

① 一：明刻本作"亦"。
② 治月经行后而腹痛：原脱，据明刻本补。
③ 凤凰衣：鸡蛋壳的内膜。
④ 汤：明刻本作"酒"。

风眼黑，甘草汤下。生疮，地黄煎汤下。胎产赤痢，甘草煎汤下。身体疼痛，黄芪末调酒下。气块血块作痛，与葱白汤间服。

七制香附丸

治诸虚百损，气血不调，月水前后，结成癥瘕。

香附米十四两，分七分　当归二两，酒浸一分　莪术二两，童便浸一分　牡丹皮　艾叶各一两，米泔水浸一分　乌药二两，米泔水浸一分　川芎　玄胡索各一两，水浸一分　三棱　柴胡各一两，醋浸一分　红花　乌梅各一两，盐水浸一分

上所浸药，春三夏二，秋七冬十，满足，取出香附晒干，各药俱不用，止以香附为末，用浸药醋水酒①打糊，为丸梧子大，每服八十丸，酒下。

墨附丸

治女人久无子而经水不调。

四制香附一斤，净绵艾四两，以醋一碗同煮至干，入石柏捣烂，捻成饼子，于新瓦上焙干入。

徽墨火煅红，醋淬　白茯苓　当归　人参　川芎　熟地黄各一两　木香五钱

上为末，醋糊丸梧子大，每服八十丸，酒下。

单醋附丸

治经候不调，血气刺痛。

大香附二斤，砂盆内擦去皮，以米醋浸半日，入瓦铫②内慢火煮醋尽，焙干为末，以醋煮糊丸，如梧子大，每服五十丸，淡醋汤下。

---

① 醋水酒：明刻本作"酒醋水"。
② 铫（diào 掉）：煮开水熬东西用的器具。

百子附归丸

调经养血，安胎顺气，胎前产后及月事参差者，俱宜服此。

香附十二两，四制　阿胶炒珠　艾叶　当归身①　川芎　白芍药　熟地黄各二两

上为末，以大石榴一个，连皮捣碎，煎水打糊，丸如梧子大，每服百丸，空心淡醋汤下。

加味养荣丸

治经脉挨前，外潮内烦，咳嗽，饮食减少。

当归　熟地黄　白术各二两　白芍药　川芎　黄芩　香附各一两五钱　陈皮　贝母　白茯苓　麦门冬各一两　阿胶　甘草五钱　黑豆炒，去皮，四十九粒

上为末，蜜丸梧子大，每服八十丸，汤酒任下。

滋阴百补丸

治劳伤气血不足，乍寒乍热，心腹痛。

益母草八两　当归六两　川芎　熟地黄　白术各四两　白芍药三两　人参　白茯苓　玄胡索各二两　甘草一两　四制香附一斤

上为末，蜜丸梧子大，每服五十丸，砂仁煎汤下。

济阴丹

治女人血海虚冷，久无孕育及数堕胎，一切经候不调，崩中漏下，积聚诸证。

苍术米泔浸　大豆黄卷炒，各八两　熟地黄自蒸　香附炒，去毛泽兰叶各四两②　白茯苓三两　秦艽　人参　石斛去根，酒浸　藁

---

① 身：原脱，据明刻本补。
② 熟地黄……各四两：原脱，据明刻本补。

本　桔梗炒　甘草炙　昆布烧灰,各二两　当归二两五钱　川芎

肉桂　干姜　细辛去苗叶　牡丹皮各一两五钱　好墨煅,醋淬　木

香煨　桃仁去皮尖,各一两　川椒去目,炒　山药各七钱五分　糯米一

升,炒

上为末,醋糊丸梧子大,每服一百丸,白汤下。①

荡胞汤②

治妇人从来不孕者。

朴硝　牡丹皮　当归　大黄蒸　桃仁各三两　细辛　厚朴

苦梗　赤芍药　人参　白茯苓　桂心　甘草　川牛膝　陈皮各二

两　附子炮,一两五钱　虻虫炒焦,去翅足　水蛭炒,各十枚

上每服五钱,水酒各半煎,空心日三服夜一服,衣覆取汗,

必下积血及冷赤脓如小豆汁者。如身弱,只用二服,但恐恶物

不尽耳。

---

① 藁本……白汤下:原脱,据明刻本补。
② 荡胞汤:方名及以下内容原脱,据明刻本补。

卷之二

保　胎

受孕试验第三

女人经脉不行已二三月，欲验胎息，以生川芎为末，浓煎艾汤调二钱，空腹服下，若微动者，即孕也。又以炙甘草去皮、皂角各一寸，黄连少许为末，酒调服，有孕则吐，无孕则不吐，此试之以药也。《内经》曰：阴搏阳别，谓之有子。诊其尺脉搏手与寸脉殊别者，则为有孕。若滑疾，以手重按之而散者，胎已三月也；重按之不散，但疾不滑者，胎已五月也。左疾为男，右疾为女，左右俱疾，乃为双孕，此诊之以脉也。但女人受孕四十日外必患恶阻，有不患者方用药诊。

试男女胎法第四

凡怀男，孕妇脐必突，按之颇实，两乳头墨黑；女孕则脐软，乳头虽黑不甚。又法：令孕妇抱未生齿儿女，是男孕则所抱女儿泻青粪，是女孕则所抱男儿泻青粪，若男孕抱男儿，则无恙。又法：孕妇前行，背后忽呼之，左回首是男，右回首是女。登厕时夫从后呼，亦如此验。此皆俗法也。若诊以脉，男孕则左手大而疾，女孕则右手大而疾。

妊脉歌第五

肝为血兮肺为气，血为荣兮气为卫。阴阳配偶不参差，两脏通和皆类例。血衰气旺定无妊，血旺气衰应有体。寸微关滑尺带数，流利往来并雀啄。小儿之脉已见形，数月怀耽犹未觉。

左疾为男右为女，流利相通速来去。两手关脉大相应，已形亦在前通语。左脉带纵两个男纵者，乃夫行乘妻，即鬼贼脉也，右手带横一双女横者，乃妻乘夫，即所胜脉也。左手脉逆生三男逆者，子乘母也，右手脉顺还三女顺者，母乘子也。寸关尺部皆相应，一男一女分形证大小迟疾同，为之相应也。有时子死母身存，或即母亡存子命二句以上，似有阙文，姑俟考订。往来三部通流利，滑数相参皆替替。阳实阴虚脉得明，遍满胸膛皆逆气主孕妇逆气满胸。左手太阳浮大男寸口也，右手太阴沉细女右寸也。诸阳为男诸阴女大疾滑数，实为阳，沉细为阴，指下分明常记取。三部沉正等无绝谓浮沉相等，举按不绝也，尺内不止真胎妇尺脉举按不住也。夫乘妻兮纵气雾二气相遂，如雾之润也，妻乘夫兮横气助。子乘母兮逆气参，母乘子兮顺气护。小儿日足胎成聚，身热脉乱无所苦胎已五月，受火精以成气，故孕妇身热脉乱。汗中不食吐逆时，精神结备其中住。滑疾不散三月胎，但疾不散五月母。弦紧牢强滑利安，沉细而微归泉路。

转女为男法第六

女人怀妊，未满三月，男女未定，形象未成，或谓方术可以转女为男。其法以斧置孕妇床下，系刃向下，勿令人知。又法：初觉有妊，取弓弦缚女人腰中，满百日方去。又法：妊娠三月前，以雄鸡尾尖上长毛三茎暗藏席下。又法：取夫发及手足甲，亦暗藏席下。又法：三月前，以雄黄五钱，衣中佩之，皆可转女为男。但阴阳交媾之时男女之形已定，岂方术之可转移乎？故朱丹溪深斥其为非，或前人曾有试之者，乃尔相传，且云系紫宫玉女秘法，孰从而受之耶？又云以斧置鸡窝下，所抱之子悉是牡雏，此取信之验也。无子者急于求男，宁不确信，然无损无害之事，故录以俟信者用焉。

食忌第七

子在腹中资母之气血为主，饮食则生母之气血者也，故凡厌忌之味，所当屏戒，苟恣性偏嗜，岂但可以触动胎气，临蓐①艰难，能令子残母损，可不慎欤！

鸡肉糯米同食，子生寸白虫。

食鲤鱼鲶及鸡子，子多生疮及口疮。

豆酱与雀肉同食，子生黚黯黑子。

食生姜，子多指，且生疮。

食羊肝，子多厄。

食犬肉，子无声音。

食兔肉，子缺唇。

食鳖，子项短，且能损胎。

鸭蛋同桑椹食，倒生。

食螃蟹，横生。

豆酱同藿香食，堕胎。

食冰水，绝产。

食野禽肉，子无耻，且多淫。

食山羊肉，子多病。

食田鸡鳝鱼，子瘖哑。

食驴马肉，坐草多艰。

食姜椒，子气促，且痘毒盛。

多食盐，子解颅。

多饮烧酒，子秃头，或成瞽②。

---

① 临蓐：临产。

② 瞽（gǔ鼓）：瞎眼。

药忌第八

蚖①斑水蛭地胆虫，乌头附子又天雄。

蹢躅野葛蝼蛄类，乌啄侧子与虻虫。

牛黄水银同巴豆，大戟蛇蜕及蜈蚣。

牛膝藜芦和薏苡，金银锡粉黄雌雄。

牙硝芒硝牡丹桂，蜥蝎飞生并䗪虫。

代赭蚱蝉胡粉麝，芫花薇蔛草三棱。

槐子牵牛并皂角，蛴螬桃核共茅根。

檽根硇砂②与干漆，茵草伤胎一样能。

瞿麦蔺茹蟹甲爪，猬皮赤箭赤头红。

马刀石蚕衣鱼辈，半夏南星通草同。

凡遇胎前除各味，又能活泼号良工。

胎教第九

古者妇人妊子，寝不测，生不偏，立不跸③，食不杂，目不视邪色，耳不听胡言，口不出傲语，尝闻诵读诗书，与讲忠孝事实及佳言善行，玩美珠玉，则所生之子必容貌端正，天性忠良。亡何世之嗜欲者，妊娠至八九月尚不知禁忌，岂但气血耗败而致坐草多艰，所得子女亦必不寿，安望其智慧聪明，他日为端方正大之士哉？诚者谓此为先天之教，外象而内感。凡所以称禀赋者，其机由此，勿视为迂而忽之也。

安胎第十

胎禀父母精血之气相聚而成，所以养之者，则母之气血也。

---

① 蚖（wán 玩）：毒蛇。

② 硇砂（náoshā 挠沙）：矿物名。

③ 跸：一脚偏立。

苟脏腑无亏，气血完足，及期而诞，母子俱安，何赖于药哉？惟禀赋不齐，气血偏盛，乃不能废药也。其胎之始成，天一生水之义，状如露珠，足厥阴肝经脉所主，虽饮食稍异，不宜轻率用药。甫至二月，地二生火之义，状如桃花瓣，足少阳胆经脉所主，若偏嗜五味，必一脏有亏，心亏嗜苦，肝亏嗜酸，脾亏嗜甜，肺亏嗜辛，肾亏嗜咸是也。于时或忽然心腹疼痛，用当归三钱，阿胶、甘草各二钱，加葱白煎服。三月则男女形成，手厥阴心包络脉所主，此经相火易动，故半产者多在三月，宜服苓术汤或乌梅丸，盖苓术二味，安胎之圣药也。如胎觉不安及腰背痛不可忍，便宜服杜续丸。四月男女已分，始受水精，已成血脉，形象俱，六腑成，手少阳三焦脉所主，此月多心腹膨胀，饮食难消，宜用平胃散，白术代苍术，加香附、乌药、大腹皮。若因惊、因怒胎动，小腹与腰胁痛，或阴中疼痛下血者，安胎当归汤。如心腹疼痛者，用大枣十四枚，炒黑，盐一钱，炒赤为末，酒调一撮，服之立愈。五月始受火精以成阴阳之气，筋骨四肢已成，毛发生焉，足太阴脾经脉所主。六月始受金精以成筋，口目皆成，足阳明胃经脉所主。此两月若胎不安者，宜安胎饮、固胎饮选用。七月始受木精以成骨，皮毛已成，游其魂，能动左手，手太阴肺经脉所主，如胎气不安，宜旋覆花散。八月始受土精以成皮肤形骸，游其魄，能动右手，手阳明大肠脉所主，如胎动不安者，砂仁略炒为末，米饮下，然砂仁止痛行气甚捷，非八九个月不可多服。此月胎觉大者，束胎丸。九月始受石精以成皮毛，百节具备，三转其身，足少阴肾经脉所主，宜服三补丸加炒香附、炒白芍药。十月受气已足，脏腑俱齐，纳天地之气于丹田，足太阳膀胱经脉所主。先次曾难产者，宜多服达生散；若奉养太过，素享安逸者，其气必实，宜枳甘散；素性弱者，宜益气救生散。此安胎之概也。若至于胎漏、胎动、子肿、子烦、子痫、子气、子淋、子悬、转胞、伤寒、疟痢等证，治法各异，并载于集，以备采择焉。大率胎前治疗惟在抑阳助阴，盖怀妊之妇，经隧已闭，血以养胎，若阳气盛搏则经脉妄行，胎乃不固。《内经》谓：阴虚阳搏谓之崩。故惟抑阳助阴为妙法。抑阳者，枳壳散也；助阴者，四物汤也。而枳壳散性稍寒，恐有胎寒腹痛之虞，又宜佐以内补丸，则阳不至于强，阴不至于弱矣。

苓术汤

此安胎之主方也。

子芩一两　白术五钱

上水煎。

杜续丸

治胎动腰痛。

杜仲　续断各二两

上枣肉丸梧子大，每服三十丸，米饮送下。

平胃散

治怀妊四月心腹膨胀，饮食难消。

苍术调脾除湿宽中，二两　陈皮和胃消痰温中，一两四钱　厚朴姜制，去满除湿调中，一两　甘草调脾泻火和中，八钱

胎前宜以白术代苍术。

上为细末，每服三钱，白汤调服。

安胎当归汤

治举动惊愕，胎动腹痛下坠或小便下血。

当归　川芎各八分　人参　阿胶各六分

上加姜艾，水煎。

安胎饮

治胎气不安，腰腹微疼。

当归　白芍药　生地黄　白术各一钱　人参　川芎　陈皮各五分　苏梗　砂仁　子芩　甘草各三分

上姜水煎。

又安胎饮

治恶阻心中愤闷，头重目眩，呕逆不食，或胎动不安，腰腹疼痛。

炙甘草　白茯苓　当归　熟地黄　川芎　地榆　白术　黄芪　白芍药　半夏　阿胶炒

上等分，每服三钱，姜水煎。

固胎饮

止痛，安胎，行气。

生地黄　川芎各五分　归身　白芍药　陈皮　人参各一钱白术一钱五分　甘草三分　黄连　黄柏各一分

上加桑树上羊儿藤，糯米二十粒，水煎。

旋覆花散

怀孕已六七个月，胎动恶阻，呕逆吐酸，恶食多卧。

旋覆花一钱　厚朴　白术　枳壳　黄芩　白茯苓各三钱　白芍药　半夏曲　生姜各二钱

上水煎。

三补丸

治胎已九月，以此丸加炒香附、炒白芍药。

黄芩　黄柏　黄连各等分

上为末，水丸梧子大，每服四十丸，白汤下。

束胎丸

达生散

方俱见保产条。

益气救生散

胎气本怯，不宜用瘦胎药，宜服此以安胎益气，坐草乃易。

人参　白术　陈皮　诃子　神曲各等分

上为末，每服二钱，水煎。

枳壳散

怀孕六七个月已[①]上即宜服此，抑阳助阴，元为诸方之首。

枳壳二两，麸炒　甘草一两，炙

上为细末，每用二钱，百沸汤点服，一日三次。此方乃中南山道人因壶阳公主每产则累日不下，故进此方。温隐居加当归二两，木香一两。后人又有以枳壳加至五两，甘草一两五钱，不用木香、当归，而加香附子三两者，盖兼下气宽膈也。

内补丸

孕妇冲妊脉虚，补血安胎。

熟地黄自制者佳，二两，杵膏　当归一两，炒为末

上为细末，蜜丸梧子大，每服三四十丸，温酒或蜜汤下。

按：枳壳散，抑阳之剂也，其性稍寒，须孕至六七个月乃可服之，否则必有胎寒腹痛之疾。然胎前妙诀惟抑阳助阴，必与内补丸兼服，则阳不至强，阴不至弱也。舍是而用群队药多，

---

① 已：通"以"。《孙子兵法·作战》："故车战，得车十乘已上，赏其先得者。"

则阴阳不免于交杂，恐别生他证矣。

安胎丸

凡怀妊则于脾有碍，故运化迟而生湿，湿则生热，故此方用黄芩清热养血，用白术补脾燥湿，芎、归、芍补血，缩砂行气止痛，既能安胎，犹使易产，所生男女又无胎毒，且聪明智慧。

当归 川芎 白芍药 黄芩细实者，各一两 白术 缩砂各五钱

上为末，酒糊丸，每服五十丸，茶汤任下。

保胎散

孕妇胎寒腹痛，胎热多惊，举动腰痛，腹满胞恙，卒有所下，或顿仆闪挫，或食毒物，或感冒时疾，寒热往来，致伤胎脏。

川芎 枳壳麸炒，各一钱五分 熟地黄三钱 糯米一合

上加姜枣，入金银各三钱，煎服。

四物安胎散

但凡胎动不安，此方屡试屡验。若因恼怒，加青皮四分。

人参 归身 熟地黄各一钱 白术一钱二分 白芍药 川芎各八分 苏梗七分 砂仁四分 益母草三钱 条芩一钱五分

上水煎。

益母安胎丸 [批] 杂方

此方本以安胎，服此屡见稀痘，或潜消胎毒所致欤？妊娠三四个月，便宜服此。

端午前预觅益母草产处，至日午时持不语戒，向正东开口而行，以左手中指无名指夹住益母草，一拔即起者用之，不起

者不用，不拘多少，阴干听用，此草方梗凹面，对节生枝，叶如火麻，花开紫色，若白花者勿误采。

益母草蜜蒸，八两　当归身　熟地黄　川芎　生地黄各三两　条芩　白术各四两　白芍药二两　苏梗一两

上为末，蜜丸梧子大，每早淡醋汤服八十丸。

恶阻第十一

怀妊至四五十日以至三四个月，或头晕呕吐，或头疼恶食，倦怠嗜眠，状若醉酒，均谓之恶阻，无损于胎，但宜调理。然有医治更甚者，停药数日反安，盖出仲景之说也。若中脘停痰，宜二陈汤加枳壳；饮食停滞，宜六君子汤加枳壳；脾胃虚弱，宜异功散；兼呕吐不食，必用茯苓半夏汤。盖半夏健脾化痰滞之主药也，虽曰动胎，而有故无损，所以诸方中所不能独去。薛立斋曰：半夏、白术、茯苓、陈皮、砂仁，善能安胎气、健脾胃，予常用验矣。用半夏者当无疑焉。

半夏茯苓汤

孕妇恶闻食气，肠膈痰逆呕吐，多卧少起，百节烦疼。

半夏炮，炒黄，一钱五分　赤茯苓　熟地黄各七分　橘红　旋覆花　人参　白芍药　川芎　桔梗　甘草炒，各五分

上姜水煎，一二服后用茯苓丸。《千金方》无旋覆花，有细辛、紫苏。若有客热、烦渴、口疮，去橘红加前胡、知母各七分；若腹冷下痢，去地黄加炒桂心五分；若胃中虚热，大便秘，小便赤涩，去地黄加黄芩二分五厘，大黄七分。

茯苓丸

治孕妇烦闷头晕，闻食呕逆或胸腹痞闷。

赤茯苓　人参　桂心　干姜炮　半夏炮，洗，炒黄　橘红各一两　白术炒　葛根　甘草炒　枳壳麸炒，各二两

上为末，蜜丸梧子大，每服五十丸，米饮下，三日服。

竹茹汤

孕妇呕吐，头疼眩晕。

橘红　人参　麦门冬　白术各一钱　厚朴姜制　白茯苓各五分　甘草三分　竹茹弹子大一块

上姜水煎。

小地黄丸

恶心，呕吐清水，腹冷不食。

人参　干姜炮，各等分

上为末，用生地黄熬汁，丸梧子大，每服五十丸，白术汤送下。

参橘散

怀妊已三月，呕逆不食，心虚烦闷。

赤茯苓　橘红各一钱五分　甘草炙　白术　厚朴姜制　麦门冬各三分

上加竹茹少许，姜水煎。

旋覆半夏汤

孕妇吐逆酸水，恶闻食气，多卧少起。

半夏制　赤茯苓　当归　干生姜　陈皮各六分　旋覆花　甘草各三分

上姜水煎。

人参半夏丸

孕妇心酸腹冷，吐逆不食。

人参　半夏制　干生姜各等分

上为末，以生地黄汁浸，蒸饼丸梧子大，每用四十丸，米饮下。仲景方用干姜，而以生姜汁为丸，每用十丸，一日三服。

白术汤

孕妇胃虚，恶阻吐水，甚至十余日粥浆不能入。

白术炒，一钱　人参五分　丁香　甘草炒，各二分

上姜水煎。

人参橘皮汤

孕妇恶阻，呕吐痰水，饮食少思，肢体倦怠。

人参　橘红　白术炒　麦门冬　白茯苓各一钱　厚朴制　甘草炙，各五分

上加竹茹，姜水煎。

保生汤

孕妇恶阻，少食呕吐或兼吐泻作渴。

人参一钱　甘草炒　白术炒　香附　乌梅　橘红各五分

上姜水煎。

人参丁香散

孕妇胃寒吐逆，翻胃及心腹刺痛。

人参二钱五分　丁香　藿香各一钱二分

上水煎。

芩连半术汤

孕妇嘈杂吐食，心下满塞，气攻于背，两胁皆痛，要人手慰，得吐稍可，六脉洪大。

黄连炒，一钱　黄芩二钱五分　白术　半夏各二钱　白茯苓一钱五分　陈皮　当归　山栀　枳壳炒　香附　人参　苍术各一钱

生姜七片

上水煎，服过二贴，与抱龙丸化服。

归原散

恶阻呕吐不止，头痛不食，诸药罔效。

白茯苓　白术　陈皮各七分五厘　半夏五分，炒黄　人参　甘草炙　川芎　当归　白芍药　丁香各二分五厘　桔梗炒　枳壳炒，各一分五厘

上姜枣水煎。

恶阻二方①

一治怀妊三个月吐痰水并饮食，每日作在寅卯时，尝觉少腹有气冲上，然后膈满而吐，面赤微躁，四肢疼痛，口微渴，此肝火挟冲脉之火冲上也，宜以沉香磨水化抱龙丸，二三服即安。

一方：治恶阻，以砂仁炒为末，每服二钱，姜汤或米饮调下。

半产第十二

王节斋曰：妇人半产，多在三个月及五个月、七个月，除跌扑损伤不拘外，若前次三个月而堕，下次必如期复然，盖先于此时受伤，故以后至期必应，乘其虚也。遇有半产者，产后须多服养气血、固胎元之药以补其虚损。下次有孕，先于两个半月，后即用固胎药十数贴，以防三月之堕。盖怀孕至三个月，正手厥阴心包络相火所主，故易堕也。至四个半月后，再服八九服，防过五月。又至六个半月后，再服八九服，以防七月。

---

① 恶阻二方：据目录补。

又至九个月，服达生散十数服，方保无虞。其有连堕数次，胎元损甚者，服药须多，以四物汤为主，加白术、人参、陈皮、白茯苓、甘草、阿胶、艾叶、条芩，多用香附、缩砂，有痰加姜制半夏。若已堕而血不止，宜人参黄芪汤；堕而心腹痛，当归川芎汤。若元气虚弱而欲堕者，用八珍汤以固之；下血过多而发热者，宜圣愈汤；昏愦喘咳者，宜独参汤；发热烦躁，肉瞤筋惕者，亦用八珍汤；大渴而虚者，当归补血汤；身热面赤，脉沉而微者，四君子汤加姜附以回其阳。若未足月而欲产者，虽不同于半产，要皆气血不能荣养，宜服芎䓖补中汤。

朱丹溪曰：阳施阴化，胎孕乃成。血气虚损，不能荣养，其胎自堕。或劳怒伤情，内火便动，亦能堕胎，推求其本，皆由于热，而火能消物，造化之自然也。因而思之，堕因内热而虚者，于理为多，曰热、曰虚，当分轻重，且孕至三月，正属相火，此其所以易堕也，故黄芩、熟艾、阿胶，为安胎之妙药云。

芎䓖补中汤

治血气不能养胎，未足月儿欲产，及治胎动而将半产者，神效。

干姜煨　阿胶　芎䓖　五味子各五分　黄芪炒　当归　白术炒　杜仲炒　白芍药各一钱　木香　人参　甘草炙，各五分

上水煎。

人参黄芪汤

治小产气虚，血下不止。

人参　黄芪炒　当归　白术炒　白芍药炒　阿胶炒　艾叶各一钱

上水煎。

当归川芎汤

治小产后，瘀血心腹痛或发热恶寒。

当归　川芎　熟地黄　白芍药炒　玄胡索炒　红花　香附青皮炒　泽兰　牡丹皮　桃仁各五分

上水煎，入童便、酒各小半盏服。

圣愈汤

治小产下血过多而发热。

生地黄　熟地黄　川芎　人参各五钱　当归　黄芪各一钱

上水煎。

当归补血汤

治小产后虚而大渴。

黄芪一两　当归二钱

上水煎。

八珍汤

孕妇元气虚弱，其胎欲堕，及小产后虚而大渴。

当归　川芎　熟地黄　白芍药　人参　白术　白茯苓甘草

上姜水煎。

四君子汤

治小产后身热面赤，脉沉而微，中气虚寒也，加姜桂。

人参　白术　白茯苓　甘草

上水煎。

独参汤

人参一味，水煎服。

堕胎下血二方①

一方：堕胎后下血烦满，寒热狂闷，以鹿角屑炒为末，每服三钱，水调下，一日三服。

一方：治证同上，以鸡翎烧灰为末，每服二钱，温酒下，良久再服，以效为度。

妊娠不长第十三

胎以精血之气而成，母氏之气血以长。若孕妇本有宿疾或因劳因怒，脏腑失调而致气血不足，胎失所养，故虽五月六月，胎不出怀，七月八月，胎不充满，宜察其经络之所亏以调摄之，否则所育之儿必至夭折，纵至长成亦怯弱多病，养胎之道，不可或忽也。

黄芪汤

治妊娠不长，兼安胎和气。

黄芪炒　白术炒　陈皮　麦门冬　白茯苓　前胡　人参各五分　川芎　甘草炒，二分

上姜枣水煎。

胎不长一方②

一方：治妊娠不长，用长尺许鲤鱼，煮饮其汁，其胎渐大。

胎漏第十四

孕妇有按月行经而胎自长者，名曰盛胎，盖其妇气血充盛，养胎之外犹有余血也。若数月之后而血大下，必因事触动任脉，以致流血，谓之胎漏，当服大补气血药以培养之。丹溪曰：胎

---

① 堕胎下血二方：据目录补。
② 胎不长一方：据目录补。

漏因气虚、血虚、血热，治者宜酌斟可也。若怀孕至六七个月，暴下水斗余，此非时孤浆预下，与胎漏徐徐下者不同，其胎必堕。

安胎散

治怀孕卒然腹痛下血。

熟地黄　艾叶　白芍药　川芎　黄芪炒　阿胶炒　当归　甘草炒　地榆各五分

上姜枣水煎。

安攘丸

治孕妇下血不止，手指甲青，或误服毒药，其胎已死，连进二丸，登时可下。损而未死，亦可保全。此与黑龙丹皆产科之圣药，故又名仙传保命丹，重系产变条，恐仓卒捡寻不到而致误人生死也。《良方》中又名夺命丹。

牡丹皮　赤芍药　桂心　桃仁　白茯苓

上等分为细末，蜜丸弹子大，每用一丸，细嚼淡醋汤下。

固元汤

治胎漏。

当归　川芎　白芍药　熟地黄　阿胶珠　缩砂各八分　条芩一钱五分　白术　香附各一钱

上加糯米一撮，水煎。

止漏散

治胎漏。

条芩五钱　白术一两　砂仁　阿胶各三钱，炒珠

上俱为细末，每服二钱，艾汤调下。一方加枳壳。

如圣散

胎动腹痛或为漏胎。

鲤鱼皮　当归　熟地黄　白芍药　川芎　阿胶珠　川续断
炙甘草各五分

上加苎根少许，姜水煎。

桑寄生散

胎血妄行，淋漓不已。

当归　桑寄生　川续断　川芎　白术　香附　阿胶珠　人
参　茯神各五分　炙甘草三分

上姜水煎。

生熟散

治胎漏。

熟地黄自制　生地黄各等分

上为细末，煎白术枳壳汤，每用二钱，食前调服。

当归寄生汤

治胎漏。

当归　川芎　艾叶　白术各一钱　人参　桑寄生　川续断
熟地黄各三钱

上水煎。

阿胶散

孕妇下血不止，胎上冲心，四肢厥冷，闷仆欲死等症。

阿胶珠　艾叶各一两　竹茹一大团　白砂蜜二合

上水煎，减半入蜜，再煎二沸，分二服。一方无竹茹、蜜。

姜黄散

孕妇下血，多如月信，若至胞干，母子难保。

干姜炮　熟地黄各一两

上为细末，每服三钱，白汤调，昼夜三四服。

二宝汤

孕妇无故下血，腹痛不可忍，或所下如漆、如水、如豆汁，乃血虚也，宜服此。

赤金　白银　野苎根去黑皮，切，各一两

上酒水各半，煎成去渣服。

厚朴散

孕妇无故卒然下血。

阿胶珠二两　生地黄八两，捣取汁

上以清酒三升，搅匀煮热，分三服饮之。

防风散

孕妇肝经有风，以致血得风而流散不归经。

防风

上一味为末，每服一钱，白汤调服。

防风黄芩丸

孕妇肝经有风热致血崩、便血、溺血。

条芩炒焦　防风等分

上为末，酒糊丸梧子大，每服四五十丸，食前汤酒任下。

木连藤汤

治怀孕八九个月，胎漏不止，血色微紫成块，腹亦微疼，胎觉收小。

人参　白术　白芍药各一钱　陈皮　川芎　白茯苓　砂仁大腹皮各三分　木连藤七叶

上水煎，食前服。

立圣散

妊娠下血不止。

鸡肝三个，酒煮食之，大效。

胎漏五方[①]

一方：胎漏不止，以阿胶三两捣末，酒煮化，一服即愈。

一方：胎漏不止，胞干即死，胎前急证也，急以生地黄捣汁二碗，陈酒一碗，煎三五沸，作三次服，不止再服，神效。

一方：胎漏不止，用龙骨一钱五分，蒲黄七分，共为末，酒调日用三服。

一方：胎漏不止，石菖蒲捣汁三升饮之。

一方：胎漏不止，取桃树上自干小桃，烧灰水调服。

下黄汁一方[②]

一方：孕妇忽然下黄汁如胶或如豆汁，胎动腹痛，用粳米五升，黄芪六两，水九碗，煮至二碗，分四服。

下血腰痛一方[③]

一方：治胎损下血，腹痛，以阿胶炒珠一两，艾叶五钱，水煎服。

胎动第十五

胎动不安，其因不一。有冲任经虚，受胎不实者；有恣酒纵欲，损动不安者；有误被击触而胎动者；有喜怒过剧，伤于心肝者；有触动血脉者；有误服温补药者；有因病者。宜各随

---

① 胎漏五方：据目录补。

② 下黄汁一方：据目录补。

③ 下血腰痛一方：据目录补。

其因而治之。大凡胎动，必在当脐，若动在脐上者，则为癥瘕。寻常下血不止，仲景以桂枝茯苓丸为主治即前安攘丸。

当归散

治胎动。

当归　黄芩　白芍药　川芎各五分　白术四钱

上为末，酒调一日二服，若常服则易产。

留胎饮

治胎动不安，腹痛已有所下。

艾叶　阿胶　当归　川芎各三两　甘草一两

上细切，以水八碗，煮至三碗，去渣入阿胶三两煎化，分三服，一日服尽。

佛手散

治胎动不安，如重物所堕，其冷如冰。

当归　川芎各五钱

上水煎。

当归阿胶汤

胎动冲心，烦闷欲死。

当归酒浸　川芎　人参　阿胶　甘草炙,各一两　葱白切,一升

上水四碗，煎二碗，分三服。一方无川芎。

钓藤①汤

治妊娠胎动腹痛，面青冷汗，气欲绝。

钓藤钩　当归　茯神　人参各一钱　苦梗一钱五分　桑寄生

---

① 钓藤：双钩藤。

一钱

上水煎服，烦热加石膏。

黄芪汤

治气虚胎动，腹痛下水。

糯米一合　黄芪炒　川芎各一两

上水煎，分三服。

顺气饮子

产前服之，安胎。

紫苏叶　木香炮　人参　草豆蔻　白茯苓各一两　甘草炒，

五钱　大腹子一两，气弱不用

上每服三钱，入苎根三寸，糯米一撮，水煎。

安胎寄生汤

治妊娠胎不安，或下血，或腹腰作痛。

桑寄生　白术各五分　白茯苓四分　甘草一钱

上水煎。

小胶艾汤

孕妇因顿仆挫跌，胎动不安，或胎上逼心，或腹痛血下。

阿胶珠　秦艽各一两　艾叶二两

上为细末，用水三升，煮一升，分三服。一方无秦艽。

地黄汤

孕妇从高坠下，腹痛不安。

生地黄　益母草各二钱　当归　黄芪各一钱

上水煎。

独芎汤

孕妇因举重跌仆损伤，胎气不安，或子死腹中。

川芎

上为细末，每服一匙，连进三服，胎生可安，胎死可下。

胎动四方①

一方：治胎动不安，疼痛不可忍，用砂仁连皮炒黑色，为细末，酒调下二钱，腹中热除，胎即安矣，此第一神效方也。

一方：治胎动不安，以好银煮水，入葱白作羹，饮之甚妙。

一方：治胎动不安，以川芎二两，葱白五两，水三碗，煮二碗半，分三服。

凡治胎动不安，四物汤加熟艾、阿胶、白茯苓，或芎劳补中汤、杜续丸皆可。

子肿第十六 _{附子气}

子肿者，孕妇或手足、或头面、或通身浮肿者也，其候盖属于湿。子气则两足自脚面渐肿至腿膝，行步艰难，饮食不美，脚指缝有黄水出。此肿与气之分别者。丹溪云：子肿多湿，用山栀一撮，米饮吞下则愈。

金生白术散

孕妇面目、肢体虚浮。

白术一钱　生姜皮　大腹皮　陈皮　白茯苓各五分

上为末，米饮调下。

五皮散

孕妇脾虚肿满。

大腹皮　桑白皮　白茯苓皮　生姜皮　陈皮各等分

上咬咀八钱，磨木香水一钟，煎八分服。

---

① 胎动四方：据目录补。

防己汤

脾虚遍身浮肿，心腹胀满喘促，小便不利。

防己一钱五分　木香四分　赤茯苓　桑白皮　紫苏茎叶各二钱

上姜水煎。如大便不通，加枳壳、槟榔。

葶苈散

孕妇遍身浮肿。

葶苈子五分　白术二钱五分　白茯苓　桑白皮　郁李仁各一钱

上水煎服，以利为度。

枳壳汤

治孕妇腹胀。

枳壳二钱五分　黄芩一钱五分

上水煎。若腹满、身体沉重，加白术三钱。

鲫鱼汤

孕妇腹胀满，或通身浮肿，小便不利，或胎死腹中，此方甚验。

当归　白芍药各一钱　白茯苓一钱五分　白术　橘红五分　鲤鱼一尾，约斤许

上以鱼去鳞肠，白水煮熟，取汁二钟，加生姜七片，入药，煎至一钟，空心服之，胎水即下。若胎死腹中，胀满未除，再服一剂。

天仙藤散

治子气。

天仙藤即青木香藤，洗，略炒　香附子炒　陈皮　甘草　木香　乌药各等分

上为末，每服三钱，入紫苏叶三片，木瓜二片，姜水煎，

空服三次，肿消药止。

泽泻散

妊娠遍身浮肿，上气喘急，大便不通，小便赤涩。

泽泻 桑白皮炒 木通 枳壳麸炒 槟榔 赤茯苓

上姜水煎。

肾着汤

治妊娠腰脚痛。

白茯苓 白术各八分 干姜炮 甘草各一钱 杏仁五分

上水煎。

浮肿一方①

凡孕妇脚浮肿，乃脾衰血化成水，宜生料平胃散，姜枣水煎服。或为末，苏叶煎汤，调服二钱。

子烦第十七附烦躁口干

孕妇虚烦热闷不安，谓之子烦，乃心肺之虚热也。若因于内热，用竹叶汤；因于气滞，用紫苏饮；因于气郁，用分气饮加川芎；因于痰滞，用二陈汤加白术、黄芩、枳壳；脾胃虚弱者，用六君子汤加紫苏、山栀；若系风痰为患，用半夏白术天麻汤以补元气、祛风邪；若加头晕，用补中益气汤加蔓荆子升补阳气。若痰饮而烦，至于吐涎恶食，吐甚则必胎动不安也，而可忽之乎？若内热乘于心脾，津液消烁，则心烦口干，与子烦小异，宜用益母丸。

竹叶汤

孕妇心惊胎怯，终日烦闷。

---

① 浮肿一方：据目录补。

白茯苓一钱二分　防风　麦门冬　黄芩各九分　竹叶五片
上水煎。

分气饮

治脾胃虚弱，气血不和，胸膈不利，或痰气喘嗽，饮食少思。

陈皮　白茯苓　半夏炒　桔梗炒　大腹皮　紫苏梗　枳壳麸炒　白术炒　山栀炒，各一钱　甘草炙，五分
上姜枣水煎。

益母丸

孕妇心烦口干。

知母
上一味炒为末，枣肉为丸，弹子大，每服一丸，入人参煎汤下。

六君子汤

方见恶露不下条。

紫苏饮

二陈汤

方俱见子痫条。

竹沥汤

孕妇虚烦，热在上焦。

防风　黄芩　麦门冬各一钱　白茯苓一钱五分
上水煎去渣，入竹沥一合，再煎数沸服。

犀角散

孕妇虚烦，热在中焦。

犀角屑　地骨皮　黄芩　麦门冬　赤茯苓各一钱　甘草五分

如前方法煎服。

防风门冬汤

孕妇虚烦，热在下焦。

防风　麦门冬　白茯苓　知母各一钱

水煎，入竹沥二匙服。

知母饮

孕妇心脾壅热，咽膈干渴，烦闷，多惊恐。

赤茯苓　黄芩　黄芪各八分　知母　麦门冬　桑白皮　甘草

各六分

上水煎，入竹沥服。

竹茹汤

孕妇烦躁。

淡青竹茹一两

上水煎，徐徐服尽。

麦门冬散

孕妇心惊、胆怯、烦闷。

麦门冬　防风　白茯苓各一钱二分　人参六分　淡竹叶十片

上姜水煎。

归凉接命饮

孕妇面赤口苦，心烦腹胀。

川芎　苎根　白芍药　麦门冬　当归　白术各八分　甘草

炙，四分　糯米一撮

上水煎。

生地黄散

孕妇心烦愦闷,虚躁吐逆,恶闻食气,头眩四肢沉重,百节疼痛,多卧少起。

生地黄　麦门冬　子芩　赤茯苓　柴胡　赤芍药　陈皮人参　桑寄生　桔梗　甘草　旋覆花各五分

上姜水煎。

柴胡散

孕妇心烦,头目昏重,不思饮食,或时呕吐。

柴胡二钱五分　赤茯苓　麦门冬各二钱　枇杷叶　人参　陈皮　甘草各二分

上姜水煎。

人参散

孕妇热气乘于心脾,津液枯少,烦躁壅热,口舌干渴。

人参　麦门冬　赤茯苓　地骨皮　家葛根　黄芩　犀角屑各六分　甘草四分

上水煎。

当归饮子

治子烦。

当归一钱五分　川芎　阿胶珠　豆豉　桑寄生各七分五厘　葱白七茎

上水煎。

人参黄芪散

孕妇身热,烦躁口干。

人参　黄芪炒　葛根　秦艽　赤茯苓　麦门冬各一钱　知母　甘草五分

上加竹叶十四片，姜水煎。

竹叶石膏汤

孕妇胃经实火，烦躁口干。

石膏　甘草　人参各一钱　半夏一钱五分　麦门冬　竹叶各五分

上姜水煎。

子痫第十八<small>附中风瘛疭不语</small>

孕妇体虚受风而伤足太阳经，遇风寒相搏则口禁背强，甚则头项强直，筋脉挛急，语言蹇涩，痰涎不利，或时发搐，产家谓之子痫，治宜察其所属经络，分别用药。如心肝风热者，用钩藤汤；肝脾血虚者，加味逍遥散；肝经郁怒者，加味归脾汤；气逆痰滞者，紫苏饮；肝火风热者，钩藤散；脾郁痰滞者，二陈汤加竹沥、姜汁。若卒中僵仆而致顽痹不仁，入于筋脉，则挛急㖞僻。兼于湿热，则弛纵痿软，谓之中风，而有中脏、中腑、中经络之节目不同，产家但用防风散、白术酒或排风、续命、参苏、引风等汤选用也。又若手足伸缩、搐搦，谓之瘛疭。因于风热者，亦用钩藤汤加柴胡、山栀、黄芩、白术，以平肝木，降心火，养血气；风痰上壅者，加竹沥、南星、半夏；风邪急搐者，加全蝎、僵蚕；气血亏损者，用八珍汤，加钩藤、山栀。若抽搐而无力，戴眼反折，汗出如珠者，乃肝气绝也，不治。以上三者之证，其状各异，恐至误认，故并作一条。

钩藤汤

治子痫因心肝风热，方见胎动条。

加味逍遥散

治子痫因肝脾血虚。

六三

甘草炙　当归炒　白芍药酒炒　白茯苓　白术炒　柴胡各一钱
牡丹皮　山栀炒，各五分

上水煎。

加味归脾汤

治子痫因肝经郁怒。

人参　白术　白茯苓　黄芪炒　当归　龙眼肉　远志　酸
枣仁炒，各一钱　木香　甘草炙　柴胡　山栀各五分

上姜枣水煎。

紫苏饮

治子痫气逆痰滞及子悬腹痛，或临产惊恐气结，连日不下，
或大小便不利。

紫苏一钱　甘草炒　大腹皮黑豆浸水泡　人参　川芎　陈皮
白芍药炒　当归五分

上姜葱水煎。凡孕妇累日不产，乃坐草太早，心怀畏惧，
以致气结而血不行，及胎上冲心之神剂。

钩藤散

治子痫因肝火风热。

钩藤钩　陈皮炒　半夏　麦门冬　白茯苓　茯神　人参
甘菊花　防风各一钱　甘草炙，三分　石膏煅，二钱

上姜水煎。

二陈汤

白茯苓　半夏　陈皮　甘草

上姜水煎。

防风散

治孕妇中风卒倒，口禁肢强，或痰气上升。

防风　桑寄生　葛根各五分　家菊花　细辛　防己　秦艽
当归　桂心　茯神　甘草　羚羊角各三分

上水煎，入竹沥半合服。

白术酒

治孕妇中风，口禁不语。

白术一两五钱　独活一两　黑豆一合，炒

上酒煎，分四服灌之，得汗即愈。

葛根汤

治子痫。

葛根　牡丹皮　防己　防风　当归　川芎　桂心　白茯苓
泽泻　升麻各五分　甘草二分五厘　独活　石膏　人参各一钱

上水煎服，一日三服乃可。本方原用贝母，但未临月恐促
其产，故代之以升麻。若已临月，仍用贝母可也。

羚羊角散

孕妇冒闷，角弓反张，名曰子痫。

羚羊角　独活　酸枣仁炒　五茄皮　薏苡仁　防风　当归
川芎　茯神　杏仁去皮尖，各五分　木香　甘草炙，各二分

上姜水煎。

防己汤

孕妇四肢强直，口禁，角弓反张，服此。

防己五钱　羌活一钱五分

上为细末，别用黑豆一合，炒焦，投好酒中，沸完去豆，
用酒调末。不能服者，斡开口灌之，稍醒再服。

消风散

孕妇头旋目眩，视物不见，腮颊肿核。

石膏　甘菊花　防风　荆芥穗　羌活　羚羊角　川芎　大豆黄卷炒　当归身　白芷各五分　甘草二分五厘　牙茶

上为细末，水煎，连渣服。

防风葛根汤

孕妇腰背强直，时复反张。

防风　葛根　川芎　生地黄各一钱　杏仁去皮尖　麻黄去节，各一钱五分　桂心少许　独活　甘草　防己各一钱

上水煎。

麻黄独活汤 [批] 杂方

孕妇角弓反张，口禁语涩。

麻黄　独活　防风各一钱　桂心少许　羚羊角　升麻　甘草　酸枣仁　秦艽各五分　川芎　当归　杏仁各七分

上姜水煎，加竹沥一合服。

附不语

孕妇有不语者，若误以中风拟之，害斯甚矣。陈良甫谓：不须服药，临月但服保生丸、四物汤，产下便语。黄帝问曰：人有重身，九月而瘖，何也？岐伯对曰：胞络系于肾，肾脉贯系舌本，故不能言，十月分娩后，自为之言也。

子淋第十九 附溺血

子淋者，孕妇小便涩少，每解则淋漓之谓也，乃肾与膀胱虚热，不能制水，胞系于肾，肾间虚热而成。若头项筋挛，语涩痰甚者，羚羊角散；小便涩少，淋沥者，安荣散；肝经湿热者，龙胆泻肝汤；肝经虚热者，用加味逍遥散。若腿足转筋而致小便不利者，急用八味丸，缓则不救；服燥剂而致小便频数或不利，用生地黄、白茯苓、牛膝、黄柏、知母、芎、归、甘

草；若频数而色黄，用四物汤加黄柏、知母、五味子、麦门冬、玄参；若肺气虚而短少，用补中益气汤加山药、麦门冬；若阴挺痿痹而烦数，用地黄丸；热结膀胱而不利，用五淋散；脾肺燥而不能化生，用黄芩清肺饮；若膀胱阴虚，阳无所生，用滋肾丸；膀胱阳虚阴无所化，用肾气丸。

安荣散

治子淋奇妙。

麦门冬　通草　滑石各三分　当归　灯心　甘草各五分　人参　川芎各一钱

上为细末，麦门冬汤调下。

按：此方滑石太重而滑，若六七个月以前不可轻用，宜去此味，加栀子、扁蓄之类。一方去川芎易细辛。

龙胆泻肝汤

治肝经湿热而成子淋。

柴胡　青皮　龙胆草　山栀　大黄　白芍药　木通　连翘　黄连　滑石各等分

上水煎。滑石之议同上。

四物汤

孕妇小便频数色黄。

当归　川芎　白芍药　熟地黄　加黄柏　知母　五味子　麦门冬　玄参

上水煎。

五淋散

孕妇热结膀胱，小便淋沥。

赤芍药　山栀各二钱　赤茯苓一钱二分　当归一钱　子芩六分

甘草五分

上水煎。一方加生地黄、泽泻、木通、滑石、车前子各等分。

黄芩清肺饮

孕妇肺燥而小便淋沥。

黄芩一钱　栀子三个，打破

上长流水煎服。如不和，加盐豉二十粒。

滋肾丸

孕妇膀胱阴虚，阳无以生，小便淋沥。

黄柏一两　知母二两　肉桂一钱五分

上为末，蜜丸梧子大，每服七十丸，沸汤下。

加味逍遥丸

羚羊角散

方俱见子痫条。

八味丸

地黄丸

肾气丸

方俱见男服条。

补中益气汤

治孕妇肺气虚而小便短少，方见子烦条。

大腹皮散

孕妇小便赤涩。

枳壳去白，麸炒　大腹皮　炙甘草各一钱　赤茯苓去皮，六分

上为末，葱白汤调服。

冬葵子散

孕妇小便不利，身重恶寒，起则眩晕欲倒。

冬葵子一钱二分　赤茯苓去皮，八分

上为末，米饮调服。若小便不通，则是转胞，加发灰少许；若小腹疼痛，胎动不安，加柴胡、桑白皮、赤芍药、当归。

地肤子汤

孕妇小便涩数。

地肤草形如花芥，俗名地荞　车前子各一钱　知母炒　黄芩　赤茯苓　白芍药　枳壳麸炒黄，各七分　升麻　通草　甘草各三分

上水煎。若以地肤草取汁或一味浓煎，虽淋闭服之亦甚效。

车前散

孕妇小便不利，下焦有热。

槟榔　木通　陈皮去白　赤芍药　赤茯苓　车前子　当归　滑石　石韦炙去毛，各六分

上水煎。

忘忧散

孕妇心经蕴热，小便赤涩不利，淋沥作痛。

琥珀五分　萱草根一握

上以琥珀研为细末，用水调服。

地肤大黄汤

治子淋。

大黄炒　地肤草各三两　知母　黄芩炒　猪苓　赤芍药　通草　升麻　枳实炒　甘草各二两

上每服四五钱，水煎。

瞿麦穗散

孕妇小便淋痛，心烦闷乱。

瞿麦穗　赤茯苓　桑白皮　木通　葵子各一钱　黄芩炒　白芍药　枳壳　车前子

上水煎。

续断汤

孕妇下血溺血。

当归　生地黄各一两　续断　赤芍药各五钱

上为末，每服二钱，空心用葱白煎汤调下。

胶黄丸 [批] 杂方

孕妇溺血。

阿胶炒珠　熟地黄自制，各四两

上和丸梧子大，每服七八十丸，空心粥饮下。

子淋六方①

一方：治子淋，用葵子一升，研细，水五升，煮二升，分三服。

一方：生艾叶一斤，酒五升，煮二升，分三服。

一方：生地黄一斤，酒四升，煮二升，分三服。

一方：四苓散四钱，加车前子、白茅根水煎。

一方：白茅根煎浓，吞酒蒸黄连丸。

一方：治子淋，以猪苓为末，白汤调下一匙，日二夜一，渐加至二匙。

---

① 子淋六方：据目录补。

子悬第二十^{附心腹胀}

孕妇将养失宜而致胎气不和，逆上冲心，谓之子悬。有是证者，临产亦难，宜用紫苏饮为专剂。若饮食不甘，兼用四君子汤；内热晡热，兼用逍遥散。因于胃火者，用四君子汤加黄芩、枳壳、山栀、柴胡；脾郁所致者，用归脾汤加柴胡、山栀、枳壳；肝火内动者，小柴胡汤加白茯苓、枳壳、山栀。若止于心腹胀满，乃脾胃虚寒也，内伤兼外感者用藿香正气散，食伤脾胃者用六君子汤，阳气壅滞者紫苏饮，较之子悬，轻重自殊也。

小柴胡汤

治子悬因肝火内动。

柴胡二钱五分　黄芩二钱　人参　半夏　甘草　加白茯苓、枳壳、山栀各一钱

上姜水煎。

当归汤

孕妇子悬，因致胎动烦躁，唇口青黑，手足厥冷，兼治生理不顺。

当归　人参　阿胶炒　甘草炒，各一钱　葱白连根，一握

上用水四碗，煎四味至二碗，去渣入葱白，煎至一碗，分二服。

白术汤

治子悬而致遍身疼痛，或冲心欲死。

白术四钱　赤芍药三钱　黄芩炒，二钱

上水煎，忌桃李雀肉。曾治孕妇心痛神效。

下气汤

孕妇心腹两胁胀闷，饮食少思，四肢无力。

羌活　赤芍药炒　甘草炒　槟榔　青皮　大腹皮　陈皮　赤茯苓　半夏姜制　桑白皮炒，各五分　桂心二分　苏茎一钱

上水煎。

大圣散

孕妇怔悸梦惊，心腹胀满，连脐急痛。

白茯苓　川芎　麦门冬　黄芪炒　当归各一钱　人参　甘草炒　木香各五分

上姜水煎。

胜金散

孕妇脾胃气冷，小腹虚胀。

吴茱萸　陈皮去白　生姜　干姜炮　川芎　厚朴　砂仁炒　炙甘草各等分

上为细末，盐汤调服二钱。

胎逆一方①

一方：治胎逆上逼，热痛下血，或烦闷困笃，用葱二十茎，水煮浓汁饮之。胎伤动即安，胎已死即下，未效再服。若唇口青黑，手足厥冷，须佐以当归汤。

紫苏饮 [批] 子悬主方

治子悬腹痛或临产惊恐气结，连日不下，或大小便不利，方见子痫条。

---

① 胎逆一方：据目录补。

四君子汤

治孕妇子悬，饮食不甘，方见半产条。

逍遥散

即加味逍遥散，去牡丹皮、山栀。

归脾汤

即加味归脾汤，去柴胡、山栀，方俱见子痫条。

藿香正气散

方见霍乱条。

六君子汤

治子悬因食伤脾胃，即四君子汤加陈皮、半夏，方见半产条。

转胞第二十一

陈无择曰：妊娠胎满逼胞，多致小便不利，若胞丝了戾，小便不通，名曰转胞。丹溪谓：转胞之证，必是孕妇禀受素弱，或多忧闷，或性气急躁，或过食厚味，胞不自转，为胎所压，转在一边，血少气多，胎弱不举，宜用参术饮，服过即探吐，候气少息，又与服之，屡试屡效。然有小肠传热于脬而致小便不通者；亦有脾肺气虚不能下输膀胱者；亦有气热郁结膀胱，津液不利者；亦有金为火烁，脾土湿热甚而不利者，若兼心肺气滞则致喘急，宜审而治之。

参术饮

治孕妇转胞。

人参　白术　当归　川芎　白芍药　熟地黄　半夏　陈皮
甘草各等分

上为细末，每服五钱，姜水煎。

全生茯苓散

孕妇小便不通。

赤茯苓　葵子各二钱五分　发灰五分

上二味水煎，入发灰服。

苦参丸

孕妇饮食如故，小便不通。

苦参　当归　贝母炒去心，各三两　滑石五钱

上为末，蜜丸小豆大，每服二三十丸，米饮下。

榆白皮散

孕妇小便不通，脐下妨闷①，心神烦乱。

榆白皮切　葵子研，各一两　葱白七茎

上水煎，分三服。

不小便四方②

一方：治孕妇不得小便，以杏仁去皮尖，炒黄捣丸，灯心汤吞七粒。

一方：治孕妇不得小便，以滑石末水和，涂脐下。

一方：治孕妇不得小便，用车前草汁调涂周围四寸，热则易之。

一方：孕妇小便不利而气急者，以猪苓去黑皮为散，白汤调下钱许，加至二钱，日三夜二服。如未效，以甘遂为末，蜜和服豆许，以微利之，不利再服，利后仍服猪苓散。

---

① 妨闷：肿塞、胀满而闷。
② 不小便四方：据目录补。

八味丸

方见男服条。

大小便不通第二十二<small>附遗溺方</small>

孕妇二便不通，虽曰由大小肠之热，然不可执一也。有因大肠血燥者，宜四物汤加条芩、桃仁；有因大肠气滞者，宜紫苏饮加杏仁、条芩；有因肠胃气虚者，宜六君子汤加紫苏、杏仁；有因肝脾蕴热者，宜龙胆泻肝汤；有因心肝虚热者，宜加味逍遥散加车前子；有因郁怒者，宜加味归脾汤为主，佐以加味逍遥散；有因气血俱虚者，宜朝用八珍汤加桃、杏仁，夕用加味逍遥散加车前子。若徒泥于热，则谬矣。

当归散

治孕妇因怒肚腹胀痛，四肢浮肿，气急作喘，大便难，小便涩，产门肿。

当归<small>五分</small> 赤茯苓 枳壳<small>麸炒</small> 白芍药 川芎<small>各一钱</small> 白姜<small>炮</small> 木香 粉草<small>各三分</small>

上姜水煎。如气弱者，枳壳减半；大便秘者，加蜜同煎。

生熟诃梨勒散

孕妇大小便不通，腹肠痞闷，不思饮食。

诃梨勒<small>四个，去核，半生半煨</small> 大黄<small>炒</small> 木通 槟榔<small>各一两</small> 枳壳<small>麸炒，三钱</small> 大腹子<small>三枚</small>

上为末，以葱白二寸，童便一盏，煎六分，调二钱服。

枳壳防风散

孕妇风气，大便秘涩。

枳壳<small>三两，麸炒</small> 防风<small>一两</small> 炙甘草<small>一两</small>

上为末，每服一二钱，空心用白汤调，一日三服。

龙胆泻肝汤

四物汤

方俱见五淋条。

加味逍遥散

加味归脾汤

紫苏饮

方俱见子痫条。

六君子汤

八珍汤

方俱见半产条。

二便不通一方①

一方：治孕妇大小便不通，以车前子一两、大黄五钱炒，共为末，每服三钱，蜜汤调服。

遗溺五方②

一方：治孕妇遗溺，以白薇、白芍药为末，每服酒调二钱。

一方：治孕妇遗溺，以白矾、牡蛎为末，每服酒调二钱。

一方：治孕妇遗溺，以鸡毛烧灰，酒调服一钱。

一方：治孕妇遗溺，炙桑螵蛸、益智仁为末，米饮调服二钱。有止用桑螵蛸者。

一方：治孕妇遗溺法，脬中有热，宜用加味逍遥散；脾肺气虚，宜用补中益气汤加益智仁；肺肾阴虚，宜用地黄丸。

---

① 二便不通一方：据目录补。

② 遗溺五方：据目录补。

腹鸣第二十三

腹中儿哭，闻有之事也，或云儿在腹中，含脐疙瘩在口，母因举臂举高，遂使疙瘩离口，以①故行声。其法令孕妇曲腰，两手着地，儿可衔②含，其③声即止④。又⑤可于年久空房内取鼠穴中土一块，令孕妇嚼之；或又空房鼠⑥穴中土为末，入麝香酒调服二钱；又方黄连浓煎汁，饮⑦之皆止⑧，因并载焉。

误药动胎第二十四

误服伤胎之药，重者胎必不安，宜用安攘丸；轻者尚可药解，宜三物解毒汤、白扁豆散、阿胶散之类，斟酌用之。

安攘丸

又名夺命丹，又名异传保命丹，方见胎漏条。

三物解毒汤

治误服毒药胎动。

甘草　黑豆　淡竹叶各等分

上用水浓煎服。

白扁豆散

治误服毒药。

白扁豆生去皮，为细末，米饮调服，三匙神效。

---

① 以：原脱，据《证治准绳·女科》补。
② 衔：原本模糊，据《证治准绳·女科》补。
③ 其：原本模糊，据《证治准绳·女科》补。
④ 即止：原本模糊，据《证治准绳·女科》补。
⑤ 又：原脱，据《证治准绳·女科》补。
⑥ 空房鼠：原脱，据《证治准绳·女科》补。
⑦ 饮：原脱，据《证治准绳·女科》补。
⑧ 止：原本模糊，据《证治准绳·女科》补。

阿胶散

治孕妇跌仆，或毒药致胎不安。

熟地黄　白芍药　艾叶　当归　甘草炒　阿胶炒　黄芪炒，各一钱

上姜枣水煎。

内伤第二十五

四脏六腑，□□□□□□□□百骸，脾若受伤，所宜急治，或消导□□□□□□□□□□□，不可不早也。

木香丸①

治妇人有孕伤食②。

木香二钱③　三棱　白茯苓　人参各三钱

上为末，面糊丸，梧子大，每④服三十丸，白汤下。

白术散

治孕妇脾胃虚弱，气不调和，饮食易伤。

白术炒　紫苏各一两　人参　白芷炒，各三钱　川芎　诃子皮　青皮各五钱　甘草炒，一钱

上为末，每服二钱，姜水煎。

① 木香丸：原作"白香丸"，据《证治准绳·女科》改。
② 治妇人有孕伤食：原脱，据《证治准绳·女科》补。
③ 钱：原脱，据《证治准绳·女科》补。
④ 每：原脱，据《证治准绳·女科》补。

卷之三

保　胎

伤寒第二十六

伤寒者，冬月之寒伤荣、风伤卫也，随经调治，汗、吐、下、和解之法，载之本集，非谆谆不悉也。孕妇有此，常法难施，而具大要则以安胎为主。故患是者必先以黄芩、白术二味，姜水煎服，而后以四物汤为主，随经加药，均谓之六合汤。然而病情不一，复有白术汤等方，惟用者之审择耳。非时感冒则芎苏、参苏二饮选用焉。

加减六合汤

治孕妇伤寒。

当归　熟地黄　白芍药　川芎

上姜水煎。

若表虚自汗，头痛项强，身热恶风，脉浮而弱，太阳伤风也，加桂枝、地骨皮各七钱。头疼身热无汗，脉紧恶寒，太阳伤寒也，加麻黄、细辛各五钱。中风湿之气，肢节烦疼，脉浮而涩，头痛，太阳标病也，加防风、苍术各七钱。下后过经不愈，湿毒发斑如锦纹，加升麻、连翘各七钱。胸胁满痛而脉弦，头昏项强，少阳也，加柴胡七钱、黄芩七钱。大便硬，小便赤，气满而脉沉数，阳明太阳本病也，宜急下之，加大黄五钱，桃仁十个_{去皮尖，麸炒}。汗下后咳嗽不止者，加人参、五味子各五钱。汗下后虚痞胀满者，阳明本虚，加厚朴并姜炒枳实。汗下后不得眠，加栀子、黄芩各五钱。身热大渴，蒸热而烦，脉长而大者，加石膏、知母各五钱。小便不利，太阳本病也，加茯苓、泽泻各五钱。太阳本病，小便赤如血者，加琥珀、茯苓各五钱。汗下后血漏不止，胎气损者，加阿胶、艾叶各五钱。四肢拘急，身凉微汗，腹中痛，脉沉而迟，少阴病也，加炮附子、桂各五钱。证虽畜血，必难用抵当汤，恐堕胎也，加生地黄、酒浸大黄各五钱。

白术汤

孕妇伤寒，烦热头痛，胎动，或时吐逆不食。

白术　橘红　麦门冬　人参　前胡　赤茯苓　川芎　甘草半夏各五分　竹茹二钱

上姜水煎。

升麻汤

孕妇伤寒，头痛身体热。

升麻　苍术　麦门冬　麻黄去节，各五分　黄芩　大青各二分五厘　石膏一钱　竹叶七片

上姜水煎。

芍药汤

孕妇伤寒自利，腹中痛，饮食不下，脉沉者，经属太阴。

白芍药　白术各二钱　甘草　白茯苓各一钱　黄芪四钱

上水煎。

麻黄散

孕妇五六个月伤寒，头疼壮热，四肢烦疼。

麻黄　桂心　柴胡　赤芍药各二钱　甘草一钱

上水煎。

前胡汤

孕妇伤寒，头痛壮热，肢节烦疼。

石膏一钱二分　前胡六分　甜竹叶三分　黄芩　大青各五分　知母　栀子各四分　葱白三寸

上水煎。

黄龙汤

孕妇寒热头痛，嘿嘿不欲食，胁下痛，呕逆痰气。

柴胡二钱五分　黄芩二钱　人参　甘草各一钱

上姜水煎。

枳实散

孕妇伤寒四日至六日，心腹胀，上气，渴不止，饮食不多，腰疼体重。

枳实炒，五钱　陈皮三钱　麦门冬二钱五分　葱白七寸

上姜水煎。

麦门冬汤

孕妇伤寒壮热，呕逆头疼，不思饮食，胎动不安。

人参　石膏各二钱五分　前胡　黄芩各二钱　家葛根　麦门冬各一钱二分　竹茹一钱五分

上姜枣水煎。

秦艽散

孕妇伤寒，五六日不得汗，口干饮水，狂语呕逆，此即温热病之候。

秦艽　柴胡　石膏　前胡　赤茯苓　甘草节　葛根　犀角屑　升麻各一钱

上姜水煎。

黄芪解肌汤

孕妇伤寒自汗。

人参　黄芪　当归　川芎　甘草各一钱　白芍药八分

上水煎。

柴胡安胎饮

孕妇伤寒，百节疼痛，身体壮热，若不急治即有堕胎之患。

柴胡　干葛　知母　石膏各二分　大青八钱　栀子一两　升麻八钱　葱白十四茎

上水七盏，煮减半，分四服。

苏木汤

孕妇伤寒，时行洒淅寒振或兼哕者。

赤芍药　橘红　黄芩炒　黄连　甘草　苏木各五分

上水煎服。如胎不安，兼服阿胶汤。

柴胡石膏汤

孕妇伤寒，头痛恶寒，身热拘急口干。

柴胡二钱　甘草一钱　石膏三钱

上姜水煎，气虚加人参。

旋覆花汤

孕妇伤寒，头目旋痛，壮热心躁。

旋覆花　赤芍药　甘草各五分　前胡　石膏各一钱　白术　人参　麻黄去根节　黄芩各三分

上姜水煎。

桂枝芍药当归汤

孕妇伤寒，脉浮头重，腹中切痛。

桂枝　白芍药　当归各三钱

上水煎。

柴胡枳壳汤

治孕妇伤寒，邪传于里，口渴烦热，腹满便秘，谵语，或发狂，昼夜不安。若大便秘甚，加大黄。

柴胡一钱五分　枳壳　黄芩　山栀　知母　麦门冬　干葛各一钱　大青　生地黄　石膏各二钱　升麻八分　甘草四分

上水煎。

芎苏饮

孕妇感冒，浑身壮热，头目眩晕。

紫苏叶　川芎　白芍药　白术　麦门冬　陈皮　干葛各六分　甘草三分

上加葱白三寸，姜水煎。

葱白石膏汤

孕妇伤寒，身痛壮热。

葱白切，一升　前胡　葛根　石膏各一钱　青黛六分　升麻八分　栀子十二个

上水煎，分三服。

前胡大黄汤

孕妇伤寒，大小便秘结。

前胡一钱　大黄　石膏各二钱　栀子仁十枚　知母　黄芩　白茯苓　生姜各八分

上水煎，分三服。

栀子葱白汤

治孕妇伤寒，发斑忽黑，小便如血，胎欲落。

栀子　升麻各四两　　青黛二两　　生地黄三两　　石膏八两　　葱白切，一升　黄芩三两

上水煎，分三服，忌热物。一方大青易青黛，有豆豉者，名栀子仁饮。

人参三白汤

孕妇少阴证，以此合四物汤，倍加当归。

人参　白术　白芍药　白茯苓各一钱五分　　柴胡　川芎各一钱　天麻五分

上水煎。

加减四物汤

治产前腹痛，及女人月事或多或少，或前或后，或孕妇胎气不安，并产后血块不散。

当归　川芎　白芍药　熟地黄

上水煎。

加减法：

凡孕妇伤寒，身热脉燥，头昏项强者，加柴胡、黄芩；烦躁大渴者，加知母、石膏。水停心下，微吐逆者，加猪苓、茯苓、防己；腹胀者，加厚朴、枳壳；虚烦不得眠者，加竹叶、人参；大便秘涩者，加大黄、桃仁；虚呕者，加白术、人参。虚寒状类伤寒者，加人参、柴胡、防风；因热生风者，加川芎、柴胡；因虚致热，热与血搏，口舌干渴，欲饮水者，加天花粉、麦门冬。腹中刺痛，恶物不下者，加当归、赤芍药；下血者，加艾叶、阿胶；虚热口干者，加瓜蒌根、麦门冬；血淋者，加熟地黄、蒲黄。因热生风者，加川芎、柴胡；烦躁大渴者，加知母、石膏。

护胎三法①

一法：以白菜子不拘多少，为末，用鸡子清调摊纸上，如碗大，贴胎存之处，如干以温水润之。

一法：以灶心土为末，水调，涂脐下，干复涂水，仍调服一钱。

一法：壮热甚者，以井底泥敷心下。

罩胎散

孕妇伤寒，大热，闷乱躁渴，或发痘疹，恐伤胎脏。

荷叶嫩卷时取，焙干，一两　蛤粉五钱

上为末，每服二钱，蜜水调服。

热病第二十七 附下胎

热病者，即冬月所感之寒藏于肌骨，至春为温，至夏为热也。与暑证相似，但热病脉实，暑病脉虚，可别也。孕妇患此及染时气之证，多致堕胎，故治者，必先服阿胶散，而后随所见之证以治之，其要亦专于安胎也。

阿胶散

孕妇得温热之证及患时气，宜先服此以安胎。

阿胶炒　白术炒　桑寄生　人参　白茯苓各等分

上为末，每服一钱，用糯米饮调下。

大黄饮子

孕妇热病六七日，热入腹中，大小便秘涩烦热。

大黄　石膏各二钱　知母　前胡　赤茯苓各四分　栀子仁甘草　黄芩各一钱　生地黄二钱五分

---

① 护胎三法：据目录补。

上水煎。

消热饮子

孕妇时气六七日，热甚，大小便不利。

芒硝一钱三分　葵子三钱六分

上为末，水煎，去渣服。

葛根汤

孕妇热病，壮热头疼，呕吐食不下，心烦。

人参　竹茹　家葛根　芦根　麦门冬　知母各三钱

上㕮咀，每服五钱，入葱白三寸，水煎。

柴胡汤

孕妇热病，骨节烦疼，治迟则致损胎。

柴胡　家葛根　知母　栀子仁　甘草各七分　石膏　大青
黄芩　升麻各五分

上加葱三寸，水煎。

芦根汤

孕妇热病，头疼呕吐，心烦。

芦根一握　知母三钱　竹茹二钱

上加葱白三寸，糯米一撮，水煎。

葛根饮子

孕妇时气，烦热，口干头痛。

干葛　麻黄去根节，各五分　石膏一两　豉一合　白米半合　栀
子十四枚　葱白二茎

上水煎，分三服，汗出为效。

栀子仁饮

孕妇热病，发斑黑色，小便如血，气喘急，胎欲落。

栀子　升麻　石膏　生地黄各二两　黄芩　大青各一两

上每服五钱，葱白七寸，豉四十九粒，水煎。

升麻六物汤

孕妇伤寒，斑黑溺血。

升麻　栀子各二两　大青　杏仁　黄芩各一两

上每服五钱，葱白三寸，水煎。

验胎一法[①]

一：凡热病欲验胎之损否，但观孕妇，面赤舌青，其胎已死；面青舌赤，母死胎生；唇青吐沫，母子俱死。欲下死胎，但以平胃散、朴硝、水银下之，虽双胎一死一生，能使死者下而生者安。

下胎六方[②]

一方：下死胎，用红花酒煮汁，饮二三碗。

一方：下死胎，用伏龙肝为末，温酒调下二钱，白汤亦可。

一方：下死胎，以朴硝末，童便和热酒调下三钱，立出。

一方：下胎，以牛膝一两，酒一钟，煎七分，作二服。

一方：用大麦芽一升擂碎，用水二升，煮一升，服之神效。

一方：以鸡子一枚，盐三钱，服之立下。

桂心散

治孕妇因病胎不能安，下之为吉。

桂心　瓜蒌　牛膝　瞿麦各五分　当归一钱

上水煎。

---

① 验胎一法：据目录补。
② 下胎六方：据目录补。

泄泻第二十八

胎资气血以养，泄泻岂所宜也，急宜分别治之。若所泻或青或白，水谷不化，腹痛肠鸣，谓之洞泄；水谷不化，喜饮呕逆，谓之协热下利。并以五苓散利小便，次以黄连阿胶丸或三黄熟艾汤以安之。若泻黄有沫，肠鸣腹痛，脉沉紧数，用戊己丸和之；嗳腐不食，胃脉沉紧，用感应丸下之，后调和脾胃。若风冷水谷不化，用胃风汤；脐下阴冷者，理中汤、治中汤；伏暑烦渴泻水，四苓散；伤湿泄泻，小便自利者，不换金正气散、胃苓汤。伤食者，通用六君子汤，伤米食加谷蘖，伤面食加麦芽，伤肉食加山楂。兼寒热作呕，乃肝木侮脾土，加柴胡、生姜；呕吐腹痛，手足厥逆，乃寒水侮土，加姜桂，如不应，用益黄散。若泄泻色黄，脾土之真色也，加木香、肉果。作呕不食，腹痛恶寒，乃脾土虚寒，加木香、姜桂。泻在五更及侵晨①而饮食少思者，乃脾肾虚弱，五更服四神丸，间服七味白术散，如不应或愈而复作，急服八味丸以补命门火而生脾土。若元气下陷，发热作渴，肢体怠倦，用补中益气汤。

五苓散

治泄泻，利小便。

白术　白茯苓　猪苓　泽泻　肉桂

上水煎。

黄连阿胶丸

治热泻、血痢及肺热咯血。

黄连三两　赤茯苓二两　阿胶一两

---

① 侵晨：清晨。

上为末，水和丸，梧子大，每服四十丸，米饮下。

三黄熟艾汤

治孕妇协热下利。

黄芩　黄连　黄柏　熟艾各等分

上水煎。

感应丸

治孕妇泄泻，嗳腐不食，胃脉沉紧。

干姜炮制，一两　南木香　丁香各一两五钱　百草霜二两　肉豆蔻去皮，三十粒　巴豆七十粒，去皮心油膜　杏仁一百四十粒，汤泡去皮尖，研碎

上七味，除巴豆霜、百草霜、杏仁外，余四味捣为细末，方与三味同拌研细，然后将好蜡六两溶化滤净，在银石器内用好酒三斤煮蜡数沸，倾入别器，酒冷蜡浮，取起净称四两，春夏用清油一两五钱，砂铫内熬油香熟，下酒煮黄蜡化尽，入前项药末，乘热拌匀作小锭子，以油纸包裹，用时旋丸。

胃风汤

孕妇泄泻，风冷，水谷不化。

人参　白茯苓　川芎　当归　桂心　白术　白芍药各一钱二分

上入粟米一撮，水煎，腹痛加木香。

理中汤

孕妇泄泻，脐下阴冷。

人参　干姜炮　甘草炙　白术各等分

上水煎。

不换金正气散

治孕妇伤湿泄泻。

厚朴　陈皮　藿香　半夏　苍术各一钱　甘草五分
上姜枣水煎。

治中汤

孕妇泄泻，脐下阴冷。

即理中汤加青皮、陈皮。

益黄散

孕妇泄泻，呕吐腹痛，手足厥冷。

陈皮　青皮　诃子肉各五钱　丁香二钱　甘草炙，三钱
上为末，每服三钱，水煎。

白术散

治吐泻或病后津液不足，口干作渴。

人参　白术　木香　白茯苓　甘草炙　藿香叶各一钱　干葛
二钱

上为末，每服五钱，水煎。

厚朴丸

治洞泄属寒。

干姜炒　厚朴去皮，等分
上水拌，炒为末，水糊丸梧子大，每服五十丸，米饮下。

草果散

治虚寒泄泻，腹痛无度。

厚朴姜汁拌炒，二两　肉豆蔻十个，面煨　草豆蔻十个，煨
上每服三钱，姜水煎。

戊己丸

治胃经受热，泄痢不止，或饮食不入，腹痛无休。

黄连炒　吴茱萸去梗，炒　白芍药各五两

上为末，面糊丸桐子大，每服三十丸，米饮食前下。

补中益气汤

方见子淋条。

八味丸

方见男服条方。

痢疾第二十九

孕妇患痢，医治之法固无异于常，其要在于安胎也。若下黄水，乃脾土亏损，当升补中气；若黄而兼青，乃肝木克脾土，宜平肝补脾；黄而兼白，乃子令母虚，须补脾胃；黄而兼黑，是水反侮土，必温补脾胃；黄而兼赤，乃心母益子，宜补中益气。若肠胃虚弱，风邪客之，用胃风汤，虽胎气不安，补脾胃则自安矣。

蒙姜黄连丸

治孕妇下痢赤白，谷道肿痛。

干姜炮　黄连　砂仁炒　川芎　阿胶珠　白术各一两　乳香三钱，另研　枳壳去白麸炒，五钱

上为末，用盐梅三个取肉，入醋调糊，拌药同杵，丸梧子大，每服四十丸。白痢干姜汤，赤痢甘草汤，赤白相杂干姜甘草汤下。

当归芍药汤

孕妇腹中攻痛，下痢赤白。

白芍药　白茯苓　当归　泽泻　川芎各五分　白术七分五厘

上为细末，温酒或米饮任意调服。一方无川芎，有条芩、甘草、黄连、木香、槟榔，㕮咀煎服。

白术汤

孕妇下痢脓血。

白术　黄芩　当归各四钱

上水煎。

芎术香连丸

孕妇下痢。

阿胶珠　白术各五钱　乳香　木香各二钱五分　枳壳麸炒　干姜炮, 各二钱　黄连一钱, 茱萸煮炒　砂仁炒　川芎各五钱

上为细末, 醋糊丸, 梧子大, 每服四十丸, 白汤下。

黄连汤

孕妇下痢赤白, 脓血不止。

黄连八分　厚朴　阿胶炒　当归　干姜各六分　艾叶　黄柏各四分

上为细末, 每服二钱, 空心米饮调下, 一日三服。

鸭蛋汤

治孕妇胎前产后赤白痢。

生姜取自然汁　鸭子一个, 打碎, 入姜汁内搅匀

上二味煎至八分, 入蒲黄三钱, 煎五七沸, 空心温服。

厚朴散

孕妇下痢, 黄水不绝。

厚朴姜制　黄连各三钱　肉豆蔻一枚, 连皮用

上为粗末, 水煎。

大宁散

孕妇下痢赤白灰色, 或泄泻腹痛垂死者, 神效。

黑豆三十五粒　粟壳二两，一半生，一半炒　甘草二两，一半生，一半炒

上为粗末，作一服，姜水煎。

二黄散

治孕妇下痢赤白，绞刺疼痛。

鸡子一枚，乌鸡者佳，去清留黄　黄丹一钱

上以黄丹入鸡子壳内，令打匀，以厚纸糊牢，盐泥固济，火上煨，焙干，研为细末，每服二钱。一服愈者是男，二服愈者是女。

归芪汤

孕妇下痢腹痛，小便涩滞。

当归炒　黄芪各一两　糯米一合

上分四服，水煎。

临产痢一方①

一方：治临产痢疾，山栀不拘多少，烧灰为细末，熟水调下一钱，甚者不过五服。

霍乱第三十

霍乱者，内伤饮食，外感风冷，或暑湿之气而作，吐而且泻，心腹绞痛，或两腿转筋，其证甚重。若不吐不泻，乃阴阳隔绝，不降不升，危在顷刻。孕妇值此，有不动胎者乎？较之他证，犹为吃紧。若兼头痛、体疼、发热，乃外挟风邪也，风热上冲，故头痛，藿香正气散、平胃散之类，随宜择用。若至手足逆冷，乃阳气虚寒，又宜温补，用理中汤或加青皮、陈皮。

---

① 临产痢一方：据目录补。

藿香正气散

藿香二钱　紫苏一钱五分　陈皮　厚朴　半夏　白术　白茯苓　桔梗　大腹皮　白芷　炙甘草各一钱

上加姜枣，水煎。

加减法：

腹痛，加炒白芍药。寒加官桂，寒甚加干姜。饮食不化，心下痞，加香附、砂仁；米谷不化，加神曲、麦芽。时气憎寒发热，加柴胡、干葛。口渴作泻，小便不利，合五苓散服。转筋加木瓜。肉食不化，加山楂。心下痞，加枳实、青皮。中暑胃风，加香薷、白扁豆。发热，加麦门冬、淡竹叶。

人参散

孕妇脾胃虚寒，霍乱吐泻，心烦，腹痛不食。

人参　厚朴姜制　橘红各一钱　当归　干姜炮　炙甘草各五分

上加姜，水煎。

缩脾饮

解伏热，除烦渴，消暑毒，止吐泻，宜沉冷频服。

草果仁四两　乌梅肉三两　甘草炒，二两五钱

上每服五钱，用生姜十片，水煎。

木瓜煎

治吐泻转筋，闷绝。

吴茱萸汤泡七次　生姜切，各七钱五分　木瓜木刀切，一两五钱

上每服二三钱，水煎。

竹茹汤

孕妇霍乱，热渴脉数。

干葛二钱　半夏姜制，三钱　甘草三分　竹茹弹子大一块

上姜枣水煎。

平胃散

方见安胎条。

理中汤

方见泄泻条。

疟疾第三十一

疟之为病，寒而彻骨，热加熏蒸，耗气伤血，渐至损胎，医治诚不可缓，但不宜用峻厉单方，与夫伤气之剂，恐疟虽称愈而胎至不安，其患不小。若脾胃虚弱，又当以资补为主。

七宝散

治疟疾一日一发，或一日两发，或间日一发。曾有孕妇先寒后热，六脉浮紧，用此散一剂即愈。

常山　厚朴姜制　青皮去白　陈皮去白　甘草炒　槟榔　草果等分

上每服五钱，酒水各半煎成，去渣，露一宿，于病发之日，面向东，稍温服。

白芷汤

治疟身热目痛，热多寒少，脉长，先以大柴胡汤下之，微利为度，余热不尽，宜服此汤。

白芷一两　知母一两七钱　石膏四两

上为粗末，每服五钱，水煎。

麻黄黄芩汤

治疟隔日，先寒后热，寒少热多，发自夜分。

麻黄一两，去节　炙甘草三钱　桃仁三十个，去皮尖　黄芩五钱

桂二钱

上分三服，水煎。

按：此方因邪气深入血分，故至夜分疟发。肝为血海，血受邪则肝气燥。经曰：肝若急，急食甘以缓之。桃仁味苦甘辛，散血缓肝，合麻黄、桂枝发散血中风寒者也。

驱邪散

孕妇停食感冷而致发疟。

高良姜炒 白术 草果仁 陈皮去白 藿香叶 砂仁 白茯苓各五分 甘草二分五厘

上加姜枣煎。

柴胡散

黄芩一钱五分 甘草一钱 柴胡 生大黄各二钱

上水煎，临发日五更服。

干葛地黄汤

孕妇疟痢，发热口干，渴饮无度。

干葛 黄芩 麦门冬 人参 知母各一钱二分 生地黄□钱七分 石膏二钱二分 甘草六分 乌梅半个

上水煎。

咳嗽第三十二

肺主皮毛，腠理不密，寒邪乘之，则咳嗽作矣。孕妇有此，宜分别气血而治。如气虚，用六君子加芎、归、桔梗；血虚，四物汤加桑皮、杏仁、桔梗；肾火上炎，地黄丸料加五味子；脾胃气虚，风寒所伤，补中益气汤加桑皮、杏仁、桔梗。治宜审焉。

济生百合散

孕妇风壅咳嗽，痰喘满闷。

百合蒸　紫菀茸　贝母　白芍药　前胡　赤茯苓　桔梗炒，各五分　炙甘草二分五厘

上姜水煎。

圣惠百合散

孕妇咳嗽，心胸不利，烦满不食。

川百合　紫菀　麦门冬　桔梗　桑白皮各一钱五分　甘草一钱　竹茹七分

上水煎，入蜜少许服。

紫菀汤

孕妇咳嗽不止，胎动不安，服此。

紫菀　天门冬各二钱五分　桔梗一钱二分　甘草　杏仁　桑白皮各六分　竹茹一团

上水煎，入蜜少许服。

桔梗散

治风咳嗽，喘急不食。

天门冬　赤茯苓各一钱　桔梗　紫苏　人参　桑白皮　贝母　甘草炒，各五分　麻黄去节，三分

上姜水煎。

马兜铃散

孕妇胎气壅滞，咳嗽喘急。

马兜铃　桔梗　人参　甘草　贝母各五分　陈皮　大腹皮　紫苏　桑白皮各一钱　五味子七分

上姜水煎。

天门冬饮

孕妇外感风寒，久咳不已。

天门冬　紫菀茸　知母酒洗　桑白皮蜜炙，各一钱　五味子
桔梗各五分

上水煎。若咳而有血者，加阿胶五分；大便涩者，加苦葶
苈五分。

心腹痛第三十三附心腹胀满并小肠痛

孕妇心痛者，乃风邪痰饮凝滞于心支络，其痛也，必乍作
乍止，若伤于心则死在旦夕，不可救也。若忽然心痛，闷绝欲
死，乃气血不足，精神衰弱，故邪毒得以中之，谓之中恶。至
于腹痛，必宿有冷疾或新触风寒，或停滞饮食，或痰饮相搏，
其因不一，皆足以损胎，不可或忽也。若心腹胀满，则因脾胃
虚寒，复因冷饮相搏所致。若外感风寒、内伤饮食者，用藿香
正气散；食伤脾胃者，用六君子汤；阳气壅滞者，用紫苏饮；
脾气下陷者，必用升举；小腹痛，则因胞络虚以致风寒相搏而
然，宜用紫苏饮加生姜；气血虚，用八珍汤；脾虚，用六君子
汤。痛甚者，亦能令胎动也。

川芎散

孕妇素有冷气冲心，痛如刀刺。

川芎一钱　人参　吴茱萸各五分　白茯苓　桔梗各四分　当归
一钱　厚朴制，五分　白芍药七分五厘　枳壳　甘草各二分

上水煎，稍热服。

芎归散

孕妇卒心痛，气欲绝。

川芎　当归　白茯苓　厚朴姜制，各一两

上水三升，煎一升，分二服，顿服而愈。

止痛二方①

一方：治孕妇心痛欲死，酒调玄胡索末二钱，服之。

一方：治孕妇心痛，以青竹茹一升，酒二升，煮一升，分二服。

三味地黄汤

孕妇中恶，忽然心痛，闷绝欲死。

生地黄二钱　枳壳一钱　木香三分

上酒煎。

当归散

孕妇中恶，心腹攻痛。

当归　丁香　川芎　青皮二钱　吴茱萸汤泡三次，五分

上为末，酒调服一钱。

盐枣散

孕妇四五个月，忽然心腹攻痛。

大枣十四枚，炒黑　盐一钱，炒赤

上为末，酒调一撮服。

中恶四方

一方：治孕妇中恶心痛，用金银藤一味，煎汤服。

一方：治孕妇中恶心痛，以苦梗一两，姜五钱，水煎服。

一方：治孕妇中恶心痛，以盐汤探吐。

一方：治孕妇中恶心痛，以灶心土为末，每服二钱，白汤调。

---

① 止痛二方：据目录补。

洁古地黄当归汤

孕妇胎痛。

熟地黄二两　当归一两

上水煎，去渣顿服。

阿胶茯苓汤①

胎动腹痛。

阿胶炒　白茯苓　白术炒　川芎各一②钱　当归　陈皮各二钱
甘草炒，三分

上姜枣水煎。

仲景当归芍药汤

治胎前腹痛。

当归七钱五分　白芍药四两　白茯苓　白术各一两　泽泻　川
芎各一两

上为细末，每服二钱，酒调服，一日三服。

知母丸

治孕妇未足月而腹痛如欲产，又可以治难产。

知母一味为末，蜜丸梧子大，每服二十丸，好酒送下。

槐黄丸

治未足月而腹痛如欲产者。

槐子　蒲黄各等分

上为末，蜜丸梧子大，温酒下二十丸，以痛止为度。

---

① 阿胶茯苓汤：《景岳全书·妇人规》作"七味阿胶散"。

② 一：原脱，据《景岳全书·妇人规》补。

桂芍汤

治寒邪所犯，心腹作痛。

桂枝　白芍药炒　半夏　人参　紫苏各一钱　白茯苓　厚朴_{姜制}　枳壳麸炒　甘草炒，各五分

上姜枣水煎。

腹痛二方①

一方：治腹痛，胎动欲堕，以白银十六两、茅根二斤去黑皮，水五碗煮取三碗，入清酒一碗，再煎数沸，去渣，徐服，立安。

一方：治孕妇小腹痛，宜服龙胆泻肝汤。

腰痛第三十四

妊娠胞系于肾，或因劳役伤损，或被风冷所乘，腰腹相引而痛，痛甚其胎必堕。若外邪所伤，宜用独活寄生汤；劳伤元气者，用八珍汤加杜仲、砂仁、胶、艾；脾肾不足者，前药中加白术、补骨脂；气血郁滞者，用紫苏饮加桔梗、枳壳；肝火所动者，用小柴胡汤加白术、枳壳、山栀；肝脾郁结者，用归脾汤加柴胡、枳壳。

独活寄生汤

治肾气虚弱，腰背拘急，筋挛骨痛，脚膝偏枯，冷痹缓弱。

独活三钱　桑寄生　杜仲　牛膝　细辛　人参　秦艽　白茯苓　桂心　防风　川芎各一分　白芍药　生地黄　当归各三分　甘草五厘

上姜水煎。

---

① 腹痛二方：据目录补。

鹿角散

孕妇腰痛如折，不能转侧。

鹿角五钱

上以火烧，赤酒淬，再烧再淬，以碎为度，研末，酒调服。

通气散

孕妇腰痛不可忍，此药补，神效。

补骨脂瓦上焙令香熟

上为末，嚼核桃肉一个，空心温酒调下三钱。

九味白术散

治孕妇腰痛。

白术四钱　陈皮三钱　黄柏二钱五分　人参　条芩　川芎　熟地黄各二钱　归尾二钱　炙甘草二分

上分为四贴，水煎。

腰痛四方①

一方：孕妇腰痛如折，用大黑豆二合炒香熟，以酒一大盏煮七分，去豆，空心服。

一方：腰痛胎动或下血，取葱白不拘多少，浓煮汁饮之。

一方：孕妇腰痛或胎转抢心，下血不止，用菖蒲汁，酒一升服之。

一方：孕妇腰痛或胎转抢心，或下血不止，以艾叶一把，如鸡子大，以酒四升煮二升，分二服，甚效。

八珍汤

方见半产条。

---

① 腰痛四方：据目录补。

小柴胡汤

方见子悬条。

紫苏饮

归脾汤

方俱见子痫条。

杂病第三十五

天门冬饮子

孕妇肝经蕴热，上攻眼目，戴吊失明。

天门冬　知母　益母草各八分　防风四分　五味子　白茯苓
羌活　人参各六分

上姜水煎。

大龙散

孕妇气痛。[批]气痛。

艾叶末盐炒，一两五钱　茴香　川楝子各一两

上为末，每服二钱，水煎。

平安散

孕妇上气喘急，呕吐不食，腹胁胀痛。[批]喘急呕吐。

厚朴　生姜各六分　干姜　陈皮去白，各三分　川芎一分五厘
木香七分　生地黄四分　甘草一钱二分

上水煎，入盐一捻服。

葛根散

孕妇胸膈烦躁，唇口干裂，四肢壮热，食少。[批]烦燥
唇裂。

葛根　黄芩　人参　蕤仁　黄芪　炙甘草　麦门冬各六分

上加竹茹弹子大一块，水煎。

知母散

孕妇烦闷口干，胞胎脏热。[批] 脏热烦闷。

知母　麦门冬　甘草各一钱　黄芪　黄芩　赤茯苓各七分

上加竹茹，水煎。

大枣汤

孕妇脏燥，无故悲伤。[批] 脏燥悲伤。

甘草　小麦各三两　大枣十枚

上用水六钟，煎三钟，分三服。此药亦补脾气。

淡竹茹汤

治孕妇心虚惊悸，脏燥悲伤或作虚烦，此汤为主，佐以八珍汤。[批] 脏燥悲伤。

麦门冬　小麦　半夏制，各一钱五分　人参　白茯苓各一钱
甘草五分

上加姜枣，并淡竹茹少许，水煎。

脏燥悲哭一方① [批] 脏燥悲伤。

一方：治孕妇脏燥悲哭，用红枣烧存性为末，米饮调下。

漏芦散

凡未产而乳自出者，谓之乳注，生子多不育。产后乳汁不吮而自出者，乃自身虚，宜服补药以止之。若急痛而出者，以温帛熨之，仍服此方。[批] 乳汁自下。

漏芦二钱五分　蛇蜕一条　瓜蒌一个

上为末，每服二钱，白汤调下。

---

① 脏躁悲哭一方：据目录补。

催产汤

治过月不产，补血行滞。[批] 过期不产。

当归　川芎　白芍药　熟地黄　香附　桃仁　枳壳　缩砂
紫苏各等分

上水煎，服矣即生。

保　产

保产第三十六

妊娠至于分娩，母子之命悬于顷刻，苟调理得宜，逆可使
顺，若将养无方，安反成危矣。故凡胎前诸疾当随证医疗，甫
至临月，在室女初产，原未惯经，不免惊畏失措，虽多产之妇，
或气血偶伤，亦安得恃为无虞也。是以保产诸方所不可废，而
神煞符咒难尽谓其妄诞，录之入集，用者择焉。

枳壳散

内补丸

方俱见安胎条。

束胎丸

孕妇七八个月服之。

黄芩炒，夏一两，秋七钱，冬三钱　白术二两　白茯苓七钱五分
陈皮三两

上为细末，粥丸梧子大，每服三四十丸，白汤送下。

达生散

孕妇八九个月服十数贴。

人参　陈皮　紫苏连茎叶，各五分　白芍药　白术　当归身、

尾各一钱　甘草炙，二钱　大腹皮黑豆汁洗，晒干，一钱五分

上入黄杨脑七个，葱五叶，夏加黄芩、黄连、五味子，春加川芎、防风，秋加泽泻，冬加砂仁，或通加枳壳、砂仁。胎动不安加金银三五钱，野苎根一钱；气上逼心加紫苏、地黄。性急人加柴胡，多怒人加黄芩佐之。食少者加砂仁、神曲，渴加麦门冬、黄芩，能食倍加黄杨脑，有痰加半夏、黄芩。黄杨脑能瘦胎，若食少胎瘦者不用。

神寝丸

临月服之，神效。

透明乳香一两，另研　枳壳二两，麸炒为末

上为末，蜜丸梧子大，每早用温酒送三十丸。

榆白皮散

孕妇服之，滑胎易生，与转胞条不同。

榆白皮　甘草各二两　葵子一两

上为末，每服五钱，水煎。

保气丸

孕妇居处失宜，顿仆胎动，服此则宽气进食，瘦胎易产。

香附　木香各四两　山药二两　砂仁　粉草各一两　益智仁　紫苏叶各五钱

上为末，每服二钱，白汤调下。

以上枳壳、内补、神寝、保气四丸，临月宜常服。

保生无忧散

孕妇身居安逸，口厌甘肥，忧乐不常，食物不节，致胞胎肥厚，坐草可虞，服此则易生。此临期旬日间之药，以之催生及胞衣不下俱神效。

当归　川芎　白芍药　枳壳麸炒　乳香各三钱　木香　甘草　发灰獖①猪心血和之，各一钱五分

上为末，每服三钱，水煎，一日二服，神效。

养胎散

临月与神寝丸兼用。

当归　川芎　黄芩　陈皮　白术　香附各一钱　白芷　甘草各三分

上水煎，去渣，调益元散一钱服，虚者，加人参七分。

四物桃仁汤

治过月不产，补血行滞。

当归二钱　川芎　白芍药　熟地黄　香附各一钱　桃仁　枳壳　砂仁　紫苏各七分

上水煎。

神杀避忌第三十七

凡受胎之后，胎杀所在宜谨避之。经云：刀犯者，形必伤；泥犯者，窍必塞；打击者，色青黯；系缚者，相拘挛，甚至母损，祸如反掌。至于临月安产藏衣，犹为效验，不可不知。若所谓雷公、招摇、运鬼力士、天狗、轩辕、大时、咸池、丰隆、吴时、白虎、大夫、天候、狂虎十三神，并从月建易位。又有生气方宜向，祸害方②、绝命方、闭肚方、八症方之不宜向，反支月不宜令血污池。昔人皆以之填入产圙③，使人知所趋避者。但属太琐，拘拘于圙又不免以避此触彼，反足以致人之疑

---

① 獖（fén 坟）：阉割过的猪。
② 方：原作"月"，据下文改。
③ 产圙（lüè 略）：此指产房。

也，不如体玄子之借地法，既可以避神杀，又可以消俗疑，故并录之。

胎杀方位

正月在房床，二月在窗户，三月在门堂，四月在灶，五月在身床，六月在床仓，七月在堆磨，八月在侧户，九月在门房，十月在床房，十一月在炉灶，十二月在房床。子丑日在中堂，寅卯辰酉在灶，巳午日在门，戌亥日在房，未申日在篱下。

房中游神忌安床换帐

癸巳、甲午、己未、丙申、丁酉日，在房内北，癸卯在房内西，六戊、六己日在房中，甲辰、乙巳、丙午、丁未日，在房内东，庚子、辛丑、壬寅日，在房内南。

生子所向方

子午卯酉日，宜西南。寅申巳亥日，宜西北。辰戌丑未日，宜东南。

安产藏衣宜向方

正、三、五、七、九、十一月，壬位安产，丙位藏衣；二、四、六、八、十、十二月，甲位安产，庚位藏衣。

游年白虎杀神

安产藏衣俱忌。

子年在亥，丑年在子，皆太岁退后一位也。

体玄子借地法

孕妇临月，择天月二德吉辰，令善书者，先期斋戒三日，至日汲新水研朱，于黄纸上焚香书：

东借十步，西借十步，南借十步，北借十步，上借十步，下借十步。

壁方之中，四十余步，安产借地。或有污秽，或有东海神王，或有西海神王，或有南海神王，或有北海神王，或有日游将军。白虎夫人远去十丈，轩辕招摇举高十丈，天符地轴入地十丈，令地空闲，产妇某氏安居，无所妨碍，无所畏忌，诸神拥护，百邪速去。急急如律令敕。

书毕贴于孕妇墙壁上，则不须避忌神杀矣。

禁毡褥咒

凡孕妇将就馆，铺毡褥讫，念咒人以水漱口，焚香，咒毡褥曰：

铁铁汤汤，非公所当。是王一言得之铜，一言得之铁，母子相生俱箧铁。急急如律令。

禁水咒

凡产妇合用之水，贮之于器，亦漱口焚香咒曰：南无三宝水，水在井中为井水，水在河中为河水，水在器中为净水，水在法中为真水。自知非真，莫当真水。

以净持浊，以正治邪，日游月杀，五士将军。

青龙白虎，朱雀玄武，招摇天狗，轩辕女妓。

天吞地吞，悬尸闭肚，六甲禁讳，十二神王。

土符伏神，各安所在，不得动静，不得忌干。

若有动静，若有忌干，施以神咒，当摄汝形。

阿法尼，阿毗罗，莫多梨，娑地梨娑诃。

临产须知第三十八

临月不可洗头，犯者胎多横逆。

怀妊十月已满，阴阳气足，忽然脐腹阵痛，胎孕偏陷，腰间酸痛，谷道挺迸，浆水淋下，其儿遂生，此乃正生。若当生，自有其时，如瓜熟蒂落，粟熟壳脱之类。

凡临产，宜择高年有经识稳婆及纯谨女使一二人扶持，一应外来亲戚及孀妇与污秽不洁，或月经适至，或原有体气女人，皆足以触胎致殃，预宜戒避。

凡临产，虽产妇危迫，房中不得喧闹，即有不测紧事，户外不得喊叫，否则产妇惊恐而胎气益滞矣。

临月忽然腹痛，或作或止，或一日二日三五日，胎水已来，腹痛不止者，名曰弄痛，非当产也。又有一月前忽然腹痛，状如即产，却又不产者，名曰试月，非当产也。腹虽痛甚而腰不痛者，非当产也。胎高未下坠者，非当产也。腹痛而脉未离经，非当产也。《脉诀》曰：欲产之妇脉离经，沉细而滑也同名，夜半觉时应分诞，来辰日午定知生。以上弄痛、试月，不问胎水来与不来，俱不妨事，但宽心候时。若果当产，腰腹痛极不已，谷道挺迸，眼中火出，便是真产时候。若或痛或不痛，乃欲产未产之候，若胡行乱做，枉了性命，可不慎欤？

生产之难，由于坐草早、探水早、用力早，而至或横或逆，或血浆干涩，其则母子俱害，可胜悼哉。故产家须识腹中阵痛乃儿方转动。胎气壮者，转身为易，至于将产，自然腰酸至甚，谷道迸急，眼中流火。胎气弱者，虽身动而不能转，甚至有一二日不能转身，惟腹痛不已，盖时候未到也。且令人扶持产妇在房中行走或凭物而立，直其体腹，倘精神稍倦则以被褥拥垫其脊背，仰卧少顷，又令行立如初，听胎中慢慢转身，虽迟无害。若不禁痛苦或伛偻屈曲，斜倚侧靠，胎中不免为之拥挤，迷其出路。稳婆不解此理，但见生迟，频频试水，误伤胞破，或风入产户而成肿胀，或胎未至而胞水先干，分娩愈难矣。遇此者，惟令产妇勉强饮食，调其气息，直待腰酸且痛，方才坐草，亦不可就用力气，以致儿方转身为气所逼，不及顺下而成横生逆产之患。且预使力气，精神先倦，临期反致疲困，乃产家之大忌也。必候胎至产门，方尽力一努，胎随浆下，此瓜熟蒂落之常法。催生药丸，俱先预备，若腹频痛而胎不少下，或浆已破而胎涩不行，然后服之，或交骨不开用加味芎归汤，自是无虞。苟不知此理而妄行之，未有不为产患者也。

凡产母心下烦闷，用白蜜一匙，温水调服。

凡产母饥饿，少用软白粥，切不可食硬饭、糍粽之物，致成内伤证候也。

未产之前如欲饮水，但与清水、米汤饮之。

凡产难妇不可服催生符水，盖血得寒即凝，血凝则胎滞，反致难产矣。况符非得之真传，用之未必灵也。

凡产妇胞浆未下，但当安守其时；若胞浆既破，一饭时候不生，便当服催生药。夫胞浆者，本胞内养儿之水也，儿既拆胞，随水而下，则为易生。胎元无力，转头迟慢，浆尽血来，闭塞道路，令子无路可通，故难产也。如用蜀葵子等破血之药逐去恶血，儿即得路而出，用催生药之义盖如此。

产育之难，有横生者，先露其手；逆生者，先露其足；坐生者，先露其臀。若手先露者，用细针刺儿手心，必一二分深，三四刺之，以盐涂其上，轻轻送入，儿得痛，惊转一缩，即顺生矣。若脚先下者，谓之踏莲花生，急以盐涂脚底，以手指抓之，仍以盐磨母腹上，则正生矣。

难产及胞衣不下，急于产母右脚小指尖头上灸三炷，炷如小麦粒大，即产。

凡儿身已顺，门户俱正，已顶露而不能生，必是脐带绊住儿肩也，急令产母仰卧，轻轻推儿向上，以中指按儿肩下，儿身已顺其带自脱，产母用力一努，儿即下矣。

凡儿身未顺，生路未正，或左腿右腿，或臀或左右额角，逼近产门，稳婆认以为顶则误矣。当令产母仰卧，推儿迎上，以手正其头，用力一逼即下。若是头之后骨偏离谷道，则露其额，当令伏事①人于谷道外旁轻轻推儿头正，然后用力一努，儿即下矣。

临产有子肠先出者，谓之盘肠生，人莫不因之以惊恐，然无妨碍，但以盆盛其肠，用温水润之，令产母仰卧，而以言语安慰其心，却用好米醋半盏和新汲水七分，搅匀，忽噀②产妇面或背，则打顿而收。每一噀一缩，三噀三缩，肠可尽收矣，仍以参、芪、芎、归等大剂补药加升、柴、防风之类以升举之，未有不安者也。

遇有双生，一儿已下又见一儿，稳婆惟心中自知，只云取胞，待生下方言，否则恐惊产母反成产患也。

产之难易不可逆料，应变药物宁可备而不用。如花蕊石散，为血入胞衣，胀大不能下，或恶露上攻，不能苏醒也。黑神散为胎被血裹，坐草艰难，或横生逆产，或子死腹中，或胞衣不下也。独行散，为血晕闷绝也；加味芎归汤，为交骨不开也；蓖麻子，为胞衣不下贴脚心也；失笑散，为恶露腹痛，不省人事也；清魂散及醋与童便，防血晕也；平胃散、朴硝防治胎死，用以服之腐化而出也；白蜜防产妇烦闷也。仓卒之间，制备何及，必宜预有以蓄之。然贫贱之人，往往不仗药扶而自全安，

---

① 伏事：侍候，服侍。

② 噀（xùn 讯）：含在口中而喷出。

辟诸奇葩异卉，培植少差，凋零立见；野草闲花虽浓霜积雪，侵之不损。故难产者偏多于富贵之家，亦以身居安逸，口厌肥甘故也。不得已方用前药。殆产家之变，千百人之仅见耳，慎产者，宜无忽焉。

催生第三十九

瓜熟蒂落，世俗常谈也，生其可催乎？惟气血素虚者，则当将养于平时，仍分虚实为损益。盖奉养之人，其气必实，耗其气而使和平则易产也，形肥之人则气虚，久坐之人则气不运，补其气则儿健易产也，此在未临月之先将养。至于坐草失宜，胞浆先尽，或儿转身将枕血破碎，与胞中败血壅滞儿身，是以或横或逆，不能便利，或交骨不开，方藉药力以生也。

如神散

逆产横生，其攻甚大。

百草霜　白芷不见火，各等分为末　一方有滑石

上用三钱，以童便、米醋和如膏，加沸汤调下，连进三服，大能固血，又免血干。

如圣散

黄葵花预收晒干听候，如无以子代之。

上为末，汤调二钱服，神效。胎水干涩者，连进三服。

胜金散

麝香一分　豆豉一钱

上为末，以称锤烧红，淬酒调服，如神。

香砂如圣散

临产腰痛方可服之。

人参　乳香各一钱　辰砂五分

上各另研末，并为一处，用鸡子清调匀，再用姜汁调开冷服。如横生倒产，实时可顺。

七宝散

临产腰痛方服。

玄胡索　没药　白矾　白芷　姜黄　当归　桂心各等分

上为细末，烧梨头铁红淬酒，调三钱服，如迟再服。

乳朱丹

三月三、五月五、七月七，以乳香研细，猪心血为丸梧子大，朱砂为衣，晒干收藏。遇难产者以凉酒化下一粒，未产再服。或用莲叶心蒂七个，水二钟，煎一钟，化服一丸，应验如神。

手握丹

治产妇临蓐艰难。

兔脑一枚，腊月者，去皮膜，研　明乳香一两，细研　母丁香二两　麝香一钱

上各末和匀，以兔脑研药为丸芡实大，阴干，每服一丸，温水送下。若系腊月八日所合，男左女右手握出。

三蜕散

治横逆难产或子死腹中。

蛇蜕一条，全用　蝉蜕十四个　人退即男子发，一团

上俱烧为末，酒调下，分三服。

三七丹

治难产宜用。

巴豆三粒　蓖麻子七粒　麝香少许

上研作饼子，贴脐。

诗曰：巴三蓖四脱衣裳，细捣如泥入麝香，捻作饼儿脐上贴，须臾母子便分张。

柞木饮子

治产难或胎烂腹中，腹闷，其效如神。

生柞木一尺，锉　甘草大者五寸，锉五段

上用水二钟，煎钟半，候胎顺徐徐温服，即实时分娩。

二蜕散

蛇蜕一条，全者　蚕蜕纸一张，兼则一方

上入新瓦罐内，盐泥固济，烧存性为末，榆白皮煎汤调下一钱，连用三服即生。

朱砂丸

透明大朱砂一块，端午日晒起，以百日为度，收藏至腊八日，日方出时以朱砂细研，取活兔脑为丸，绿豆大。产难者，粥饮下一丸，良久生下，男左女右手握出。晒朱砂从辰至酉而收，天阴预收，勿为雨点所湿。

伏龙肝散

伏龙肝

上为细末，酒调一钱服，儿即带土而下。

催生三方①

一方：难产经日不生者，用云母粉五钱，酒调服，入口即产，万不失一。

一方：用通明乳香一块，如皂子大，研为末，腰痛时用冷水、醋少许调服，后扶令站立，两手握石燕各一个，产妇自念

---

① 催生三方：据目录补。

"医灵药圣"三遍，行数步，坐草便生，更无痛苦，其说似迂，其效如神。

一方：软石膏四两，一半生，一半煅赤，入朱砂同研如深桃红色，每用三分，井水调如薄糊，剪纸如杏叶大，摊贴脐心，候干再易，不过三上，虽横逆死胎俱下。

产变第四十

产妇生理顺利，母子平安，产家之常也。间有欲产未产忽然昏闷者，面黑唇青口中吐沫者，九窍出血者，交骨不开者，子死腹中者，胞衣不下者，生肠不收者，玉门不开者，乃产家之变也，非素有神方，鲜不危矣。

异传保命丸

治小产下血及子死腹中，其人憎寒，手指、唇口、爪甲青，面色黄黑，胎上抢心，闷绝欲死，冷汗自出。或食恶物，或误食草药，伤动胎气，下血不止。胎尚无损者，服之可安；胎若已死者，服之自下；胎若腐烂，立可取出。此得异传，神效无比，即安攘丸，方见胎漏条。

来苏散

孕妇欲产未产之时忽然昏闷，不省人事。

木香　神曲　陈皮　麦蘖　黄芪　生姜炒黑　阿胶珠　白芍药各一钱　苧根　甘草各三钱　糯米一合半

上水煎，斡开口灌之，连进为效。

霹雳夺命丹

孕妇欲产未产之时目翻口禁，面黑唇青，口中沃沫，子母之命在于顷刻。若两脸微红，子死母活，急用此药。

蛇蜕一条，烧存性　金银箔各七片　乳香五钱，另研　草鞋灰行

人弃于途中，左足者方用，南方乃有此　蚕退纸烧灰　发灰各一钱　黑铅一钱五分，熔化离火，入水银七分，炒成砂

上为细末，以獖猪心血为丸梧子大，每服二丸，回溜水送下。如不能服，以滚水化开灌之，修制时避鸡犬阴人。

芸苔散

孕妇九窍出血或作晕欲死。

芸苔子　当归焙，各一钱　白芍药　官桂各五分

上为末，用好酒、童便各半盏调服，仍多灌童便。

黑龙丹

孕妇产难生，或胎衣不下，产后血晕，不省人事，状如中风，或血崩恶露不止，腹中刺痛，血滞浮肿，或血入心经，言语颠倒，如见鬼神，血气相搏，身热头痛，或相类疟疾，凡胎前产后一切急证、垂死，用此三四丸，无不神效。

五灵脂　当归酒浸　生地黄　川芎　良姜各三两　百草霜五钱　乳香　生硫黄各一两　琥珀　花蕊各三钱

上前五味入砂锅内，以纸觔泥固济，煅红候冷，取出研细。后五味亦为末，前后和匀，醋煮面糊丸如弹子大。用时以一丸在烈火内煅红，入生姜自然汁内浸碎，以好酒、童便调服，神效不可尽述。

《医学纲目》载一产妇，七日不食，始而头痛，欲取大石压良久渐定，心痛复作，则以手指抓壁，血流满掌，痛定目复痛，又以两手自剜取眼珠。如是者十日，众医技穷。进黑龙丹半粒疾少间，中夜再服乃瞑目睡如平昔，至平旦下一行，约三升许，如蝗虫子，三痛俱减半，已刻又行如前，则顿愈矣。此疾之最奇，药之极神者，因录其说于方后。

加味芎归汤

凡交骨不开者，阴气虚也，用此有神效。

川芎　当归各一两　自死龟板一个，酥炙　曾生男女妇人发烧存性，二钱

上为末，每服一两，水煎服，约人行五里许即生，如胎死即下。灼过龟板亦可。

夺命丹

胎衣不下者，因气力疲惫，不能努力而出，或血入衣中，胀大而不能下，以致心胸胀痛，喘急，须臾逼心则死，宜连服此丹。

黑附子五钱，炮　牡丹皮一两　干漆二钱五分，研细，炒烟尽　大黄一两，为末

上为细末，用米醋一升，与大黄末同煮成膏，和前药为丸梧子大，每服五七丸，温酒下。

牛膝当归汤

治胎衣不下。

川牛膝　木通各二钱　当归一钱五分　滑石四钱　黄葵子二钱五分

上水煎，连进三四服。

神应膏

蓖麻子四十九粒

上去壳，细研成膏，涂脚心，胎衣下即洗去，恐肠出也。

牛膝汤

胞衣不出，腹胀欲死，服此必烂出，虽胎死亦下。

牛膝　瞿麦各四两　当归三两　通草六两　滑石八两　葵子

五两

上以水九升，煮三升，分三服。

牛膝散

胎衣不出，腹中胀痛，急服此药腐化而下，缓则不救。

牛膝　川芎　朴硝　蒲黄各三两　当归一两五钱　桂心五钱

上每服五钱，入生地一钱，姜三片，水煎。

胞衣不下二方[①]

一方：胎衣不下，用黑豆一合炒熟，入醋一盏煎，去豆服。

一法：胞衣不出，必血流胞中，上冲心胸，喘急疼痛，危笃而死，宜系住脐带，用力扯牢，先行剪断，使子之血脉不入胞中，则胞衣自当萎缩而下。纵迟数日亦无害，惟安慰产母，次第用药。

牡丹皮散

凡难产，验产妇，面赤舌青，其子已死，母命可救；面青舌赤沫出，母死子活；若唇舌皆青黑而沫出，母子俱死。此方下死胎，其妙如神。

官桂去皮，五钱　牡丹皮　川芎　葵子各一钱五分

上为细末，每服三钱，葱白煎汤下。

香桂散

治胎死腹中。

官桂二钱　麝香五分

上为细末，用温酒一盏调服，须臾如手推下。

---

① 胞衣不下二方：据目录补。

一字神散

治子死腹中或胞破不生。

鬼臼①不拘多少，黄色者去毛

上研细末，以手指捻之极细为度，每服三钱，酒煎通口服，其效如神。

瞿麦散

产难数日，子死腹中，母气欲绝。

瞿麦六两　通草　桂心各三两　牛膝　榆白皮各四两

上细切，用水九升，煎至三升，去渣，分三服。

牛膝丸

下死胎。

杜牛膝　紫金藤　蜀葵根各三钱　肉桂二钱　当归四钱　麝香五分

上为末，米糊丸梧子大，朱砂为衣，每服五十丸，乳香汤下。

下死胎七方②

一方：下死胎，以桂枝二钱，当门子一个，同研，温酒服，须臾如手推下。

一方：下死胎，用辰砂一两，水煮数沸为末，酒调服，立出。

一方：下死胎，用平胃散一两，酒水各半煎成，入硝五钱，再煎三五沸，温服，其胎即化水而出。

---

① 鬼臼：别名八角莲、八角乌，性温，味苦、辛，有毒，清热解毒，化痰散结，祛痰消肿。

② 下死胎七方：据目录补。

一方：治子死腹中，珍珠二两为末，酒调服，立出，滑以润之之意也。

一方：儿在腹中不动，用葵子末酒服二匙。若口禁不开，斡开灌下即活。

一方：治子死腹中，以利斧烧赤，渍酒，待温饮之即下。

一方：治子死腹中，以朴硝三钱，温童便调服即下。

双胎一死一活方①

一方：治双胎一死一活，用蟹爪一盏，甘草二两，东流水十盏，煎至三盏，去渣，入阿胶三两，分二三次顿服，能令生者安死者出。

胎死治法一条②

凡治死胎，通用霹雳丹、安攘丸，外用神应膏贴脚心及通关散搐鼻。

生肠不收四方③

凡产后生肠不收者，气血虚极也，用大剂参、芪、归、术并升、柴、防风之类而升举之。

一法：生肠不收，以铁锈水润肠上，而与堪舆家真磁石研为末，酒调服一钱。

一法：以香油煎熟，放温，搽肠上，而以皂角末或半夏末吹入鼻中得嚏，肠即上。

一法：生肠不收，以大纸捻蘸香油，点灯吹灭，烟熏鼻中。

---

① 双胎一死一活方：据目录补。

② 胎死治法一条：据目录补。

③ 生肠不收四方：据目录补。

阴脱一方①

一方：治产后阴脱，及阴挺突出肿痛，清水淋漓，用硫黄、乌贼骨各五钱，五味子一钱，共为末，敷患处，煎服参、芪、归、草、升麻等升补之药自收。又蚌壳火煅末，加冰片，研糁②托上。

玉门不闭一方③

一方：治产后阴肿、玉门不闭，用石灰一升炒极热，又以汤二升投灰于中，候温坐浸玉门，斯须平复。

阴肿一方④

一方：治产后阴户肿，用蛇床子一升炒热，布裹熨患处即消阴脱比之亦效。

产脉第四十一

欲产之妇脉离经一呼三至，一呼一至，皆曰离经，沉细而滑也同名肾系胞胎，若沉细而滑者，乃肾脏本脉之形，亦与离经之脉同。夜半觉痛应分诞，来朝日午定知生。身重体热寒又频，舌下见脉黑且青。卷舌流涎复觉冷，腹中子女已归冥。面赤舌青细寻看，母活子死是定断。唇口俱青沫又出，母子双双入鬼案。面青舌赤沫出频，母死子活定知真。新产妇脉缓滑吉，实大弦急死相侵。若得沉重小者吉，忽若坚牢命不存。寸口涩疾不调死，沉细附骨不绝生。吉凶生死全凭脉，诊者须教指下明。

大凡产后寸口脉洪疾不调者死，沉微附骨不绝者生，沉小滑者生，实大坚弦急者死。

---

① 阴脱一方：据目录补。
② 糁（sǎn 散）：米粒。
③ 玉门不闭一方：据目录补。
④ 阴肿一方：据目录补。

卷之四

产　后

产后调理第四十二

分娩之后气血大亏，全在将养得宜，方无杂症。产家宜□煎芎归汤一贴，俟胎下后加童便一半服之。仍闭目少□顷刻，然后仰身就卧，高枕厚褥，身不可侧，膝不可直，□□蔽风，常烧干漆，时置醋炭，以防血迷。睡不□□□□□□太饱，只用稀稀白粥，一月之内，勿供针□□□□□□之内，谨戒交会，如此则诸疾不侵矣。□□□□□□□□补气血为主，若恶露未尽，又宜以行□□□□□□之也，然戒用芍药，恐伐生发之气耳。若□□□□□□，用小柴胡合四物汤，日久不效者，八珍□□□□□□产后补虚，惟用人参、白术、黄芩、归尾、川芎、陈皮，有寒加□□茯苓及些少干姜而已。

血晕第四十三

元气亏损，恶露乘虚上攻，或血入肝经而致眼花头晕，或心下满闷，神昏口禁，或痰涎涌盛，病名郁冒，急用失笑散为主，或用黑神散。若血下多而晕，以致神昏烦乱，宜大剂芎归汤补之，或芸苔散加童便。有痰者，合二神汤。若因劳而致，宜补中益气汤加香附；因气血虚极，不省人事者，用清魂散，继以芎归汤。夫分娩半产，暴去有形之血，使心神无所养，君相二火皆上炽，肺为火乘，故瞑目不省人事，宜补而升举之，心得血则能养神而不昏矣。

失笑散

治瘀血止痛。

蒲黄　五灵脂等分

上为末，每用二钱，先以醋调成膏，入水一盏煎七分①。

地黄丸

治产后腹痛，眼见黑花，或发狂如见鬼状，或胎衣②不下，失音不语，心胸胀满，水谷不化，寒热往来，口内生疮，咽喉肿毒，心中忪悸，夜不得睡③；及产后中风，角弓反张，面赤，牙关紧急，或崩中如豚肝④，脐腹疼痛，烦躁恍惚，四肢肿满；并受胎不稳，唇口、指甲青黑⑤。

生地黄　生姜各二斤　蒲黄⑥　当归各四两

上于木石⑦器内将地黄、生姜各另取汁取渣，用慢火⑧二汁互炒二渣干，四味同焙为末，酒煮面糊为丸，如⑨弹子大，每服一丸，食前当归酒化下，神妙。一方无蒲⑩黄、当归。

黑神散

凡临产血多，胎为血裹，以致难产，服此弃子救母；横生逆产，服此救母；子死腹中，服此即出。胎衣不下，血晕眼花，

---

① 七分：原脱，据《三因极一病证方论》卷之七补。
② 或胎衣：原脱，据《妇人大全良方》卷之十八补。
③ 心中……不得睡：此八字原脱，据《妇人大全良方》卷之十八补。
④ 牙关……如豚肝：此十字原脱，据《妇人大全良方》卷之十八补。
⑤ 指甲青黑：原脱，据《妇人大全良方》卷之十八补。
⑥ 蒲黄：原脱，据《妇人大全良方》卷之十八补。
⑦ 石：原脱，据《妇人大全良方》卷之十八补。
⑧ 取汁取渣，用慢火：原脱，据《妇人大全良方》卷之十八补。
⑨ 丸，如：原脱，据《妇人大全良方》卷之十八补。
⑩ 无蒲：原脱，据《妇人大全良方》卷之十八补。

血迷心窍，败血乘虚散流，四肢浮肿；或口渴舌燥，乍热乍寒，烦躁发狂，言语错乱；或眼见鬼神，其状似颠；或月中饮冷，败血凝聚，腹痛泻利①；或败血停留肢节，遍身疼痛；或致结聚，小便秘涩，大便艰难；或流小肠，小便出血；或恶露未尽误食酸收类，因而崩漏；或肺败鼻中气黑；或败血冲心，喉中气急；或血滞脾胃，心腹胀满，呕吐，相似翻胃，服此皆效。

当归　熟地黄　白芍药酒炒　肉桂　炙甘草各一两　沉香　棕灰　蒲黄　没药各五钱　乳香三钱　赤芍药一钱　血竭五分

上为细末，每服二钱，酒调下。

又黑神散

产后血阻，胞衣不下，攻冲心腹痞满，或脐腹坚②胀撮痛，及血晕神昏，眼黑口禁，一切瘀血诸疾③。

熟地黄　蒲黄炒　当归去芦，酒制　干姜炮　桂心　芍药④　甘草各四⑤两　黑豆炒去皮，二合

上为细末，每用酒和童便调服，夏⑥月减姜桂。

芎归汤

即佛手散，方见胎动条。

清魂散

治产后气血暴损，虚火妄动，血随火上，以致心神昏乱，口禁眼花，甚至闷乱。

---

① 利：古代泄泻滞下症的通称，后做"痢"。
② 腹坚：原脱，据《医学纲目》卷之三十五产后症补。
③ 诸疾：原脱，据《医学纲目》卷之三十五产后症补。
④ 芍药：原脱，据《医学纲目》卷之三十五产后症补。
⑤ 四：原书模糊，据《医学纲目》卷之三十五产后症补。
⑥ 夏：原脱，据《医学纲目》卷之三十五产后症补。

泽兰叶　人参各一钱　荆芥三钱　川芎一钱

上各研为末，和匀，每服一二钱，热汤、温酒各半调服。

独行散

产后血晕闷绝。

五灵脂生熟各一钱

上为末，温酒调下。口禁者，斡开灌之，下咽即愈。

牡丹皮散

治产后血脏虚，气血不通，面生浮肿，或血晕闷绝。口禁者，斡开灌之即醒。

牡丹皮　大黄　芒硝各一钱　冬瓜仁二十一粒，去皮尖

上㕮咀，每服五钱，水煎。一方有桃仁三十粒。

夺命丹

治血晕腹痛。

没药　血竭等分

上为末，每服二钱，童便、热酒下。

全生活血汤

治产后血晕。

红花三分①　蔓荆子　细辛各五分②　生地黄夏月③倍加　熟地黄各一钱④　藁本⑤　川芎各一钱五分　防风　羌活⑥　独活

---

① 三分：原脱，据《证治准绳·女科》补。
② 细辛各五分：原脱，据《证治准绳·女科》补。
③ 夏月：原本模糊，据《证治准绳·女科》补。
④ 各一钱：原脱，据《证治准绳·女科》补。
⑤ 藁本：原脱，据《证治准绳·女科》补。
⑥ 羌活：原脱，据《证治准绳·女科》补。

炙甘草　柴胡去苗①　葛根　归身各二钱　白芍②　升麻各三钱

上作二服，水煎。

血晕二方③

一方：产后血晕，不省人事，极危殆者，以虀菜切入有嘴瓶内，煎热，醋洗之，即蜜④封大口。扶起产妇，以小嘴封其鼻孔，使醋气透入即醒，仍以醋涂其口鼻，又置醋于卧侧，使常闻醋气。

一方：治血晕，以好墨半锭，火烧赤，投醋中三遍，出火毒，研细，每服五分，淡醋汤调下。

恶血奔心第四十四

产后阴血亏损，随火上冲心络而致作痛，以手按之而痛益甚者，此属瘀血，宜失笑散为主；按之不痛者，属血虚，宜补血；若阳气虚寒者，宜大岩蜜汤温之。

失笑散

方见血晕条。

大岩蜜汤

产后阳气虚寒，心腹作痛，不食呕吐，四肢厥逆等症。

生地黄　当归　独活　吴茱萸　白芍药炒　干姜⑤　甘草炒桂心　小草⑥各五分　细辛二分五厘

---

① 柴胡去苗：原脱，据《证治准绳·女科》补。
② 白芍：原脱，据《证治准绳·女科》补。
③ 血晕二方：据目录补。
④ 蜜：用同"密"。
⑤ 干姜：原本模糊，据《景岳全书》卷六十一补。
⑥ 小草：远志与小草同属一物而有部位之异，根为远志，叶为小草。

上水煎。

火龙散

治产后心痛。

艾叶盐炒五钱　生用五钱　茴香炒　川楝子各一两

上为末，水煎服。

恶血心痛四方①

凡女人血崩后心痛，小产下血过多而心痛，病名杀血心痛，以乌贼鱼墨炒为末，醋汤调下。

一方：产后血不尽心痛，以荷叶炒香为末，水煎二钱服。

一方：产后恶血冲心，气闷欲绝，以桂心为末，狗胆汁和丸，如樱桃大，热酒磨下二丸。

一方：产后余血攻心或下血不止，心闷，面青，身冷，气欲绝，以新宰羊血一盏服之，一日三次，极妙。

血不下第四十五

产后因脏腑劳伤，气血虚损，或风冷相搏，而致恶露不下，瘀积为患，可胜言哉，然不可遍服峻厉之剂，反至于伤也。若血滞凝者，失笑散、花蕊石散消之；为风冷所搏者，人参理中汤加肉桂补之。

失笑散

方见血晕条。

人参理中汤

方见胎前泄泻条。

---

① 恶血心痛四方：据目录补。

花蕊石散

治诸血凝积，气绝欲死。

花蕊石一两　硫黄四两

上俱研为细末，和匀，入瓦罐内，盐泥固济晒干，以炭火丛堆，炼煅一日，候冷取出，又再研细，用时以童便调服一钱。大凡血证人弱不能峻攻者，服此则凝血皆化为水。

恶露不下一方①

一方：恶露不下，以干荷叶二两，鬼箭羽、桃仁、刘寄奴、蒲黄各一两，为末，每服三钱，童便一盏，姜二片，生地一钱，同煎减半服。

恶露不绝第四十六

既产之后，污血尽之则已，日久不绝者，乃脏腑不调故也。若肝气热而不能主血，用六味地黄丸；肝气虚而不能藏血，用逍遥散；脾气虚而不能摄血，用六君子汤；胃气下陷而不能统血，用补中益气汤；脾经郁热而血不归源，用加味归脾汤；肝经怒火而血妄行，用加味四物汤；气血俱虚者，用十全大补汤；若肝经风邪而血沸腾，用一味防风丸；若至于崩者，用芎归芍药汤。无非以上之意，而消息之。

六味地黄丸

熟地黄八两　干山药　山茱萸各四两　白茯苓　牡丹皮各三两　泽泻二两

上为末，蜜丸。

---

① 恶露不下一方：据目录补。

六君子汤

人参　白术　茯苓　陈皮　甘草　半夏

上姜水煎。

十全大补汤

人参　白术　白茯苓　甘草　当归　熟地黄　白芍药　川
芎　黄芪各一钱　肉桂五分

上水煎。

防风丸

治肝经有风以致血得风而流散不归经。

防风

上一味为末，糊丸梧子大，每服六十丸，白汤下。

芎归芍药汤

治产后血崩，眩晕不省人事。

川芎　当归　白芍药各等分

上水煎。

返魂丹

治产后恶露不绝，及胎前产后诸证。

益母草

上一味，端午采收阴干，用叶并子，不犯银器，为末，炼
蜜丸弹子大，每服一丸，细嚼米饮下。若临产胎痛，或胎动不
安，或漏血者，当归汤下。死胎或胎衣不出，或牙关紧急，或
血晕、血热、烦闷，如见鬼神，俱童便入酒少许化下。恶露腹
痛，或淋漓，或月水不调，当归酒化下。

牡蛎散

治产后恶露淋沥不绝，心闷短气，四肢乏弱，头目昏重，

烦热。

牡蛎　川芎　熟地黄　白茯苓　龙骨各五分　续断　当归炒
艾叶酒炒　五味子　人参　地榆各二分五厘　甘草一钱二分

上姜枣水煎。

马蹄丸

治产后恶血不绝，腹中绞痛。

马蹄一只，烧　乱发一两　阿胶二两　代赭石　干姜各三两
干地黄四两　牛角䚡五两，酥炙

上为细末，蜜丸梧子大，空心米饮下三四十丸，日二服。

血下三方①

一方：产后血崩如豆汁紫黑，所下过多者，四物汤加蒲黄、
生地汁、阿胶、蓟根、艾、白芷，煎服。

一方：产后胃寒兼悲感而致血再下，身润脉滑，用当归、
白术、陈皮、川芎、干姜、黄芩各一钱，白芍药五分，炙甘草
少许煎服。

一方：因忧虑堕胎，两月余血尚不止，此体虚气滞所致，
用白术二钱，陈皮、白芍药各一钱，木通、川芎各五分，炙甘
草二分，煎成下五芝丸六十粒。

补中益气汤

方见子淋条。

加味归脾汤

逍遥散

方俱见子痫条。

---

① 血下三方：据目录补。

腹痛第四十七 附腹胀小腹痛

产后腹痛，或因外感内伤，或因瘀血壅滞所致，当审其因而药之。若痛而恶心或作呕，用六君子汤；痛而泄泻，六君子汤送四物丸；兼后重者，补中益气汤送四物丸。胸膈饱胀，恶食吞酸，腹痛手不可按者，此停滞所致也，二陈汤加白术、山楂以消导之。食消仍痛，按之却不痛，更加头痛，烦热作渴，恶寒欲呕者，是中气被伤也，宜补脾胃为主。按之痛甚，不恶食、不吞酸者，乃瘀血凝滞也，宜失笑散消之。发热头疼，按之不痛，此是血虚，宜四物汤加炮姜及参术补之。以上饮食伤、中气伤、瘀血痛、血虚痛，证候不同者，如此体认真确，取效何难。

若止腹痛满闷，呕吐而不痛者，乃败血散于脾胃，不能运化而致，宜用抵圣汤主之。[批] 腹胀。

至于小腹作痛，又与大肠不同，恶露凝结而痛则小便自利，用玄胡索散；外寒相搏而痛，用五积散；因于怒气，用四物汤加木香、柴胡；因于血虚，用四物汤、胶艾、参、术、炮姜①；因于阳气虚弱，用四君子汤加当归、炮姜；因于脾虚血弱②，用六君子汤加当归、炮姜。亦有产当寒月，脾胃虚弱，寒③邪所侵，脐腹作痛者，谓之寒疝，用当归建中汤或蟠葱散④。脐下⑤胀痛，手不可近者，羊肉汤；肝经湿热，小便不利而痛者，龙胆泻肝汤。此小腹之治异于大腹者也，忽而不治则为

---

① 姜：原文模糊，据《景岳全书》卷之三十九补。
② 血弱：原脱，据《景岳全书》卷之三十九补。
③ 寒：原脱，据《景岳全书》卷之三十九补。
④ 散：散：原文模糊，据《景岳全书》卷之三十九补。
⑤ 脐下：原本模糊，据《景岳全书》卷之三十九补。

血癥矣。［批］小腹痛。

五积散

苍术二钱四分　橘红　麻黄去根节　枳壳各六分　厚朴　干姜炮，各四分　白芷　川芎　炙甘草　白茯苓　肉桂　白芍药　当归各二分　桔梗一钱二分　半夏二分

上姜葱水煎。

四神丸

脾胃虚弱，大便不实，饮食不思，或泻利腹痛等证。

补骨脂四两　肉豆蔻　五味子各一两　吴茱萸酒浸，炒，一两

上为末，用大红枣一百枚，生姜八两切碎与枣同煮，去姜捣枣和药为丸，梧子大，每服五七十丸，食前白汤下。

抵圣汤

治产后败血散于肠胃，不能运化，而致腹胀、满闷、呕吐。

赤芍药　半夏　泽兰叶　人参　陈皮　炙甘草各一钱，炒

上用生姜焙干五钱，水煎。

陶隐君泽兰汤

治产后恶露腹痛或胸满少气。

泽兰　生地黄　当归　白芍药　生姜各一钱　甘草五分，炒大枣四个

上水煎。

卷荷散

产后血上冲心，血刺、血晕、腹痛。

初出卷荷　红花　当归各二两　蒲黄隔纸炒　牡丹皮各五钱

上为细末，每服三钱，童便一碗调下。

丹溪黑白散

治产后儿枕痛。

乌金石醋煅七次，另研　寒水石煅存性

上为末，每服一钱五分，痛止勿服。

仲景瘀血汤

产妇胁痛，服药不愈，乃腹中有干血着脐。

大黄二两　桃仁二十粒　蛀虫二十个，炒去足

上为末，蜜为四丸，每用一丸，酒一升煎取八合，顿服之，积血下如猪肝。

延胡索散

产后恶血凝滞，脐下作痛，或作寒热。

延胡索　桂心各五钱　当归一两

上为末，每服二钱，食前用热酒调下。

当归养血丸

治产后瘀血，心腹胀痛或腰脚疼痛。

当归　赤芍药　丹皮　延胡索　桂心一两

上为末，炼蜜丸，梧子大，每服三十丸，温酒下。

仲景当归建中汤

产后虚羸，腹中刺痛不止，月内服三四贴，永无别病。

当归四两　桂枝二两　白芍药六两　生姜三两　甘草二两　大枣十二枚

上用水一斗煮取三升，分三服，一日服尽。若大虚加饴糖六两，候煎成入汤中，火上顿，饴糖消服。去血过多或崩伤内衄不止，加地黄六两，候煎成入阿胶二两。

仲景羊肉汤

治产当寒月以致寒气入产门，脐下胀满疼痛，手不能近，此名寒疝，谓之瘀血则误矣，宜用此方，兼能治腹中疼痛。

[批] 寒疝。

精羊肉四两　当归　川芎各五钱　生姜一两

上以水十盏煎至四盏，分四次空心服。

蟠葱散

产后寒疝，脐腹作痛。

玄胡索　肉桂　干姜炮，各二两　缩砂去皮　炙甘草　苍术浸炒，各五钱　丁皮　槟榔各四两　莪术　三棱煨　青皮去白　茯苓各六两

上为末，每服二钱，葱白一茎煎。

腹痛三方①

一方：治产后脐下痛，用失笑散醋糊为丸服。

一方：丹溪治产后恶露未尽，小腹作痛，用五灵脂、香附、不去尖桃仁为末，醋糊为丸服。

一产后六七日忽然脐腹痛，乃因呼吸而寒气乘虚入客血分也，宜服当归建中汤。

补中益气汤

龙胆泻肝汤

四物汤

方俱见子淋条。

---

① 腹痛三方：据目录补。

六君子汤

方见恶露不下条。

二陈汤

方见子痫条。

失笑散

方见血晕条。

四君子汤

方见半产条。

头痛第四十八

头乃诸阳之会，产后胃气虚弱，阳气不能上升，故致头疼。若因于败血者，则惟黑龙丹为奇，其治验已载产变条，本方之后矣。若中气虚者，用补中益气汤加蔓荆子；血虚者，用四物汤加参术或加细辛；血气俱虚，用八珍汤。若因风寒所伤，用补中益气汤加川芎。若阳气虚者，补中益气汤加附子一钱，甚效。

一奇散

治产后头痛。

川芎　当归等分

上为细末，每服二钱，水煎。亦有止用川芎末二钱者，一奇之名，其斯之谓欤。

芎附散

治产后败血，作梗头痛。

大附子一枚　川芎一两

上用酽醋一碗蘸附子，于炭上灸，灸干又蘸醋，醋尽而透，同川芎为末，每服一钱，茶清下。

丹溪黄芩荆芥散

治产后身热，头痛肚痛。

黄芩二钱五分　陈皮　白术　白芍药各二钱　甘草　干姜　牡丹皮各一钱五分　川芎一钱　荆芥五分

上分四贴，水煎。

都梁丸

治诸风项背不利，头目眩晕，脑门作痛；或胎前产后伤风，头目昏重，血风头痛。

白芷

上为末，蜜丸弹子大，每服一丸，细嚼，荆芥煎汤下。

桂心丸

治产后血气不散，积聚成块，上攻心腹，或发寒热，四肢羸瘦，头痛。

青皮　干漆炒烟尽，各七钱　没药　槟榔　当归　桂心　赤芍药　牡丹皮各五钱　大黄　桃仁去皮尖　鳖甲醋炙　厚朴　三棱煨　玄胡索各一两

上为细末，蜜丸梧子大，每服三四十丸，温酒下。

加减四物汤

产后血虚痰癖皆可以致头疼，用此随证加减。

苍术一两六钱　羌活　川芎　防风　香附炒　白芷各一两　石膏二两五钱　细辛一两五钱　当归　甘草各五钱

上为粗末，每服一两，水煎。

加减法：

有汗者，气弱头疼也，加白芍药三两，桂一两五钱，姜水

煎服。痰癖头疼，加半夏三两，白茯苓一两，生姜煎。热痰头痛，加白芷三两，石膏三两，知母一两。寒厥头痛，加天麻三两，附子一两五钱，生姜煎。

补中益气汤

四物汤

方俱见子淋条。

黑龙丹

方见产变条。

八珍汤

方见半产条。

腰痛第四十九

胞胎系于肾，因产劳伤而风冷客之，遂致腰痛。若连背脊痛，以后遇妊必致损动，不可不加之意也。若因真气虚而邪乘之者，用当归黄芪汤或十全大补汤，佐以独活寄生汤，如不应，须于十全大补汤中加附子以治之。若恶露未尽，腰重而痛，或两股痛如锥刺，当防发痈，宜服桃仁汤，痈既成用五香连翘汤。

当归黄芪汤

治腰痛不可转侧，或汗出、壮热、气短。

黄芪炒　白芍药炒，各二两　当归三两

上每服四钱，水煎。

桃仁汤

产后恶露方行，忽然渐少或断绝不来，腰中重痛，此由血滞。如有大痛处，必作痈疽。

桃仁　苏木　生地黄各五钱　虻虫去足翅，炒　水蛭炒烟尽上为粗末，每服二钱，水煎，恶露下即住服。

生地黄汤

治产后腰疼，腹中余血未尽流为足肿，不食。

生地黄取汁一升　生蜜一合　生姜汁半合　白芍药　甘草各二两　丹参四两

上以水三升，煎后三味至一升，去渣，入二汁与蜜，微火煎一二沸，每服三合，一日二服，利一二行即愈。

寄生防风汤

治产后风邪头眩，腰痛不可转侧，四肢沉重，行步艰难。

桑寄生　独活　川芎　白芍药炒黄　桂心　续断　生姜各六分　当归　防风各八分

上水煎。

如神汤

治产后瘀血腰疼。

延胡　当归　桂心等分

上水煎。

又如神汤

逐败血，去风湿。

即生料五积散加桃仁。

上姜水煎。

十全大补汤

方见恶露不绝条。

独活寄生汤

方见胎前胎痛条。

便血第五十

产后大便下血者，各有所因。有膏粱积热者，用加味清胃散；因醇酒湿毒者，用葛花解醒汤；因怒动肝火者，用六君子汤加柴、芍、芎、归；因郁伤脾者，用加味归脾汤；因思虑伤心者，用妙香散；因大肠风热者，用四物汤加侧柏、荆防、枳壳、槐花；因大肠血热者，用四物汤加芩连；因肠胃虚弱者，用六君子汤加升麻、柴胡；因脾胃虚寒者，用六君子汤加肉豆蔻、木香；因元气下陷者，用补中益气汤加白茯苓、半夏；因气虚者，用六君子汤加升麻；因血虚者，用四物汤；气血俱虚者，用八珍汤，俱加升麻。大凡病久则虚，矧产后气血大亏之后，中气必寒，姜附之药，酌量宜加。

加味清胃散

产后因膏粱积热下血。

当归身　生地黄　黄连　牡丹皮各一两五钱　升麻二钱　石膏三钱

上水煎。

葛花解醒汤

产后因醇酒湿热下血。

白豆蔻　砂仁　葛花各五分　木香五厘　青皮三分　陈皮　白茯苓　猪苓　人参各一分五厘　白术　神曲炒　泽泻　干姜各二分

上为细末，白汤调下。

妙香散

干山药　白茯苓　茯神　黄芪　远志各一两　人参　甘草　桔梗各五钱　辰砂三钱　木香二钱五分　麝香一钱

上为末，每服二钱，温酒调服。

加味归脾汤

方见子痫条。

八珍汤

方见半产条。

四物汤

补中益气汤

方俱见子淋条。

六君子汤

方见恶露不绝。

寒热第五十一

产后气血虚弱或脾胃亏损而致发热者，乃不足之证也。经云：阴虚则发热，阳虚则恶寒。若兼大便不通，犹属气血两虚，虽有外感风寒，切忌发表及降火之剂。若寸口脉微，为阳气不足，阴气上入于阳中则恶寒，用补中益气汤；尺部脉弱，为阴气不足，阳气下陷于阴中则发热，用六味地黄丸。大抵阴不足，阳往从之，则阳内陷而发热；阳不足，阴往从之，则阴上越而恶寒。阴阳不归其分，以致寒热交争，故恶寒发热也，当用八珍汤。若病后四肢发热，或形气倦怠，此元气未复，湿热乘之故耳，宜补中益气汤。

若肌热大渴引饮，目赤面红，此血虚发热，用当归补血汤，误认为热则谬矣。若恶露未尽，昼则明了，夜则谵语，寒热如见鬼者，乃热入血室也，用柴胡地黄汤或四物汤加柴胡。

柴胡地黄汤

即小柴胡汤加生地黄。[批] 血虚发热，热入血室。

竹叶防风汤

产后伤风，发热、面赤、气喘、头痛。

淡竹叶半把　防风　人参　桂枝　苦梗　甘草各五钱　葛根一两五钱

上每服五钱，姜枣水煎。汗出项强加附子，呕加半夏。

当归补血汤

八珍汤

方俱见半产条。

补中益气汤

四物汤

方俱见子淋条。

六味地黄丸

方见恶露不绝条。

当归散

治产后气血虚弱，恶露内停，憎寒发热，方见胎动条。

虚汗第五十二 附胃闷变痉

产后阳气顿虚，腠理不密，津液妄泄。若血气俱虚，急用十全大补汤，如不应，恐至汗多亡阳，急用参附、芪附等汤；若阴血亏损，阳气郁暴，忽然昏闷汗出者，急吞鸡子三个，未醒饮童便，或时复发，宜服竹沥五合，大抵此证以固元气为主。汗多必变为痉，口禁背强如痫，或摇头马嘶，不时举发，宜速灌小续命汤。

小续命汤

产后口禁项强。

防风一钱　麻黄去节　黄芩去腐　白芍药各八分　川芎　防己
肉桂各七分　附子炮　杏仁去皮尖，麸炒，各五分　人参八分　甘草
炙，四分

上姜水煎。

麻黄根汤

产后虚汗不止，身热发渴，惊悸不安。

麻黄根　当归　黄芪炒　牡蛎煅　甘草炒　人参各七分

上水煎。

止汗散

牡蛎五钱，为末　小麦麸八两，炒黄，为细末

上每服三五钱，猪肉汁调服。

当归六黄汤

治盗汗。若自汗甚者，以芩、连、柏炒黑，倍加人参、五
味子。

当归　黄芪各一钱　生地黄　熟地黄　黄柏　黄芩　黄连各
七分

上水煎。

十全大补汤

方见恶露不绝条。

中风第五十三

产后筋挛拘急，口眼㖞斜，或肢体缓弱，乃中风也。入脏
则恍惚惊悸，固有气血未复，风寒所感者；亦有勉强下床，误
就帏幙；或因事忧怒，以致内伤脏腑所致者，确似中风。陈无
择曰：当以脉辨而治之。薛立斋曰：形气不足，病气有余，当
补元气为主，稍佐以治病之药。形气病气俱不足者，当纯补元

气，多有复苏。若误投风药，乃促其危也。又如去血过多，气无所主，唇青肉冷，汗出目眩神昏，宜急服济危上丹。若系心脾血气俱虚，用十全大补汤，如不应，加附子、钓藤钩。若肝经血虚，用逍遥散加钓藤。盖脾之荣在唇，心之津为汗，若心脾二经虚极者，急用参附汤救之。大抵此等之证多因亡血或出汗过多，纵有外因亦宜固本，高明者宜熟审焉。

济危上丹

治产后去血过多，气无所主，唇青肉冷，汗出目眩。

乳香研　五灵脂　硫黄　玄精石同研极细　阿胶　卷柏　桑寄生　陈皮等分

上前四味入石器内，微火炒，为末，并研后四味末，同生地黄汁丸梧子大，每服二十丸，食前温酒或当归酒下。

川芎羊角汤

川芎　羚羊角　羌活　酸枣仁炒　白芍药炒黄，各四钱　桑白皮六分　防风五分

上水煎，分三服。

防风羊角汤

产后气血不足，风邪所袭，肢节挛痛，背项强直。

防风一两　赤芍药炒　桂心各五钱　羚羊角　川芎　羌活　酸枣仁炒　当归　牛蒡子各三钱

上每服四钱，水酒煎。如未效，用八珍汤；再不应，用十全大补汤。

辰砂远志丸

治产后中风，惊狂，起卧不安，或痰涎上涌者。

石菖蒲　远志甘草汁煮　人参　茯神　辰砂各三钱　川芎

干山药　铁粉　麦门冬　细辛　天麻　半夏　南星　白附子各
一两

上为末，姜汁糊丸，绿豆大，别以辰砂为衣，每服三十丸，
临卧姜汤下。

中风二方[①]

一方：产后中风，唇青鼻黑，用小续命汤，连进三服。

一方：产后中风，烦渴，用红花子五分，炒研，水煎，徐
呷之。

痉第五十四 附不语

去血过多，元气亏损，或外邪相搏，而致牙关紧急，四肢
劲直，腰背反张，肢体抽搐，有汗而不恶寒者，曰柔痉；无汗
而恶寒者，曰刚痉。盖因筋无血养而然，惟宜大补血气，不可
妄用风药。若汗出过多亦有变痉者，急用小续命汤，斡开口灌
之，稍缓则汗出如雨，手拭不及，至于不救矣。甚有至于口禁
者，惟宜用大剂参、芪、归、术、肉桂以培养之，如不应，用
参附汤。

又有产后不能语言者，乃心气虚而不能通于舌，宜服七珍
散。若肾虚风热，宜地黄饮；大肠风热，加味逍遥散加防风、
白芷；脾经风热，秦艽升麻汤；肝经风热，柴胡清肝散加防风、
白芷；脾气郁热，加味归脾汤加升麻。肝木太过，小柴胡汤加
钩藤钩；脾受木侮，六君子汤加升麻、白芷、钩藤钩。肝脾血
虚，用佛手散；脾气虚，用四君子汤；气血俱虚，八珍汤，如
不应，用独参汤，更不应，急加附子补其气以生血，若竟用血
药则误矣。凡此与痉之口禁大殊，又与中风不语不同，故附于

---

① 中风二方：据目录补。

此。[批] 不语。

参附汤

人参　附子炮

上水煎。

秦艽升麻汤

升麻　干葛　甘草炙　白芍药　人参各五钱　秦艽①　白芷
防风　桂枝各三钱

上入连须、葱白三茎，水煎。

柴胡清肝散

柴胡　山栀各一钱五分　黄芩　人参　川芎各一钱　连翘　桔
梗各八分　甘草五分

上水煎。

增损柴胡汤

治产后手足牵搐，涎潮昏闷。

柴胡　黄芩各一钱二分　炙甘草　半夏各一钱五分　知母一钱
石膏二钱　黄芪二钱五分

上分二贴，姜枣水煎。一方有人参。

秦艽汤

服增损柴胡汤，证已去，次服此药去其风邪。

秦艽　白芍药　柴胡各一钱七分　炙甘草一钱三分　黄芩　防
风各一钱二分　人参　半夏各一钱一分

上分二贴，姜水煎。

---

① 秦艽：此后原衍"各"字，据《景岳全书》卷五十六删。

大豆紫汤

产后中风，角弓反张，口禁涎潮。

黑豆半升，炒令焦黑烟起，以无灰酒二升沃之，入磁器中，每用一盏，入独活五钱，同煮至六七分，去渣，服。

愈风散

产后角弓反张，口禁涎潮。

荆芥略焙

上一味为末，每服三钱，童便调下，其效如神。

七珍散

治产后不语。

人参　石菖蒲　生地黄　川芎各一两　细辛一钱　防风　辰砂另研，各五钱

上为末，每服一钱，薄荷汤调下。

孤凤散

治产后闭目不语。

生白矾一钱

上为末，热水调下。

三仙散

治产后不语。

人参　石莲肉不去心　石菖蒲各等分

上每服五钱，水煎。

小柴胡汤

方见子悬条。

六君子汤

方见恶露不下条。

加味逍遥散

加味归脾汤

方俱见子痫条。

佛手散

即芎归汤，见胎动条。

四君子汤

方见半产条。

瘈疭第五十五

筋脉拘急之谓瘈，筋脉胀纵之谓疭，皆产后阴血去多，阳火炽盛，筋无所养而然，非伤寒、火热、木盛之类也，宜用八珍散加牡丹皮、钓藤以生阴血，则阳火自退，诸证自愈，如不应，用四君子汤加芎、归、牡丹皮、钓藤以补脾土。盖血生于至阴，至阴者脾土也，脾胃亏损，不能生血，故有此证。若肢体恶寒，脉微细者，此为真状；脉浮大，发热烦渴，此为假象，惟当固本为善。若无力抽搐，戴眼反折，汗出如珠流者，不治。

愈风汤

增损柴胡汤

方俱见痉条。

交加散

治瘈疭，或颤振，或产后不省人事，口吐痰涎。

当归　荆芥穗等分

上为细末，每服二钱，水一盏，酒炒少许，煎至七分，灌下神效。凡有患者，宜先服愈风汤，佐以此散，服之则睡，睡中必以左手搔头，觉必醒矣。

疟疾第五十六

产后脾胃虚弱，饮食停滞，或外邪所感，或郁怒伤脾，或暑邪所伏，而致疟疾，宜分别而治。因饮食停滞者，用六君子汤加桔梗、苍术、藿香。若外邪多而停滞少，用藿香正气散；停滞多而外邪少，用人参养胃汤；停滞而兼劳役者，补中益气汤。气血虚弱者，十全大补汤加干姜；虚寒者，六君子汤加姜桂；元气脱陷者，急加附子。苟误用青皮截疟之类，则真气愈虚，以致不起者多矣。然有似疟非疟者，其证乍寒乍热，乃败血为害，或阴阳不和，若概作疟疾治，又误之甚矣。

人参养胃汤

苍术一钱　陈皮　厚朴　半夏各七分五厘　白茯苓　藿香各五分　甘草二分　乌梅一个　人参　草果各四分

上姜枣水煎。

草果饮

产后疟疾，多由污血挟寒热而作，大法宜柴胡四物汤调之，若热多者宜服此。

半夏　赤茯苓　草果煨，去皮　炙甘草　陈皮　川芎　白芷各一钱二分　紫苏　良姜　青皮各六分　干姜二钱四分

上分二贴，姜枣水煎，当发日连进三服，神效。

生熟饮子

产后疟疾寒多者，宜服此。

肉豆蔻　草果仁　厚朴　半夏　陈皮　甘草　大枣去核　生姜各二钱五分

上均分为二，一半生用，一半以湿纸裹煨香熟，和匀，作二贴，水煎。空心一服，食后一服，二渣并煎，午前服。

增损柴胡汤

产后虚弱，寒热如疟，食少腹胀。

柴胡　人参　甘草炒　半夏炒　陈皮　川芎　白芍药炒，各等分

上每服五钱，姜枣水煎。

白茯苓散

产后蓐劳，头目四肢疼痛，寒热如疟。

白茯苓一两　当归　川芎　桂心　白芍药炒　黄芪　人参各五钱　熟地黄五钱

上以猪腰子一对，水三盏，入姜枣煎至二盏，滤清，入前药五钱，煎服。

藿香正气散

方在胎前霍乱条。

六君子汤

方在恶露不下条。

补中益气汤

方在子淋条。

十全大补汤

方在恶露不绝条。

泻痢第五十七

气血大败之后，复值泻痢，鲜不频危，治当从补，勿拘拘于渗湿利水，反召虚虚之祸也。审系伤食所致，则用六君子汤，分别而加消导之药，兼呕吐者，则加藿香。若系虚寒，或所下完谷清水，或手足逆冷，用调中汤治之，或升提下陷之气。若

泻利色黄，乃脾土真气，宜加木香、肉豆蔻。若属脾土虚寒，用六君子汤加木香、姜、桂。若脾肾虚寒，用补中益气汤及四神丸。命门火衰而脾土虚寒者，用八味丸以补土母。若小便涩滞，肢体渐肿，或兼喘嗽，用金匮肾气丸以补脾肾，利水道。若胃气虚弱，四肢浮肿，须补胃为主。久而不愈，是肾气亏损也，必用四神、六味、八味三药以补足三阴。经云：若痢而作渴，但止其渴，痢自瘥矣。

调中汤

良姜　当归　桂心　白芍药　附子炮　川芎各一两　甘草炒，五钱

上每服三钱，水煎。

五味子散

治产后泄泻，或肾泄在清晨五更作泻，饮食不进，或大便不实，不时去后，作丸更好。

五味子炒，三两　吴茱萸炒，五钱

上为末，每服二钱，白汤调。

救急散

治产后赤白利，腹中绞痛。

白芍药　阿胶　艾叶　熟地黄各一两　甘草　当归各三两

水煎，分二服。

甘草阿胶汤

治新产下利虚极。

甘草　阿胶　白头翁各二两　黄连　黄柏　秦皮各三两

上以水七升，煮五味至二升，半去渣入胶溶尽，分三服。

的奇散

产后恶露不行，余血渗入大肠，洞泄不禁，所下青、白、黑色。

荆芥五穗

上一味，在净盏内烧灰，不得犯油，入麝香，研细，汤调三匙，呷下即止。

痢三方①

一方：治产后诸痢，煮薤白食之，即愈。

一方：治产后痢，以羊肾脂炒薤白食之，甚效。

一方：治产后痢，虽一日五十行者，取木中蛀虫粪炒黄为末，水调服之，即愈。

金匮肾气丸

方见产后浮肿。

四神丸

方见产后腹痛条。

八味丸

补中益气汤

方俱见子淋条。

六君子汤

方见恶露不下条。

大便不通第五十八

产后大便不通者，因去血过多，肠胃枯涸也，虽汗多亦能

---

① 痢三方：据目录补。

使便秘。盖血虚则火燥，宜大补气血，自然能下，慎勿用苦寒通润之剂及麻仁、杏仁、枳壳之类，反伤中焦元气也。若饮食如故，腹不胀满，但服补气血药，直待腹胀难禁，欲去不得，乃结在直肠也，宜猪胆汁或蜜导润之。若因其不通而辄用通利之药、蜜导之法，则是促其危矣。要之，去血过多者，用十全大补汤；血虚火燥者，加味四物汤；气血俱虚者，八珍汤加桃仁、杏仁。寻常用紫苏子、麻子各半合，洗净，研极细，用水再研，取汁一盏，分二次煮粥食之，甚为有益。

麻仁丸

大麻仁研如泥　枳壳　人参各四钱　大黄二钱

上为末，入麻仁炼蜜丸，梧子大，每服二十丸，空心温酒下，未通渐加，不可过服。

阿胶枳壳丸

治产后大便秘涩。

阿胶　枳壳等分

上为末，蜜丸梧子大，滑石末为衣，温水下二十丸，未通再服。

十全大补汤

方见恶露不绝条。

八珍汤

方见半产条。

小便不通第五十九

产后小便不通，腹胀满者，用盐填脐中，葱白一束，切作一指厚，放盐上以艾炷灸之，热气入腹即通。

大小便不通第六十

产后大小便俱不通，乃肠胃虚弱，津液燥渴故也，饮牛乳三日可愈，人乳尤善。

车前子散

产后大小便不利或下血。

车前子　黄芩　蒲黄　牡蛎　生地黄　白芍药等分

上为细末，空心米饮调服，忌面蒜。

桃花散

治膀胱气滞血涩，大小便秘。

桃仁　葵子　滑石　槟榔等分

上为末，每服二钱，空心葱白汤调下。

通气散

治虚人忧怒以致伤肺与大肠，不得传送。

陈皮　苏叶　枳壳麸炒　木通各一钱

上水煎。

遗尿第六十一

产妇间有为稳婆误伤膀胱而致淋沥不绝，或尿出无时者。然膀胱受伤，必因难产，难产固是气虚，产后气血犹虚，所以遗尿宜用峻补，以参芪为君，芎归为臣，桃仁、陈皮、黄柏、茯苓为佐，煮猪羊胞汤煎药，于极饥时服之，一月可安。不因膀胱伤者，以白薇等散临时酌用。

白薇散

白薇　白芍药等分

上为末，每服二钱，酒调服。

桑螵蛸散

产后小便数，又遗尿。

桑螵蛸三十个，炒　鹿茸酥炙　黄芪各三两　牡蛎煅　人参　赤石脂　厚朴各二两

上为细末，空心以米饮调服，三钱。

黄芪当归汤

产妇因伤膀胱，小便不禁，面浮，午后发热。

黄芪　归身尾　白芍药　白术各一钱　人参五分　陈皮①五分　炙甘草一分

上水煎，热服。

补脬饮

治胞破，小便淋沥。

生绢黄色者，一尺　白牡丹根皮，一钱　白及一钱

上水一碗，煎至绢烂，温服，服后忌言语，否则不效。

遗尿四方②

一方：治产后遗尿，以桑螵蛸五钱炒，龙骨一两煅，为细末，每用二钱，空心米饮调下。

一方：产后遗尿，取旧燕窝内草烧灰，研细，酒调服五分。

一方：产后小便不禁，用鸡尾烧灰为末，酒调服。

一方：产后遗尿，以白矾枯、牡蛎煅各等分为末，酒调服一钱，一日三服亦治遗尿。

---

① 皮：疑脱，据《济阴纲目》补。
② 遗尿四方：据目录补。

遗粪第六十二

产后遗粪者，脾肾虚弱也，用还少丹，仍以补中益气汤为主，虚寒加肉豆蔻、补骨脂或四神丸。脾肾虚寒者，八味丸，兼用四神丸。

还少丹

方见男服方。

遗粪二方①

一方：产后遗粪，亦用燕窝中草烧灰，酒调服。

一方：产后遗粪，用白蔹、白芍药等分为末，酒调服。

诸淋第六十三附小便出血

产后诸淋，因热客于脬也，虚则频数，热则涩痛，气虚兼热，血入胞中，则血随小便出而为血淋。若膀胱虚热者，用六味丸；阴虚阳无以化者，用滋阴肾气丸。若夫小便出血者，乃虚热血渗于脬也，以乱发洗净，烧为末，米饮调服，或滑石末一钱，生地黄汁调下，俱可立效。但血淋、出血二者相类，当以痛不痛辨之也。

滑石散

治热淋。

滑石五分，研　通草　车前子　葵子各四分

上为末，以浆水调服。

瞿麦散

小肠有热，小便涩痛，或为血淋。

---

① 遗粪二方：据目录补。

瞿麦　黄芩　冬葵子各二两　通草三两　大枣十二枚

上以水七升，煎二升半，分二服。

茅根汤

治产后诸淋。

白茅根一钱六分　白茯苓　瞿麦各八分　葵子四分　蒲黄　桃
胶　滑石　甘草　紫贝灰各二分　石首枕骨一块，煅

上加灯心，水煎。

气急喘促第六十四附鼻衄

　　荣血暴竭，卫气无主，故独聚于肺而至喘急，乃孤阳绝阴
不治之证，用二味参苏饮救之，亦有得生者。若败血停滞，肺
胀而喘者，用血竭、没药等分为末，酒水煎服，或用夺命丹。
若气血散乱，入于诸经，不得还源，口鼻黑起而变鼻衄，乃胃
绝肺败也，急以绯线一条，取产妇顶心发二条，紧系中指节，
服犀角地黄汤或二味参苏饮加附子五钱。

二味参苏饮

治产后血竭，气无所主，而至喘急。

人参三钱　苏木五分

上水煎。

五味子汤

治产后喘促，脉伏而厥。

五味子杵，炒　人参　杏仁各二钱　麦门冬　陈皮各一钱

上姜枣水煎。

犀角地黄汤

产后气促，鼻衄。

犀角二钱　生地黄二钱五分　牡丹皮一钱五分　赤芍药二钱

上水煎，温服。

夺命丹

方见产变条。

咳嗽第六十五

产后阴血耗损，或肺气有亏，或阴火上炎，或风寒所感，皆可以致咳嗽。阴血虚者，用芎归、熟地、参术；肺气伤者，用四君子汤加芎、归、桔梗；阴火上炎者，地黄丸加参术；风寒所感者，补中益气汤加桔梗、紫苏；若食盐醋而致者，难治。因面积滞而致者，服黑神散、五积散可愈。若早间吐痰，脾气虚也，用六君子汤；夜间发热，肝血虚也，用加味逍遥散；昼夜无寐，脾血耗也，用加味归脾汤，临时自宜活泼。

知母散

治恶露上攻，咳嗽不已。

知母　贝母　白茯苓　人参各五钱　桃仁　杏仁俱生，去皮尖，各一两

上每服五钱，水煎。

门冬地黄汤

治风寒咳嗽。

麦门冬　生地黄各一钱二分　款冬花四分　甘草　桔梗各□分　葱白一握

上水煎。

异功散

治脾胃虚弱咳嗽。

人参　白术　白茯苓　陈皮　甘草等分

上水煎。

旋覆花汤

方见胎前。

咳逆第六十六

肺主于气而禀于胃，产后脾胃伤损，为风冷所搏而至于咳逆者，乃恶候也，用该方不效，急宜参附汤，亦可回生。

丁香散

治心烦咳逆。

丁香　白豆蔻各五钱　伏龙肝一两

上为末，煎桃仁吴茱萸汤，每服调下一钱。

羌活散

治咳逆。

羌活　附子炮　茴香炒，各五钱　木香　白姜炮，各一钱

上为末，每服二钱，入盐一捻，水煎。

咳逆三方①

一方：产后咳逆，三日不止欲死者，用肉桂五钱，姜汁三合，水煎服。一说令女婢烘手热，摩产妇背至热，以药时时涂上。

一方：产后咳逆，以干蒂一个，切碎，水煎，热呷。

一方：产后咳逆，三五日不止欲死，以壁镜窝五个，水煎，呷下立止。

口渴第六十七

产后出血过多致虚火上炎而作渴，宜饮童便或四物汤加白

---

① 咳逆三方：据目录补。

术、麦门冬、牡丹皮。若胃气虚而有热，用竹叶归芪汤；血虚发热，用八珍汤加麦门冬、五味子；血脱发燥，用当归补血汤；胃气虚弱，用补中益气汤或七味白术散。食米面、干饮太早，脾胃不能消化，热郁致渴，胸次痞闷者，慎不可下，惟服见现丸，或用六君子汤加枳实、神曲。因于肉食者，加山楂；因于鱼鲙之类者，倍陈皮。物消仍痞渴者，脾胃受伤也，单用六君子汤。咽酸嗳腐加炮姜，作泻加升麻。

清心莲子饮

治产后心烦作渴。

黄芩　麦门冬　地骨皮　车前子　甘草各五分　莲子　白茯苓　黄芪　柴胡　人参各六分

上水煎。

竹叶归芪汤

胃气虚热，口干作渴，恶冷饮食。

竹叶一钱五分　黄芪二钱　当归　白术　人参各一钱　麦门冬七分　甘草五分，炒

上水煎。

见现丸

姜黄炒　三棱醋炒　荜澄茄　陈皮　良姜　人参　莪术酒炒，各等分

上为末，萝卜汁糊丸，梧子大，每服三十丸，白汤下。

竹叶汤

产后虚弱口渴。

竹叶三升　甘草　人参　白茯苓各一两　生姜　半夏各三两　麦门冬五两　大枣十五枚

以水九升，先煎竹叶、生姜、大枣至七升，去渣，入甘草等五味，煎取二升，作四服，日三夜一。

玄胡索散

产后失血，渴不止。

郁金　干姜　桂心　青皮　枳壳　玄胡索等分

用好醋浸一宿，焙干为末，每服二钱，陈米汤下，日三夜一。

产后发渴一方①

一方：产后发渴，用莲子心生取为细末，米饮调下一钱。

六君子汤

方见恶露不绝条。

四物汤

方见子淋条。

当归补血汤

八珍汤

方俱见半产条。

七味白术散

方见胎前泄泻条。

产后胃气虚弱，饮食失节，而复受伤，乃致呕逆。若因饮食过时者，用四君子汤；饮食过多者，用六君子汤；饮食过时而兼劳役者，用补中益气汤。因饮食停滞者，用人参养胃汤；

---

① 产后发渴一方：据目录补。

脾胃气虚者，用六君子汤；胃气虚寒，加炮姜、木香；寒水侮土，用益黄散；肝木侮脾土，用六君子汤加升麻、柴胡；命门火衰者，用八味丸。若呕而至于泄泻，手足俱冷，肚腹痛者，乃阳气虚寒也，急用附子理中汤。

香灵丸

治产后呕不止。

辰砂另研　丁香各六分　五灵脂一钱

上香、脂先研为末，后入辰砂，和匀，猪胆汁为丸，芡实大，每服一丸，生姜陈皮汤下。

开胃散

产后胃虚呕吐，胸满不食。

诃子肉一两五钱　人参一两　甘草炒，五钱

上每服五钱，姜枣水煎。

生姜白术散

产后胃虚呕逆。

生姜六钱　白术五钱

上水煎，徐徐温服。

石莲散

产后胃寒咳逆，呕吐不食，或腹作胀。

石莲肉一两五钱　白茯苓一两　丁香五钱

上为末，每服二钱，不拘时用姜汤或米饮调下，一日三服。

人参养胃汤

方见产后疟疾。

四君子汤

方见半产条。

六君子汤

在恶露不下条。

附子理中汤

即理中汤加附子，见胎前泄泻条。

八味丸

方见男服条。

补中益气汤

方见子淋条。

益黄散

方见胎前泄泻条。

四肢浮肿第六十九

产后败血乘虚流注四肢而致浮肿，有因风邪乘于气□，皮肤肿而浮虚，乃气也，宜发汗；皮肤肿而光实，乃水也，宜利小便。若诊系寒水侮土，宜养脾肺；若气虚浮肿，宜益脾胃；若水气浮肿，宜补中气，是未可以执一论也。然浮肿之疾，医家莫不谓之水气，但水气必发咳嗽，小便涩。若系血脏虚，气塞不通流，面生浮肿者，惟宜益血和气，用牡丹皮散。不但宜于浮肿，凡产后诸病，无不如神。

大调经散

产后肿满，喘急烦渴，小便不利。

大豆一两五钱，炒去皮　茯神一两　琥珀一钱

上为细末，浓煎黑豆紫苏汤下。

小调经散

产后四肢浮肿者，乃败血循经流渗所致，日久成水，服此

则血行肿消。

当归　赤芍药　桂心各一两　没药　琥珀　甘草各一钱　细
辛　麝香各五分

上为末，每服五分，酒入姜汁调服。

汉防己散

治水肿。

汉防己　猪苓　枳壳麸炒　桑白皮各一两　商陆　甘草各一钱

上每服四钱，水煎。

泽兰散

治血虚气肿。

泽兰叶　防己等分

上为末，每服二钱，温酒调下，醋汤亦可。

金匮加减肾气丸

治脾胃虚寒，腰痛脚重，湿饮留积，小便不利，或肚腹肿
胀，四肢肿满，其效如神

白茯苓　附子各五钱　川牛膝　肉桂　泽泻　车前子　山茱
萸　山药　牡丹皮各一两　熟地黄四两

上为末，地黄捣膏和蜜丸，梧子大，每服七八十丸，空心
米饮下。

牡丹皮散

方见血晕条。

癫狂第七十 附狂言谵语

产后败血上冲，或血虚神不守舍，皆可以致癫□，□□□
虚则为狂言谵语，心气虚则为惊悸恐惧，要皆以大□□主，若
治风痰则误矣。

一灵三圣散

败血上冲，发热狂走，脉虚大者。

生蒲黄二钱

上用干荷叶、生地黄、牡丹皮各二钱，煎浓汤调服，甚效，凡属败血皆可愈。

调经散

治血气虚损，阴虚发热，或瘀血停滞，以致心神烦躁，如见鬼神，或言语谵妄。

没药　琥珀俱研细　桂心各一钱　白芍药炒　当归　细辛各五分　麝香少许

上为末，每服五分，姜汁、温酒各少许，调服。

柏子仁散

产后元气虚弱，瘀血停滞，狂言乱语。

柏子仁　远志　人参　桑寄生　防风　琥珀另研　当归炒　生地黄焙　甘草炒，各等分

上用白羊心一个，水三盏，煮清汁七分，入药五钱，煎服。

琥珀地黄丸

治心血虚而言语谵妄。

琥珀另研　玄胡索糯米同炒赤，去米　当归各一两　蒲黄四两，炒香　生地黄　生姜各二斤

上地黄、生姜各另捣汁留渣，以生姜汁炒地黄，地黄汁炒生姜渣，各干，与前四味俱为末，炼蜜丸，弹子大，每服一丸，当归煎汤下。

琥珀散

治血虚惊悸少寐。

琥珀　辰砂　没药　当归

上为末，每服二钱，空心日午临卧，各用白汤调下。

陶隐君泽兰汤

治败血上冲癫狂。

方见产后腹痛条。

妙香散

产后语言错乱，生地当归煎汤调服。

方见产后便血条。

乳汁不下第七十一 附收乳

产而后乳，女子之常也，然有气血盛而壅闭不行者，盛者①疏之，用通草、漏芦②、土瓜之类是也；有气血弱而阻滞不行③者，法当补之，用钟乳粉、猪蹄、鲫鱼之类是也。然妇人之乳资于冲任二脉及足阳明胃经，若素有冲任之疾与夫胃气不和者，乳汁乃少，面色必黄，所乳之子怯弱而多疾④，□□滋养之药。若有乳而不甚多，则服通经之药。弟婴儿以乳而长，若此者，终非保婴之道，爱子者，当自谋焉。

涌泉散

治妇人因气少，乳汁不下。

瞿麦穗　大麦门冬　龙骨　穿山甲炒黄　王不留行

上为细末，每服一钱，热酒调下，后饮猪蹄羹少许，用油木梳在左右乳上梳二三十梳，日三服，俱如前法。

---

① 盛者：原脱，据《妇人大全良方》卷之二十三补。
② 漏芦：原脱，据《妇人大全良方》卷之二十三补。
③ 不行：原脱，据《妇人大全良方》卷之二十三补。
④ 而多疾：原脱，据《妇人大全良方》卷之二十三补。

通经散

乳汁不下。

通草七分　瞿麦　柴胡　天花粉各一钱　桔梗二钱　青皮
白芷　木通　赤芍药　连翘　甘草各五分

上水煎，食后徐服，仍以手摩乳房。

玉露散

治乳脉不行，身体壮热，头目昏痛，大便涩滞等证。

人参　白茯苓　桔梗炒　白芍药各一钱　甘草六分

上水煎。

通脉散

女人乳少。

牡蛎　木通　当归　天花粉　穿山甲等分

上为细末，用猪蹄汤入酒少许，调服。

瓜蒌实散

瓜蒌实炒香熟，为末，醇酒调二茶匙，服后覆卧，片时效。

下乳三方①

一方：猪蹄一只，通草四两，水一斗，煮羹饮之。

一方：用糯米、莴苣子各半合，淘净，生甘草五钱，煎汁
一升②，以猪蹄汁二碗，再研药匀，去渣，分三服，其乳立下。

一方：土瓜、漏芦各三两，甘草二两，通草四两，水八升，
煎二升，分三服。

---

① 下乳三方：据目录补。

② 煎汁一升：原脱，据《医学纲目》卷之三十五产后症补。

收乳一方①

凡养子已雇乳母欲收乳者，以大麦芽炒过末，每服□钱，酒调下，一日三服。

① 收乳一方：据目录补。

卷之五

怀幼考索

保婴论第七十二

婴儿之疾，口不能言，全在乎形声色脉之间，而我以望闻问切之意以得之。其视大人之自言寒热痛痒与脉显七表八里九道者，相去远矣，必也鉴貌辨色，而后知病之所自出焉。

盖面部之左腮也属肝，右腮也属肺，额属心，鼻属脾，颏属肾。肝病则面青，肺病则面白，心病则面赤，脾病则面黄，肾病则面黑，是望而知之也。

听声察证，凡肝病则声悲，肺病则声促，心病则声雄，脾病则声慢，肾病则声沉，此皆属之于脏也；大肠病则声长，小肠病则声短，胃病则声浊，胆病则声清，膀胱病则声微，此皆属之于腑也，是闻而知之也。

问病究源，凡好食酸则肝病，好食辛则肺病，好食苦则心病，好食甘则脾病，好食咸则肾病，好食热则内寒，好食冷则内热，是问而知之也。

看脉察证，小儿半岁之际有病，于发际眉端之间，以三指按之，食指在上，无名指在下。若三指俱热，是感风邪，鼻塞气粗，发热咳嗽；三指俱冷，是外感风寒，内伤饮食，发热吐泻；若食中二指热，主夹惊之疾；食指热，主胸满食滞，是切而知之也。

虽三岁以下，犹不能于寸关尺诊候，惟看虎口三关。从食指侧看第一节，名风关，脉见易治；第二节名气关，脉见难治；第三节名命关，病深方见，十死八九。又验纹之色，青则兽惊，赤则水惊，黑则人惊，紫则泻利，黄则雷惊，三关通度，则为极惊。

纹如线直，是乳食伤脾，左右一样，乃积与惊齐。[批] 纹如线。

纹有三条，是肺生风痰，色赤伤寒，又主痰嗽。色红主泻，有黑相兼下利，红多、黑多赤利，兼紫白利。[批] 纹三条。

虎口纹乱，脾胃不和，青是惊与积，青黑发慢惊。[批] 虎口乱纹。

脉纹入掌，乃是内钓。脉纹向里，谓之风盛。弯外者则为食积。[批] 脉纹入掌、向里、弯外。

形如流珠，饮食所伤，或内热欲吐，或肠鸣自利，烦躁啼哭，宜香砂助胃膏消饮食，分阴阳。若食消仍病，亦宜香砂膏以补脾胃。[批] 形如流珠。

形如环珠，主脾虚停食，胸膈胀满，烦渴发热，宜五味异功散加山楂、枳实健脾消食，后用六君子汤调养中气。[批] 形如环珠。

形如长珠，主脾经受伤，饮食积滞，肚腹作痛，寒热不食，先用大安丸消其积滞，次以异功散健其脾气。[批] 形如长珠。

形如来蛇，主脾胃湿热，中脘不利，干呕不食，乃疳邪内作，先用四味肥儿丸治疳，后用四君子汤补脾。[批] 来蛇形。

形如去蛇，主脾虚食积吐泻，烦渴气短，喘急不食，先用六君子汤加枳实健脾消积，次以七味白术散调补胃气。[批] 去蛇形。

形如角弓反里，主感冒寒邪，哽气出气，惊悸倦怠，四肢稍冷，小便赤色，咳嗽吐涎，先用惺惺散助胃气，祛外邪，后以五味异功散加茯神、当归养心血，助胃气。若外邪既解而惊悸指冷，脾气受伤也，宜用七味白术散补之。若闷乱气粗，喘促哽气者难治，因脾虚之甚也。[批] 弓反里形。

形如角弓反外，主痰热心神恍惚，夹惊夹食，风痫痰盛，先以天麻防风丸祛外邪，又以五味异功散调中气。凡角弓反张之形，向里为顺，向外为逆也。[批] 弓反外形。

形如枪，主风热生痰发搐，先用抱龙丸，如不应用牛黄清心丸。若传于脾肺或过用风痰之药而见一切诸证者，专以调补脾胃为主。[批] 枪形。

形如鱼骨，主惊痰发热，先用抱龙丸治之。如未应，属肝木实热，少用抑青丸以清肝，随用六味丸以补肝。或发热少食，或痰盛发搐，乃肝木克脾土，用六君子汤加柴胡，补脾土以制肝木。[批] 鱼骨形。

形如水字，主惊风食积，胸膈烦躁，顿闷少食，或夜啼痰盛，口禁搐搦，此脾胃虚弱，饮食积滞而木克土也，先用大安丸消导饮食，次以六君子汤加钓藤钩补中清肝。若已服消食化痰等剂而病不愈者，用四君子汤加升麻、柴胡、钓藤钩升补脾气，平制肝木。[批] 水字形。

形如针，主心肝热极生风，惊悸顿闷，困倦不食，痰盛搐搦，先用抱龙丸祛风化痰，次用六君子汤加钓藤钩平肝实脾。[批] 针形。

纹若透闷射指，主惊风痰热聚于胸膈，乃脾肺亏损，痰邪乘聚，先用牛黄清心丸清脾肺、化痰涎，次用六君子汤加桔梗、山药补脾土、益肺金。[批] 透关射指。

纹若透关射甲，主惊风，肝木克制脾土之败证，急用六君子汤加木香、钧藤钩、官桂温补脾土，若未应，急加附子以回阳气，亦有得生者。[批] 透关射甲。

然小儿之疾，大半胎毒，少半伤食，若外感风寒，则什一也。至于五脏之偏胜，见证各自有别，钱仲阳言之已详。而相乘生克，张洁古亦言之详矣。

钱仲阳曰：心主惊，实则叫哭、发热、饮水而搐，黄连泻心汤主之；虚则困卧、惊悸不安、睡中口气温。及上窜咬牙，合面而卧，有就冷之意，皆心热也，导赤散、生犀散主之。若仰面卧者，乃心气实，气不得上下流通也，泻心散主之。心病冬见，火胜水也，当补肾治心，轻则病自愈。下窜不语者，肾虚怯也。张洁古曰：心主热，若肺乘心为微邪，其证喘而壮热，泻白散主之；肝乘心为虚邪，煎大羌活汤下大青丸主之；脾乘心为实邪，其证泄泻身热，泻黄散主之；肾乘心为贼邪，其证恐怖恶寒，安神丸主之。凡心脏得病，必先调其肝肾，肝气通则心气和，肝气滞则心气乏，此心病先求其肝，清其源也。五脏受病必传其所胜，肾之邪必传于心，故先治其肾，逐其邪也。若肝肾脉俱和，然后察心之虚实治之，仰面卧者，因心胸有实热，故喜仰面而向虚也；合面卧者，因心胸有虚热，故喜合卧而就实也，实则调治心肝，虚则调补脾肺，二者别之，尽其状矣。其咬牙等证多有雷同，不必拘泥。如用泻心、导赤等剂，邪气虽去而病仍作者，当调补元气；或反甚者，宜急温补元气。若心病冬见或亥子时病益甚，或下窜不语者，乃肾水虚而心火甚也，用地黄丸。[批] 心病。

肝主风，实则目直大叫，项急顿闷，风搐力大，泻青丸主之；虚则咬牙呵欠，风搐力小，地黄丸主之。气热则外生风，气温则内生风，大青膏散之。若能食而饮水不止，用大黄丸微下之。肝热则目直不搐，手寻衣领及乱捻物，泻青丸主之；壮热饮水，喘闷，泻白散主之。肝病秋见，肺怯不能胜肝也，当用益黄散补脾，泻青丸治肝。肝有风则目连眨①，得心热则搐，用泻青丸治肝，导赤散治心；甚则身反张，目直不搐，心不受热也，当用地黄丸补肾，泻青丸治肝，唇白者不治。张洁古曰：肝主风，自病则风搐拘急，若心乘肝为实邪，壮热而搐，利惊丸、凉惊丸主之；肺乘肝为贼邪，气盛则前伸呵欠微搐，法当泻肺，先补本脏，地黄丸主之，而后泻肺，泻白散主之；脾乘肝为微邪，多睡体重而搐，先当定搐，泻青丸主之；肾乘肝为虚邪，憎寒呵欠而搐，羌活膏主之。凡肝得病，必先察其肺肾，肾者肝之母，肺者肝之贼，今肝之得病，若非肾水不能相生，必是肺金鬼邪来克。若其来在肺，先治其肺，攻其鬼也；其来在肾，先补其肾，滋其源也，然后审其本脏之虚实而寒温之。若肝经实热而外生风者，宜用大青膏散之，既服而前证仍作或益甚者，此邪气已去而脾气虚损也，宜用异功散加芎归补之；若肝经虚热，或因克伐而内生风者，宜用异功散、地黄丸补之。若风邪入脏，能食饮冷，大便秘结者，此邪气内实也，宜用大黄丸下之；若既下而食少饮汤或腹作胀者，此脾气内虚也，宜用白术散补之。气血素弱，或因病后，或服攻伐之剂，而手寻衣领，咬牙呵欠，目淡青者，乃肝经虚甚也，急用地黄丸以补肾肝。哽气、短气、长出气，乃肺经虚甚也，急用异功散以补脾肺。若申酉时叫哭直视，呵欠顿闷，项急惊悸，手足动摇，发热饮水者，此风火相搏而胜肺金也，用柴胡栀子散以治肝火、

---

① 目连眨：目扎病，胞脸开合失常，频繁眨动，不能自主，多见于小儿，下同。

生肝血，用异功散补脾土，生肺金，若唇白者为脾绝不治。
[批] 肝病。

脾主困，实则困睡，身热饮水，或不饮水，泄泻赤黄，睡不露睛，泻黄散主之；虚则吐泻生风，泻而色白，睡而露睛，白术散主之。脾胃虚寒则面色㿠白，目无睛光，口鼻气冷，肌体瘦弱，吐水腹痛，不思乳食，用益黄散，下利用调中丸。伤风手足冷者，脾脏怯也，先用益黄散补脾，后用大青膏发散。脾病见四季，皆仿前意，顺者易治，逆者难治。脾怯当面赤黄，若兼五脏相胜，随证治之。张洁古曰：脾主湿，自病则泄泻多睡，体重昏倦。若肝乘脾为贼邪，风泻而呕，茯苓半夏汤主之；心乘脾为虚邪，壮热体重而泻，羌活黄芩苍术甘草汤主之；肺乘脾为实邪，能食不大便，呕吐而嗽，煎槟榔大黄汤，下葶苈丸；肾乘脾为微邪，恶寒泄泻，理中丸之类主之。凡脾之得病，必先察其肝心二脏。盖肝是脾之鬼，心是脾之母，肝气虚则鬼邪有余，心气亏则生气不足，法宜平肝益心。若诊其脉肝心俱和，则脾家自病，察其虚实而治之，实者病气实而形气虚也。若面色㿠白，吐泻腹痛，口鼻气冷，属寒水侮土，宜用益黄散；若面青唇黯，吐泻手足并冷，此脾土虚寒，用干姜理中汤；若面色痿黄，手足不冷，此脾土虚弱，用人参理中汤；若伤风手足并冷，吐痰咳嗽，吐泻腹胀，此脾肺气虚，用五味异功散以实脾气，加防风、升麻散外邪。若发于寅卯时者，用六君子汤加柴胡、升麻补脾土，平肝木。若面黄者，脾之本色也；面赤者，火生土为顺；面青者，木克土为逆，当平其所胜，以补元气为善。[批] 脾病。

肺主喘，实则闷乱喘促，喘而气盛或饮水，泻白散主之；虚则哽气、出气、短气、喘而少气，先益黄散，后阿胶散主之。

若肺盛而复感风寒，则胸满、气急、喘嗽，用泻白散；肺热则手摇眉目鼻面，用甘桔汤。肺虚热则唇色深红，少用泻白散；肺怯则唇色白，用阿胶散。若闷乱气粗，喘促哽气者难治。肺病久，唇白者，此脾肺子母皆虚也，若白如猪脂者吉，白如枯骨者死。如肺病春见，肺胜肝也，用地黄丸补肝肾，泻白散以治肺。若目色淡青必发惊，更有赤者当搐，为肝怯也。张洁古曰：肺主燥，自病则喘嗽，燥则润之。若心乘肺为贼邪，热而喘嗽，先地黄丸，中导赤散，后阿胶散主之；肝乘肺为微邪，恶风眩冒，昏聩咳嗽，羌活膏主之；肾乘肺为实邪，憎寒咳嗽而清利，百部丸主之；脾乘肺为虚邪，体重吐痰，泄泻而嗽，人参白术散主之。凡肺之得病，必先观心脾二脏之虚实，若心火烁金，当抑心滋肺；若脾气虚冷，不能相生而肺气不足，则风邪易感，宜补脾肺。若脾实中癥，热气上蒸于肺，宜泻脾气；若心脾平和而肺自病，当察虚实治之。肺经郁热，用泻白散；肺气自虚，用四君子汤；外邪所乘，用参苏饮；心火炎烁，用人参平肺散；中焦实癥，用大承气汤；脾不能生肺，用异功散。夫肺气盛者，肺中之邪气盛也，其脉右寸必浮而有力，宜用泻白散以泻之；若脉虚而有热，执肺热伤肺之说而不用人参，误矣！仍参何证而治之，更当分别证之虚实。假如肺病又见肝证，咬牙呵欠者易治，肝虚不能胜肺也；若目直视大叫哭，项急顿闷者难治。盖肺病虚冷，肝强实而胜肺也。视病新久虚实，虚则补其母，实则泻其子。[批] 肺病。

肾主虚，无实证，惟痘疮实则黑陷。夫肾虚者，由胎气不盛则神短囟开，目多白睛，面色㿠白，此皆难养，纵长不过八八之数。若恣色欲，不及四旬而亡。或有因病而致肾虚者，肾气不足则下窜，盖肾虚则骨重，惟欲坠下而缩身也。肾水阴也，肾虚则目无精光，畏明，皆用地黄丸。肾病见夏，水胜火也，轻者病自退，重者当惊而发搐。张洁古曰：肾主寒，自病则足胫寒而逆。肾无实，疮疹黑陷乃实，是水制火也。若心乘肾为微邪，内热不恶寒，桂枝汤主之；肺乘肾为虚邪，喘嗽皮涩寒，百部丸主之；肝乘肾为实邪，拘急气搐身寒，理中丸主之；脾乘肾为贼邪，体重泄泻身寒，亦理中丸主之。本脏虚弱，正令不行，鬼贼克害，当补本脏之正气。假令肺病喘嗽，见于初春当补肾，见于夏救肺，见于秋救脾，见于冬补心泻本脏，乃名寒嗽。大抵五脏各至本位，即气盛不可更补，到所克位不可更泻。然五行之中，惟肾水一脏母盛而反受邪，盖肺属金，射于皮毛，所主者气；肾属水，主于骨髓，所藏者精。气之轻浮，能上而不能下；精之沉重，能下而不能上，物性之自能。今肺气得热而上蒸，则不能下生于肾，肾斯受邪矣，急服凉药解之，此肾病必先求肺；或脾经之湿刑克于肾，宜去脾湿；若脾肺平和而身自病，则察本脏而治之。其下窜等证，足不喜覆者，缘腰以下皆肾所主，心气下行于肾乃然，宜用地黄丸，壮肾水以制心火。若脾肺虚而不能生肾水者，用补中益气汤、六味地黄丸以滋化源，此皆五脏生克制化之理也。[批] 肾病。

　　盖婴儿无六欲七情，惟血气未定，形体脆弱，易虚易实，一有偏胜，遂得相乘为病。善医者，无非损其过，补其不及，调和五脏，各至于平，自无不愈也。诊视之法，未能候以寸关尺者，必三指之按视，三关之辨纹，部位之察色。要之，热则从心，寒则从肾，嗽而气上从肺，风从肝，泻从脾，若泻而兼嗽又气上，乃脾肺兼病也，用泻白散、益黄散之类，仿佛于此而推求之，庶病无遁情，医得全法矣。

保婴五脏主方

泻心汤

治心经实热，叫哭发热，作渴饮水，抽搐有力，仰面而睡者。

黄连

上为末，每服五分，临卧温水化下。

导赤散

治小肠实热，小便秘赤。

生地黄　木通　甘草

上为末，每服一钱，入淡竹叶，水煎。

生犀散

治心经虚热。

地骨皮　赤芍药　柴胡　干葛各一两　甘草五钱　犀角二钱

上为末，每服一二钱，水煎。

按：此方所以治心经虚热者，然皆泻心肝脾之药，姑载之以俟用者审焉。

秘旨安神丸

治心血虚而睡中惊悸，或受惊吓而作。

人参　半夏汤泡　酸枣仁炒　茯神各一钱　当归酒洗　橘红 赤芍药炒，各五分　五味子五粒，杵　甘草炙，三分

上为末，姜汁糊丸，芡实大，每服一丸，生姜汤下。

[批] 心部。

泻青丸

治肝经实热，或病见于秋，及急惊搐搦。此方解散厥阴肝

经肌邪，兼疏通内脏，必大便秘结，烦渴饮冷，饮食如常，形病俱实者，方宜用此。

羌活　大黄　川芎　山栀仁　龙胆草炒　当归　防风等分

上为末，炼蜜丸芡实大，每服半丸，煎竹叶汤入砂糖化下。

文治按：肝之为病，有虚有实，钱仲阳之分别，已载论中矣。其要以大便秘结，烦渴饮冷，饮食如常，属形病俱实也，以此丸主之；大便调和，烦渴饮冷，属病气实而形气虚，宜用抑青丸；大便不实，作渴饮汤，肢体倦怠，属形病俱虚，宜用地黄丸。肝经血虚生风，四物汤加钓藤钩以生肝血；肝经血燥生痰，地黄丸生肾水，益肝血；治肝证者，宜慎此候。

抑青丸

治大便调和，烦渴饮冷，属病气实而形气虚者。

即前方去山栀、大黄。

抑肝散

治肝经虚热发搐，或发热咬牙，或惊悸寒热，或木乘土而呕吐痰涎，腹胀少食，睡卧不安者。

软柴胡　甘草各五分　川芎八分　当归　白术炒　白茯苓
钓藤钩各一钱

上水煎，子母同服。

镇肝丸

治肝经风热及急惊风，目直上视，抽搐昏乱，不省人事。

天竺黄　生地黄　当归　竹叶　草龙胆　川芎　大黄煨
羌活　防风等分

上为细末，炼白蜜丸芡实大，每服二丸，砂糖水化下，后服天麻散。

［批］肝部。

泻黄散

治脾胃实热，作渴饮冷，卧不露睛，手足热甚，或遍身发黄。

石膏五钱　藿香叶　甘草各七钱五分　山栀仁一两　防风二两

上用蜜酒微炒为末，每服一二钱，水煎。

五味异功散

治脾胃虚弱，吐泻不食，作渴饮汤，卧而露睛，手足并冷；或乳食失节，寒温失宜；或乳母六淫七情失调，儿饮其乳，诸病顿起，当专以此药治之，其应如响，真补脾胃之圣药也。

人参　白术　白茯苓　甘草炒　陈皮等分

上为末，每服三钱，姜枣水煎。

益黄散

治脾土虚寒，呕吐泄泻。

陈皮　青皮　诃子肉各五钱　丁香二钱　甘草炙，五钱

上为末，每服一二钱，水煎。

东垣论：婴儿外物惊，宜镇心以黄连安神丸；若气动所惊，宜寒水石安神丸；若风木旺之证，右关脉洪大，掌中热，腹皮热，不可用益黄散助火泻金；如寒水来乘脾土，呕吐腹痛，泻利青白，此为圣药。

秘旨补脾汤

治久病面黄肌瘦，咬牙目扎，头发稀少，误药所致。

人参　白术各一钱　白芍药酒炒　白茯苓各八分　陈皮　川芎各六分　甘草炙　黄芪蜜炙　当归酒洗，各四钱

上作二服，姜水煎。

[批] 脾部。

泻白散

治肺经实热，咳嗽痰喘。《活人书》云：喘者，肺气有余也，气盛当认作气衰，有余当认作不足。肺气盛者，乃肺中之火盛也；有余者，肺中之邪有余也，故用此药，以泻肺中之邪也。

桑根白皮炒　地骨皮各一两　甘草炙，五钱

上为末，每服一二钱，入粳米百粒，水煎。

阿胶散

治肺虚咳嗽，口干作渴。

明阿胶麸炒　糯米各一两　马兜铃五钱　鼠粘子二钱五分　甘草炙，一钱　杏仁七粒，去皮尖

上为末，每服二钱，水煎。

秘旨清肺散

治感冒发热，鼻流清涕或咳嗽吐痰，轻者勿药自愈，重者用此轻和之剂。

枯黄芩炒　薄荷各三分　甘草炙　防风各四分　橘红　半夏炮桔梗炒　川芎各五分　桑白皮蜜炙　白茯苓各七分　白术一钱

上每服二三钱，姜水煎。

清肺饮

治肺疳咳嗽，痰唾稠粘。

阿胶一钱，麸炒　马兜铃　甘草炙，各五分　鼠粘子炒，二分杏仁七枚，去皮尖　糯米十粒，炒

上每服一钱，水煎。

葶苈丸

治伤风咳嗽，面赤身热，痰盛喘促。

甜葶苈隔纸略炒　黑牵牛炒　杏仁炒黄，研膏　汉防己各一两

上为末，入杏膏、蒸枣肉捣丸，麻子大，每服十丸，盐汤下。此行气导湿之峻剂也，用者慎之。

人参平肺散

治心火克肺金，咳嗽喘呕，痰涎壅盛，胸膈痞满。

人参　橘红　甘草炙　地骨皮各五分　白茯苓　知母炒，各七分　五味子炒　青皮　天门冬各四分　桑白皮炒，一钱

上每服一二钱，水煎。

[批] 肺部。

地黄丸

治肾经虚热作渴，小便淋秘，痰气上壅；或肝经血虚燥热，风客淫气而患瘰疬结核，或四肢发搐，眼目瞤动；或肺经虚火，咳嗽吐血，头目眩晕或咽喉燥痛，口舌疮裂；或心经血虚有火，自汗盗汗，便血诸血；或脾虚湿热下刑于肾，腰膝不利，或生疥癣疮毒等病，此药天一生水之剂，凡禀赋不足，肢体瘦弱，解颅失音；或畏明下窜，五迟五软，肾疳肝疳；或早近女色，精气亏耗，五脏齐损，诸虚不足，皆用此以滋化源，其功不可尽述。

熟地黄八钱　山茱萸肉　干山药各四钱　泽泻　牡丹皮　白茯苓各三钱

上地黄杵膏，余为末加炼蜜丸，梧子大，每服二三十丸，空心白汤下。

[批] 肾部。

论内各方

香砂助胃膏

治脾胃虚寒吐泻等证。

人参　白术　白茯苓　甘草炙　丁香各五钱　砂仁四十颗　木香三钱　白豆蔻十四颗　干山药一两　肉豆蔻四个

上为末，蜜丸芡实大，每服十丸，米饮化下。

六君子汤

治脾胃虚弱，体瘦面黄；或久患疟痢，不思乳食；或呕吐泄泻，饮食不化；或母有前证，致儿为患。

人参　白术　白茯苓各二钱　陈皮　半夏　炙甘草各一钱

上每服二三钱，姜枣水煎。

大安丸

治脾胃受伤，饮食积滞，肚腹作痛，寒热不食。

神曲炒　山楂　半夏制　白茯苓　陈皮　白术炒，各一两　萝卜子①炒　连翘各五钱

上为极细末，粥糊丸，黍米大，姜汤加减服。

四味肥儿丸

治脾胃湿热，中脘不利，干呕不食，乃疳邪内作。

黄连　芜荑　神曲　麦芽等分，俱炒

上为末，水糊丸，梧子大，每服一二十丸，空心白汤下。凡食积脾疳，目生云翳，口舌生疮，牙龈腐烂，发热瘦怯，遍身生疮，及小便澄白，腹大青筋，一切疳证，俱宜服此。

---

① 萝卜子：即莱菔子，下同。

四君子汤

治脾气虚弱，饮食不化，肠鸣肚泻，或呕秽吐逆。

人参　白茯苓　白术　甘草等分

上水煎。

七味白术散

治泄泻或病后津液不足，口干作渴。

人参　白术　白茯苓　甘草炙　木香　藿香叶各一钱　干葛二钱

上为末，每服二三钱，水煎。

惺惺散

治伤寒时气，风热痰壅咳嗽。

桔梗　细辛　人参　甘草炙　白茯苓　白术　瓜蒌根等分

上为末，每服二钱，入薄荷五叶，水煎。

天麻防风丸

治惊风咳嗽，身体壮热，多睡惊悸，手足抽掣，精神昏愦，痰涎不利及风邪湿热等证。

天麻　防风　人参　辰砂　雄黄　麝香　甘草炙，各二钱五分　全蝎炒　僵蚕炒，各五钱　牛黄一钱

一方有胆星无麝香。

上为末，炼蜜丸，梧子大，每服一二丸，薄荷汤下。

抱龙丸

治伤风温疫，身热昏睡，风热痰实壅咳，又治惊风潮搐及蛊毒中暑。

雄黄二钱五分　辰砂五钱，另研　天竺黄一两　牛胆南星四两　麝香五分，另研

上为末，甘草汁调糊丸，皂子大，每服一丸，白汤化下。形病俱实者，宜服此。徐氏方有天麻三两。

牛黄清心丸

治风热生痰发搐。

白术一两五钱　白芍药　当归酒洗　神曲炒,各一两　干山药炒　黑豆炒,各七钱　羚羊角镑　白茯苓　犀角镑　甘草各五钱　黄芩　人参　雄黄水飞　桔梗各三钱　软柴胡　阿胶炒　干姜炒,各二钱五分　川芎一钱五分　牛黄一钱二分　麝香一钱　冰片三分　麦门冬五十粒

上为细末，炼蜜丸，芡实大，金箔为衣，竹叶薄荷汤磨化，空心服。

大羌活汤

肝乘心为虚邪，煎此汤以下大青丸。

羌活　独活　防己　防风　黄芩　黄连　苍术　白术　甘草炙　川芎　细辛各二钱　知母　生地黄各一钱

上为末，每服一二钱，水煎。

安神丸

治邪热惊啼，心肝壮热，面黄颊赤。

麦门冬　牙硝　白茯苓　干山药　寒水石　甘草各五钱　朱砂一两　龙脑二分五厘

上为末，炼蜜丸，芡实大，每服半丸，砂糖水化下。

大青膏

治伤风痰热发搐。

天麻　青黛各一钱　白附子煨　乌蛇酒浸取肉,焙　蝎尾各五分　天竺黄　麝香各二分五厘

上为末，生蜜丸，豆大，每用半粒，薄荷汤化下。

大黄丸

治风热里实，口中气热，二便秘赤，饮水不止。

黑牵牛一半生，一半炒　川芎各五钱　甘草一钱　大黄一两，酒洗，饭上蒸

上为末，糊丸麻子大，每服数丸，温蜜水，乳后服，以利为度。

利惊丸

治急惊。

天竺黄二钱　轻粉　青黛各一钱　黑牵牛炒，五钱

上为末，炼蜜丸，豌豆大，每岁一丸，薄荷水化下。

凉惊丸

治惊热胎惊发搐，心神恍惚，牙关紧急，上视潮热，手足动摇，握拳抽掣。

龙胆草炒焦　防风　青黛各三钱　钩藤钩二钱　黄连炒，一钱二分　龙脑一钱　牛黄　麝香各二分

上为末，面糊丸，粟米大，每服十丸，煎金银花汤下。

羌活膏

治脾虚肝热，热盛生风，或吐泻，或误服凉药，变为慢惊之证。

羌活　川芎　人参　白附子炮　赤茯苓各五钱　天麻一两　白僵蚕　干蝎炒，去毒　白花蛇肉酒浸，焙干　雄黄　辰砂各另研，一钱　附子炮　防风　麻黄去节　肉豆蔻　鸡舌香各二钱　藿香叶　沉香　木香各二钱　轻粉　珍珠　牛黄各一钱五分　龙脑　麝香一钱，各另研

上为末，炼蜜丸，豆大，每服一二丸，薄荷汤化下。

文治按：此方药味杂乱，恐发散真气，重损阴血，用宜审之。

柴胡栀子散

又名栀子清肝散。治三焦或足少阳经风热，耳内作痒生疮，或出水疼痛。

柴胡　栀子炒　牡丹皮各一钱　白茯苓　川芎　白芍药　当归　牛蒡子炒，各七分　甘草

上水煎。

调中丸

治脾胃虚寒，此即人参理中丸也。若肾水侮土而虚寒者，当加半夏、茯苓、陈皮，或呕吐则加藿香，泄泻加木香。

白术　人参　甘草炒，各五钱　干姜炮，四钱

上为末，蜜丸绿豆大，每服二三十丸，白汤下。

茯苓半夏汤

治胃气虚弱，痰涎恶心；或饮食不化，呕吐发搐；或睡卧不宁，口流痰涎，或乳母脾胃虚弱，饮食不节，以致儿患前证，亦宜用此药主之。

白术炒　白茯苓　半夏　神曲炒，各一钱　大麦芽炒，五钱　陈皮　天麻各三钱

上每服一二钱，水煎。

理中丸

治中气虚热。

人参　白术　甘草炙，各等分

上为末，姜汁糊丸，绿豆大，每服二三十丸，白汤下。

人参理中汤

人参　白术　干姜各三钱　甘草炙，二钱

上水煎，去人参即干姜理中汤。

甘桔散

治咳嗽热涩，咽喉不利。

甘草炒，二钱　桔梗米泔浸，焙，一钱

上为末，入炮阿胶半片，水煎。

百部丸

治肺寒壅嗽微喘。

百部炒　麻黄各三钱　杏仁四十粒，微炒，水煮

上为末，蜜丸皂子大，每服一二丸，姜汤化下。

参苏饮

治感冒风寒，或腹胀少食，泄泻呕吐；或手足并冷，喘促痰涩。

人参　紫苏　陈皮　半夏　白茯苓　枳壳麸炒　桔梗炒　前胡　干葛　甘草炒，各五分　木香三分

上为末，每服一二钱，水煎。

大承气汤

大黄酒浸　枳实　芒硝各五分　厚朴三分

上先水煎大黄等三味，去渣入芒硝，再煎一沸服。

桂枝汤

桂枝三钱　赤芍药　甘草各一钱

上姜枣水煎。

补中益气汤

治中气不足，困睡发热；或元气虚弱，感冒风寒诸证；或

乳母劳役发热，致儿为患。

黄芪　人参　白术炒　甘草炙　当归　陈皮各五分　升麻
柴胡各二分

上姜枣水煎。

察色辨证第七十三

丹溪曰：欲知其内者，当观乎外，诊于外者，斯知其内，盖言人之色脉也。若婴儿之病，痛苦不能自言，调摄不能自用，剧瘵不能自知，前人以哑称科，苟非察以形声色脉，鲜不至于误矣。若三指之察视，三关之辨纹，其说已详于《保婴论》中，如心属火，其色赤，见于面者在额；肝属木，其色青，见于面者在左颊；肺属金，其色白，见于面者在右颊；肾属水，其色黑，见于面者在下颏；脾属土，其色黄，见于面者在鼻。若一脏有病，则本脏之色必见于面，其色青也，主惊积不散，欲发风侯；其色赤也，主痰积惊悸；其色黄也，主食积癥伤，欲作疳癖；其色白也，主泄泻水谷，更欲作吐；其色黑也，主脏腑欲绝，若五脏之证已显而色反者，乃鬼克贼也。其他见诸各部位者，证各不同，宜细察焉。

《全婴方》云：左颊属肝，东方之位，春见微青者平，深青者病，白色者绝。赤色主身热拘急，肝热生风；青黑色主惊悸腹痛；浅赤色主潮热，夜间发，日中歇，唇红焦燥，脉紧数。

右颊属肺，西方之位。秋见微白者平，深白者病，赤色者绝。浅色主潮热，或大便坚而气粗壅嗽；青白色主咳嗽恶心；青色主风入肺，时时咳嗽；青黑色主惊风欲发，或肚疼盘肠内钓。

额上属心，南方之位，火性炎上，故居上。夏见微赤者平，深赤者病，黑色者绝。赤色主心经有风热，心躁惊悸睡卧不安；

青黑色主心中有邪，惊风腹疼，手足瘛疭而啼叫；青黑甚主心腹疼；黄色主惊疳，骨热渴，皮毛干燥，夜多盗汗，头发焦黄。

鼻属脾，中央之位。四季见微黄者平，深黄者病，青色者绝。赤色主身热不思乳食；深黄色主小便不通，鼻孔干燥，气粗鼻衄，夜间多哭；淡白色主泄泻食不化；青色主吐乳，口鼻干燥，大小便不利。

下颏属肾，北方之位，水性润下，故居下。冬见微黑者平，深黑者病，黄色者绝。赤色主膀胱与肾表里有热，水道不利，小便癃闭。

张洁古曰：凡肝病面白，肺病面赤，脾病面青，肾病面黄，心病面黑。若肝病惊搐而加面白、痰涎喘急之类皆为难治，即王叔和所谓：春得秋脉，定知死之意也。

钱仲阳曰：印堂青主初患惊泻；红主大惊夜啼；黑主客忤；山根青主二次惊，泻后发躁；黑黄甚者死。

年寿平陷主夭，青主发热生惊；黑主利死；红主躁死；微黄曰平；黄甚曰霍乱。

承浆青主食时被惊；黄主吐逆，亦主血利；黑主惊风。

目内色赤者，心实热；淡红者，心虚热；青者肝实热，淡青者肝虚热。白睛青，主惊风；黄者，脾实热；微黄者，脾虚热。黑睛黄，主伤寒。白睛黄，主食积疳蛔；白而混者，肺实热。目无精光者，肾虚也。

眉上青吉，忽红主烦躁夜啼，黄主霍乱，久病红者死。

风气二池青，主风候，紫主吐逆或发热，黄主吐逆，赤主烦躁夜啼。

两颧赤，主肺有客热。

两太阳青，主二次受惊。青自太阳入耳者死，红主血淋。

两脸青，主客忤，黄主痰溢，赤主风热。

两颊赤，主伤寒；两颐青，主吐虫。

两金匮青，主第三次惊风；黑绕口，二日死；青连入耳，七日死。

两风门红，主风热，黑主疝，青主水惊。黑从眉入耳，即日死；唇黑不食者死。

面青眼青者，肝病，面赤心病，面白肺病，面黄胆病，面黑肾病。

额间赤色，主心经有热，烦躁惊悸，若饮水或叫哭，属本经实热，用泻心散以清心火；微赤，困卧惊悸，热渴饮汤，属虚热，用秘旨安神丸以生心血；青黑，主惊风腹痛，或瘛疭啼叫，用五味异功散加木香、柴胡、钓藤钩补脾肝；青黑，主心腹作痛，乃寒水乘心也，用益黄散；微黄，主惊疳，用安神丸。

左脸青或兼赤，主肝经风热，项强顿闷，目扎瘛疭，用柴胡清肝散；色微赤，倏热咬牙，属虚热，用地黄丸；青黑，主肝克脾，而惊搐腹痛，用六君子汤加姜桂；微赤，主潮热血虚心躁，先用秘旨安神丸，次用地黄丸。

右脸赤，主风邪气粗，咳嗽发热，饮水为实热，用泻白散；若哽气出气，唇白气短，属虚热，用五味异功散；若脾热所传，用清胃散；心火所刑，用人参平肺散。淡赤，主潮热心躁，或大便坚秘，用宣明柴胡饮子疏导；如潮热未止，更用钓藤饮清肝。色青白，主咳嗽恶心，先用惺惺散解表邪，健脾土，六君子汤调补中气；色青黑，主惊风腹痛，盘肠内钓，用六君子汤加钓藤平肝补脾。

鼻微黄为平。赤，主脾胃实热，身热饮水乳食如常，用泻黄散清热理脾；微赤，主脾经虚热，身凉饮汤，乳食少思，用五味异功散补中健脾。色深黄，主小便不通，鼻中干燥，气粗衄血，乃脾热传于肺肾，先用济生犀角地黄汤，后用地黄丸。色淡白，乃脾虚泄泻，乳食不化，用六君子汤调补中气。青色，主脾土虚寒，肝木所胜，用五味异功散加木香、炮姜，温中平肝。黑为死候。

颏间色赤，主肾与膀胱气滞热结而小便不通，用五苓散以分利。鼻准微黄兼右腮微赤，乃脾肺燥热不能化生肾水，用黄芩清肺饮；膀胱阴虚，阳无所生，用滋肾丸。若颏间微赤，乃膀胱阳虚，阴无所化，用六味地黄丸。若小腹胀满或阴囊肿胀，属阴虚湿热壅滞，用六味丸加车前、牛膝。脾肺气虚，不能通调水道者，亦用前药。其小便赤色，久而溺血，亦属肝肾气虚有热，用六味地黄丸。如不应，则用补中益气汤益脾肺，生肝肾。若小便后出白津或茎中作痛，属肝经湿热，先用龙胆泻肝汤，后用六味地黄丸。

印堂青黑，主腹痛夜啼，此脾气虚寒也，脾为至阴，故夜间腹痛而啼，用钩藤饮；色淡白，主泄泻乳食不化，属脾气虚弱，用五味异功散加木香。

人中黄，主伤乳胃逆；青，主下利，乳食不化，嗳气酸腐，此脾虚停滞，先用大安丸消食，后用异功散健脾；黑，主蛔虫咬痛。

唇色白，主吐涎呕逆或吐血便血，乃脾气虚弱，不能摄涎统血归源，急用六君子汤。色赤干燥而皱者，主脾经热渴，大便不通，烦热不寐，先以清胃散治其热，次以四君子汤加黄连、山栀调其脾。黄，主食积泄泻，乳食不化，以六君子汤健脾。色赤兼白，主衄血，乃脾肺虚热，不能摄血归源，用圣济犀角地黄汤清热补血，六君子汤补脾气，如不应，用麦门冬散或人参安胃散。

口畔色黄，主脾经积热，用清胃散；久病用四味肥儿丸以治疳热。唇口抽动，主惊热不安，用异功散加山栀、钓藤钩补脾平肝。若口角流涎，唇色紫，乃脾气虚寒，用异功散加炮姜、木香。若腹中痛，口吐涎，乃虫作痛，先用芜荑散，后用调中丸；不吐涎是积痛也，用异功散。手足厥冷，用理中汤加乌梅，温补中气而痛自止。或吐后，或大便去后而痛止者，先用下积丸，后用异功散。白主失血死，青主惊风死，黑色绕口者不治。耳后微赤，此少阳经风热，用柴胡饮子清肝生血；微黄，主睡中惊悸咬牙，用四君子汤加芎、归、升麻以调理脾气。

[批] 察色治法。

耳干燥，主骨疳蒸热，作渴盗汗，用地黄丸。若小便后出白津或玉茎痒痛，属肝经湿热，先用龙胆泻肝汤，后用地黄丸。若禀赋肾气不足或早近女色，致小便涩滞，或作痛如淋者，急用地黄丸、补中益气汤滋其化源。或大小便去后谷道牵痛者，其虚尤甚，用前丸加牛膝、车前子、肉桂。如手足逆冷或畏寒少食，阳气虚寒也，急加附子，多可得生。

察色歌

痢疾眉头皱，惊风面颊红，渴来唇带赤，毒热眼朦胧。

山根若见脉横青，此病应知两度惊，赤黑困疲时吐泻，色红啼夜不曾停。

青脉生于左太阳，须惊一度见推详，赤是伤寒微躁热，黑青知是乳多伤。

右边青脉不须多，有则频惊怎奈何，红赤为风抽眼目，黑青三日见阎罗。

指甲青兼黑暗多，唇青恶逆病将徂，忽作鸦声心气急，此儿端的命难过。

先望孩儿眼色青，次看背上冷如冰，阳男搐左无妨事，搐右令人甚可惊，女搐右边尤可治，若逢搐左疾非轻。歪斜口眼终为害，纵有神仙也莫平。

眼中赤脉实难量，大数元来一不祥，最怕乱纹铺目下，更兼赤脉贯瞳光。

囟门肿起定为风，此候应知最是凶，忽陷成坑如盏足，未过七日命须终。

鼻门黑燥渴难禁，面黑唇青命不存，肚大筋青俱恶候，更兼腹有直身纹。

忽见眉间紫带青，不须顷刻便风生，青红碎杂风将起，必见疳癥膈气形。

三关纹色

乱纹交错紫兼青，急急求医免命倾，盛紫再加身体热，须知脏腑恶风生。

紫少红多六畜惊，紫红相等是疳成，紫点有形如米粒，伤寒夹食证堪评。

紫散风传脾脏间，紫青口渴是风痫，紫隐深沉难用药，风痰祛散命须还。

黑轻可治死还生，红赤伤寒痰积停，赤青脾受风邪证，青黑脾风作慢惊。

红紫连兮赤药轻，必然乳母不相应，两手忽然无脉见，定知冲恶犯神灵。

捷径歌

紫风红伤寒，青惊白色疳，黑时因中恶，黄即困脾端。

八脉主病歌

形如鱼刺物惊瘥，形似悬针泻痢多，水字肺惊症已见，乙知肝积要调和。

形如曲虫疳患久，如环肾积细详看，逢纹乱后知虫犯，流米通身莫望安。

鱼刺形

风关慢惊可医，气关心疳可医，命关虚风传脾难治。

形如鱼刺物多惊，遍体如汤面色青，或泻或狂宜此断，消癥调气便惺惺。

纹如鱼刺是初惊，红色须知病在心，若遇黑时连肾脉，更宜详审究元因。

悬针形

风关水惊，可医；气关疳入肺，可医；三关通度慢惊候；下二关不断难疗；单关亦可医。

形如悬针泻痢多，水惊急疗更安和，受病只因心脏起，三关通度是沉疴。

惊传心脏积多，壮热通身气不和，此患却称天钓病，缓若医持不奈何。

水字形

风关是肺脏惊，气关慢惊有虚积，命关疳气风，不疗。

形如水字肺家惊，虚积相传面色青，膈上有食宜便取，消癥洗肺得安宁。

纹黑惊传入肾囊，青黄脾脏受灾殃，夹惊伤寒红赤色，镇心解表要相当。

乙字形

风关肝风易医，气关慢惊风入肺，难医，命关不疗。

形如乙字病传肝，眼慢惊啼泪不干，此是肺风传受得，三关观候细详看。

纹弯食上有乖时，传受风邪入在脾，若黑之时休整疗，遥知大命已倾危。

曲虫形

风关伤肺堪治，气关大肠有积，命关难治。

形如曲虫疳积深，肺家有病肾乘心，患此若能医得好，良工须是用情深。

曲虫纹是病传肝，外证分明仔细看，符药一时交并服，何忧此患不能安。

环形

风关肝疳可治，气关肺疳亦可治，命关不治。

形似环来肾受疳，好泥喜土作常餐，消症未遇良工药，取动方知体渐安。

惊风入肺少人知，八锦纹中仔细推，环字作纹如面白，涎声潮响急须医。

乱纹形

风关有积，气关疳蛔，命关三关若有皆虫。

纹乱涎横虫在心，悲啼晓夜痛难禁，求神拜鬼浑无效，吃药安和望治深。

虫乱纵横总在脾，泻痢频生更恶啼，亦有筋皮干卷缩，用心调理莫延迟。

流珠形

三部都遇有积，命关独有不治，面身有者，是流珠死候。

流珠死候不须医，更看三关在所推，风气得之犹可治，命关有此死何疑。

鱼钩形

膈上惊风入肺中，病人生热又遭风，凉肌解膈兼开胃，次镇心田病乃通。

又七锦纹

指间鱼刺动，隐隐类虫行，此病从心得，先因四足惊。

虎口团成曲，因惊或感风，热生由病乳，神乱脸仍红。

上吐多频并，翻肠泻若倾，指纹端似乙，有湿在中停。

摇头时拱手，热极意昏沉，赤黑纹如现，因人自外惊。

内隐风还盛，沉疴目不开，都缘因喜怒，到此由迍灾①。

---

① 迍灾：灾难。

赤脉过三节，仍加囟似痫，纵多神妙药，此病也难攻。

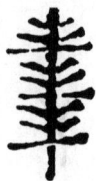

频因惊扑着，啼叫没时休，乱纹三节现，无病也堪忧。

庄氏外八锦纹

曲向里，气痫。

曲向外，风痫。

斜向右，伤寒身热不食。

斜向左，伤寒身热不食。

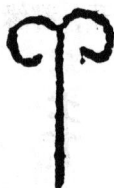

双钩，伤寒。

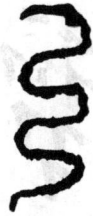

三曲如长虫，伤硬物。

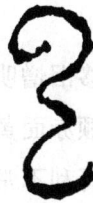

两曲如钩，伤冷。

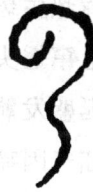

一头如环有脚，伤冷。

面有黑子，再发之候。

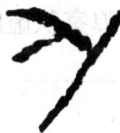

头面肚上有脉并青筋，食毒惊积难治。

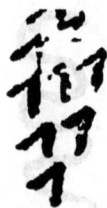

如乱虫，常疳，亦有虫疳蛔。

孙真人辨形证歌

摇头揉目，肝热生风。眵泪憎明，三焦积热。

鼻流清涕，肺受其寒。颊赤面黄，风伤府热。

霍乱吐逆，胃积气伤。泻利不常，气攻肠滑。

面青呵欠，惊气传肝。盗汗频频，脏腑虚热。

伤寒惊搐，风盛发狂。胃热生斑，气伤冷厥。

长吁啮齿，风盛气生。上窜摇头，涎高胃结。

肺壅气伤，咳嗽咯血。涎盛发齁①，积伤风热。

小便淋赤，热聚膀胱。疝气因啼，胎中积结。

奶脾痞癖，因物所伤。喉闭丹疮，肺之受热。

爱吃土泥，脾脏生疳。呕吐痰涎，蛔虫上出。

脱肛泻血，冷热积伤。消渴口疮，心家受热。

面黄浮肿，积气所攻。鹤膝解颅，因风肺热。

行迟语涩，胎积气伤。项硬肝风，气伤木舌。

茅氏受病源歌

眼赤肝家壅热甚，怕明肝与心受惊。

肝脾积聚成雀目，嗌气脾家积虚膨。

---

① 齁（hōu 侯）：鼻息。

积热在脾多爱睡，牙疳乳食毒相生。
毒食脾家俱积热，或是疟积又还荣。
大伤积食脾热泻，耳聋肾积热毒并。
重舌口疮心极热，乳癖脾积热气行。
脾中有积腹高突，心虚见水忽然惊。
肺中壅热鼻多塞，木舌心肠积共停。
囟门肿起肾之死，大肠积热有疮生。
脏中有热常合口，有积心胀眼斑成。
五心潮热疳劳盛，疳之余热障虚名。
脾脏毒盛乳不化，咬乳风兼入骨惊。
龟背肺中有积热，龟胸客风伤背平。
聤耳原是肾中得，毒因伤肺候分明。
遍身虚肿积不尽，走马疳因肾得名。
天钓脐风因此得，喉中痰上恶风惊。
小便不利缘何事，积气不散辨其形。
要识惊颠痫痴者，肝之风候与脾惊。
或喜或悲人莫测，惊气入脾速疗轻。
肚胀口疮肝会气，逆胸涎膈热交横。
夜多盗汗如汤泼，心热不和人不明。
多笑是惊余热在，不然心热乱心惊。
泻之日久惊食得，冷热相并特为生。

察色条各方

秘旨安神丸

大安丸

地黄丸

五味异功散

六君子汤

四君子汤

补中益气汤

泻心散

益黄散

人参平肺散

安神丸

泻白散

惺惺散

调中丸

俱方见保婴条。

清胃散

治大牙痛，或连头面。

升麻五分　生地黄　牡丹皮　黄连炒　当归各三分

上水煎，加柴胡、山栀，即加味清胃散。

柴胡清肝散

治肝胆三焦风热怒火，或乍寒乍热，往来寒热发热，或头发疮毒等证。

柴胡　山栀炒，各一分五钱　黄芩炒　川芎　人参各一钱　连翘　甘草各五分　桔梗八分

上水煎。

柴胡饮子

解肌热、蒸热、积热或汗后余热，脉洪实弦数，大便坚实。

柴胡　人参各五分　甘草四分　黄芩　白芍各七分　大黄八分
当归一钱

上每服一钱，姜水煎。

钩藤饮

治小儿脏寒夜啼，阴极发躁。

钩藤　茯神　白茯苓　川芎　当归　木香　甘草　白芍药
等分

上为末，每服一钱，姜枣水煎服。若心经热，脸红舌白，
小便赤涩，去木香加朱砂末一钱，木通汤下。

济生犀角地黄汤

伤寒温病失于表汗，致内有瘀血，吐血，面色黄，大便黑
及痘疮出多，以此解之。

犀角　牡丹皮各一钱　生地黄八分　赤芍药七分
上水煎。

五苓散

治霍乱吐泻，躁渴饮水，小便不通。

白术　白茯苓　猪苓各五分　泽泻七分　肉桂四分
上水煎。

黄芩清肺饮

治肺燥而小便不通。

黄芩一钱　栀子三个，打破
上水煎。

滋肾丸

治肾热。

黄柏酒拌，炒焦，三钱　知母二钱　肉桂五分

上为末，熟水丸，梧子大，每服二十丸至三十丸，食前百沸汤下。

麦门冬散

治小儿客热在胃，齿龈肿痛或出鲜血等证。

人参　麦门冬　天门冬　生地黄　熟地黄　赤茯苓　白茅根各一钱　炙甘草三分

上水煎。

人参安胃散

治脾胃虚弱，伤热乳食，呕吐泻痢。

人参一钱　黄芪二钱　生甘草　炙甘草各五分　白芍药酒炒，七分　白茯苓四分　陈皮三分　黄连炒，二分

上为末，每服二钱，水煎。

芜荑散

治虫动口内流涎。

白芜荑　干漆炒，各等分

上为末，每服五六分，米饮调服。

下积丸

治食热。

丁香九个　缩砂仁十个　使君子五个，焙　巴豆二粒，去皮心膜

上为末，研细和匀，烂饭丸，麻子大，每服三十丸，橘皮煎汤送下。

诊脉第七十四

小儿三岁以下病者，用一指按高骨而分三部，定其息数，呼吸八至为平，九至者伤，十至者困。浮主风，沉迟主虚冷，实主有热，紧主癫痫，洪主热盛，沉缓主虚泻，微迟有积有虫，迟涩主胃脘不和，沉主乳食难化，沉细主乳食停滞，弦紧主腹中热痛，牢实主大便秘，沉而数者骨中有热，弦长是肝膈有风，紧数乃惊风为患，四肢掣颤，浮洪乃胃口有热，沉紧主腹痛有寒，虚濡者有气，又主慢惊，芤主大便利血。四岁以下，用一指滚转寻三部，以关为准，七八岁移指少许，九岁至十三岁，次第依三关部位寻取，十四岁则依大方脉矣。其三岁以下，脉息多数促者，盖阴气未全，纯于阳者也，故其脉多见七表，若入里则罕见焉，此儿脉数促之理，不可不知也。

脉证歌

小儿有病须凭脉，一指三关定有息，浮洪风盛热多惊，虚冷沉迟实有积。

小儿三岁至五岁，呼吸须得八至看，九至为数十至困，长短大小有邪干。

小儿脉大多风热，沉细元因乳食结。弦长多是肝膈风，紧数惊风四肢掣。浮洪胃口如火烧，沉紧腹中痛不歇。虚濡有气又兼惊，脉芤大小便中血。四至洪来若烦满，沉细腹中痛切切。滑中露湿冷所伤，弦急客忤分明说。

小儿乳后辄呕逆，更兼脉乱无忧虑。弦急之时被气缠，脉缓即是不消乳。紧数细数亦少苦，虚濡邪风惊风助。利下宣肠急痛时，浮大之脉归泉路。

伤寒脉大最相宜，肿满浮洪病可医。微细心疼终是顺，沉迟吐泻必须危。虫攻紧滑皆知吉，渴饮微沉势已衰。惊搐浮洪多易治，喘粗涩盛滑为奇。

初诞法第七十五附初生呕吐

婴儿在胎，滋养于胎液，及分娩也，血块尚在口中，须预戒收生婆，于未啼之先，以指头斡出。先期仍以黄连、生甘草各二钱，煮浓汁一酒杯，斡血之后，以新青绢或布渍拭两腮及舌下洁净，又用二匙呷下，以消胎毒；或有用牛黄分许，蜜调与吮者；有用朱砂细研，蜜调抹口中者，三法俱□。牛黄能益肝胆，除热定精神，止惊邪，辟恶气，除小儿百病，尤善于二法也。若斡取不及，啼声一出随即咽下，伏之命门，遇天行时气，或饮食停滞，或外感风寒，惊风发热，其毒乃发而为痘疮之证。

有即时腹胀呕吐，短气不乳者，用茯苓丸或木瓜丸治之。

茯苓丸

治初生小儿吞下污秽，腹胀呕吐。

赤茯苓　黄连胎冷易白芍药　枳壳炒，等分

上为末，蜜丸梧子大，每服一丸，乳汁化下。

木瓜丸

治初生小儿吞下污秽，呕吐不止。[批] 生下呕吐。

木瓜　麝香　腻粉　木香　槟榔等分

上为末，面糊丸，小黄米大，每服一二丸，甘草汤下。

二香散

治初生小儿因咽秽血，呕吐不止。

木香　丁香　干姜生用　白茯苓　甘草　酸木瓜等分

上为粗末，以一捻水煎，绵蘸滴入口中，立愈。

回气法第七十六_{附生下即死}

婴儿初生不能啼哭，其气欲绝，不能发声，多因难产或感冒风寒所致，且未可断脐，急以绵絮包裹在怀中，用大纸捻蘸油，点灯于脐带上，往来熏烧，热气自然由脐入腹，更以热醋汤荡洗脐带，须臾气回，啼哭如常，方可断脐。其有生下即死者，非真死也，儿口中前腭上有泡，名曰悬痈，轻轻摘破，用软帛拭血务净，自然苏醒，若血入喉则不救。此产家间有之事，非预知此患，未有不轻弃之者，惜夫！

炼脐第七十七

儿之在腹也，惟脐与母气相通，已离胎后，口鼻始呼吸天地之气。然脐中之气犹未尽也，收生妇人于断脐之时不知谨慎，因而招风入内，则脐风之病作矣。其法于初离胎之时将软绵绢裹住脐带，相悬肚脐五七寸处，将线缯住，然后将带于一只①之外咬断，片时去线，待血流尽以艾灸带头五壮，结作疙瘩，仍用软帛腰裹，切不可揭看，待脐自然脱落。于时若验其脐，硬直者则已有脐风，而以祛风散，用鹅翎管送入大孔内一二分_{脐之旁有三孔，一孔稍大}，又用艾灸三壮；若脐软者，止于断脐后敷安脐散或保安散于脐之四畔。苟失此法而致脐风既成，必有青筋一道行至于肚而生两岔，至于心者不救，宜灸筋头三壮；若至两岔，于两岔筋头处各灸三壮，十活八九。一法但觉脐硬，便以簪夹在脐根旁，刺破一二处，入麝少许，灸三壮，亦可无虞，并录之，以俟选用。

---

① 只：同"咫"，中国古代长度单位，合现市尺六寸二分二厘。

祛风散

珍珠细者，四十九粒，研极细　白矾飞过　蛤粉　黄丹　血蝎各

五分　枣猫儿飞虫也，枣上有之，青灰色，有两角，阴干三个，无此味亦可

上为极细末，以鹅翎管送入脐旁大孔内一二分。

安脐散

羚羊角一钱，略炒　乱发一团，烧存性　蜈蚣一寸，赤足者，炙

上为末，断脐后即敷脐之四畔，以绢帕紧缚。

保安散

瓜蒂　南星　白蔹　赤小豆等分

上为末，用三钱，以芭蕉捣汁，傅①脐之四边。

归源散

脐带脱后，取置新丸上，用炭火四围烧存性，称脐灰之重
轻，而以飞过辰砂减半，共研极细，用生地、当归煎浓汁，调
匀抹儿上腭及乳头上，一日服尽，次日解下污秽物，可绝痘患。
即出不多，且无诸疾，诚妙法也。

初生各证第七十八

生下而肾茎缩者，受寒所致也，用硫黄、吴茱萸各五钱为
末，蒜汁调涂腹上，仍以蛇床子烧烟微熏。[批]肾茎缩。

生下遍身如鱼泡、如水晶，破则流水成渗者，乃胎受寒湿
也，用蜜陀僧为末掺之，仍服苏合香丸。[批]身上泡。

生下遍身无皮，俱是红肉者，乃脾气不足也，以早米粉扑
之，肉生方已。或用寒水石一两，炒焦，黄柏二两，净黄土四
两，研细而敷，五日后去寒水石，八日后止用黄土。母先服清

---

① 傅：通"敷"。《说文通训定声》豫部："傅，叚借为敷"。

胃散加漏芦，后服八珍汤加柴胡、牡丹皮。[批] 身无皮。

生下身如涂丹者，先服郁金散治里，后用蓝叶膏涂外，乳母服清凉饮子三大剂。[批] 身红。

生下肌肉如黄蜡，后遍身面目小便皆黄，大便不通，谓之血疸。因母受湿或衣被太暖所致，宜四物汤加天花粉等分，水煎服，兼以黄柏煎汤洗之。[批] 身上蜡色。

生下遍体面目皆黄，状如金色，身上壮热，大便不通，小便如栀汁，乳食不思，啼哭不止，谓之胎黄，母受热而传于胎也，母子俱宜服地黄丸及地黄饮子。若生下旬日内，止是面目青黄，亦是胎黄，宜服泻黄散少许。百日或半周，不因病而身微黄者，胃热也；生下而身微黄者，胎疸也，犀角散主之。淡黄兼白者，胃怯也，白术散主之。[批] 胎黄。

生下二便不通，腹胀欲绝，面红气急，眵泪呵欠，谓之锁肚，由胎中受热，热毒壅盛，结于肛门，闭而不通，无复滋润，所以如此。至第三日不通，急令女人以温水漱口，吸咂儿之前后心并脐下、手足心共七处，每一处凡三五次，取红赤为度，须臾自通，否则必死。仍以硬葱纫入谷道，如未效，以牛黄散送朱砂丸。[批] 锁肚。

若面赤眼闭，二便不通，不饮乳者，用酿乳法。[批] 面赤眼闭。

生下小便不通者，乃心气积热并于小肠，用活蚯蚓数条，蜜少许，研匀敷阴茎上，内用蚕退烧灰，入朱砂、脑麝少许为末，麦门冬、灯心煎汤调服。[批] 小便不通。

生下舌底生膜如石榴子，连于舌根，致儿不能发声，急以手指摘断，微见有血，以发灰掺之。[批] 舌下生膜。

生下谷道无孔者，因肺热所致也，当以物透而通之，金簪为上，玉簪次之，刺入二寸许，以苏合香丸纳入孔中，粪出乃快。或以蜜导法套住，或以油纸捻套住，内服四顺清凉饮，免其再合。[批]谷道无孔。

生下口禁不开，不能收乳，用赤足蜈蚣，去足，灸为末，猪乳汁调下五分，三四服方愈。若七日口禁者，用牛黄些少，竹沥一字①调匀，以猪乳滴口中送下，或以郁金、藜芦、瓜蒂为末，水调搐鼻。[批]口禁不乳。

生下肌肉厚，遍身血色红，谓之胎肥，满月以后，渐渐羸瘦，目白，五心烦热，大便难，时时生涎，以浴体法主之。[批]胎肥。

生下面无精光，肌肉薄，大便下白水，身无血色，目无精采，谓之胎怯，亦以浴体法主之。[批]胎怯。

生下三日内吐泻壮热，不思乳食，大便内乳不消或白色，是伤于寒也，当下之，用白饼子，兼和胃用益黄散。[批]初生吐泻。

苏合香丸

白术　青木香　朱砂　犀角　沉香　麝香　诃子皮　丁香安息香　荜拨　白檀香　香附各二两　龙脑　薰陆香　苏合香油各二两

上为末，以安息香酒熬成膏，同苏合油入蜜调剂，丸梧子大，每用四丸，白汤下，老年及小儿，酒化下一丸。

用药法

凡痰气及中风，痰涎壅塞，喉中有声，不能下者，合青州白丸子，姜汁化下，神效。中风如见鬼神者，白汤下。脚气冲

---

① 字：古药方中称量单位名，一钱的四分之一为一字。

心，用蓖麻和丸，捣烂，贴脚心，疼痛立止。心腹绞痛，卒痛中满呕吐，姜汤下。伤风咳嗽，姜、葱汁、白汤下。产妇中风，小儿惊风，牙关紧硬不醒者，擦牙即开。小儿吐泻惊疳，火焙其药，后用姜葱汁化开，白汤下。兼治传尸骨蒸，肺痿疰忤，鬼气狐狸妖魅，霍乱吐泻，时气瘴痞，赤白暴痢，瘀血月闭，痃癖疔肿等证。

郁金散

治生下身如涂丹。

郁金　桔梗　甘草　天花粉　葛根各一分

上为极细末，煎薄荷汤，入蜜调服。

蓝叶膏

治生下身如涂丹。

蓝叶　浮萍　水苔

上三味同研取汁，调朴硝、土朱涂赤处。

清凉饮子

治消中，除能食而瘦，口干自汗，大便结燥，小便频数。若生下身如涂丹，乳母宜服。

羌活　柴胡　炙甘草　知母酒制　黄芪　黄芩酒制，各一钱
生甘草　防己　生地黄酒制　防风各五分　当归六分　红花少许
桃仁五个　杏仁　升麻四分　石膏　黄柏　草龙胆各一钱五分

上每服一二钱，水煎，入酒少许服。

四物汤

治肝经血虚发热，日晡益甚，或烦躁不寐。

当归　熟地黄各一钱　白芍药五分　川芎二分五厘

上水煎。

地黄饮子

初生儿满身面目皆黄，状如金色，或面赤身热，眼闭不开，大便不通，小便如栀子汁，遍身生疮。

生地黄　赤芍药各三钱　羌活　当归　甘草各一钱

上为极细末，用灯心煎汤，与乳母同服。

地黄汤

治胎黄。

生地黄　赤芍药　天花粉　赤茯苓　川芎　当归　猪苓

泽泻　甘草　茵陈

上锉散，水煎。

犀角散

治小儿胎黄，一身尽痛。

犀角　茵陈　瓜蒌根　升麻煨　甘草　龙胆草　生地黄煅，

等分

上咬咀水煎，不拘时候服。

牛黄散

治温壮常热，或寒热往来。

牛黄研　甘草各五钱　柴胡　栀子酒炒　龙胆草酒炒　黄芩

炒，各二钱五分

上为末，每服五分，以金银、薄荷煎汤下。

朱砂丸

治出生吐泻不止。

朱砂　南星　巴豆霜等分

上为细末，糊丸黍米大，每服二丸，薄荷煎汤服。

酿乳法

猪苓　泽泻　赤茯苓　天花粉　茵陈　生甘草　生地黄
山栀去壳

上水煎，乳母食后挤去宿乳，方服此药。

握宣丸

治小儿便难燥结，或服涩药腹胀闭乱，用此即利。

巴豆　硫黄　良姜　附子　槟榔　甘遂等分

上为末，粟米饭和丸，绿豆大，椒汤洗儿手，男左女右，
握药一丸，用绵裹定，即行数次，洗去药即止。

郁李仁丸

治怀抱小儿大小便不通并惊热、痰实。

大黄一钱，酒浸半日，炒干，研细　滑石研细，一两　郁李仁去
皮，研，二钱

上以郁李仁研成膏，和二味丸如黍米大，二岁儿服二三丸，
量大小与之，或乳汁或薄荷汤下。

玄胡川楝散

治小便不通。

玄胡索　川苦楝等分

上为细末，量儿大小，滚水滴油数点，食前调服。

木通散

治心经实热，小便不通啼叫。

木通　滑石各一钱　牵牛子炒，五分

上为粗末，加灯心、葱白煎服。

葱号散

治出生小儿，七日不小便。

葱白三四寸　人乳

上同捣如泥，敷儿口内，即与吮乳。

生地黄汤

治初生小儿眼不开。

生地黄　赤芍药　川芎　当归　瓜蒌根　甘草等分

上为细末，煎灯心汤，以少许调抹儿口，即与吮乳。

四圣散

治小儿胎受热毒，生下两目不开。

灯心　黄连　秦皮　木贼　枣各五钱

上咬咀，水煎澄清，频洗两目自开，仍服地黄膏方见胎热。

真金散

小儿初生洗眼不净，秽汁渍眼眦中，两睑赤烂，经久不瘥，乃在胎时母食热物热药所致，名曰胎赤。

黄连　黄柏　当归　赤芍药各一钱　杏仁去皮尖，五分

上为粗末，乳汁浸一宿，晒干为极细末，用生地黄汁调一字，频频点眼。仍浓煎荆芥汤，以新绵浸透，时时净洗，母服洗心散。

洗心散

生甘草　当归　麻黄　白芍药　白术　荆芥穗　大黄煨，各五分

上为极细末，用生姜、薄荷煎汤调服。

四顺清凉饮

脏腑有热，颊赤作渴，四肢惊掣，大便秘涩；或风热结核，头面生疮，目赤咽痛，一切有余证。

赤芍药　当归　甘草　大黄等分

上每服一钱，水煎。

浴体法

治胎肥、胎瘦。

白矾　青黛　乌梢蛇各一钱五分　天麻五分　蝎稍　朱砂
麝香各二分五厘　桃枝一握

上水煎十余沸，温热浴之，但忌浴背。

长生丸

治胎怯，面黄肌薄，白睛多，大便色白。

槟榔　枳壳各一两　木香五钱　砂仁　半夏　丁香　肉豆蔻
全蝎各二十枚

上为末，饭丸黍米大，每用二三十丸，乳汁下。

立圣散

初生小儿口禁不能吮乳。

全蝎稍　干蜘蛛一枚，去足，竹沥内浸一宿，取出炙焦

上同研极细，入腻粉少许，以一字用猪乳调，时时滴入
口中。

辰砂膏

治初生口禁眼闭，啼声渐小，舌上聚肉如粟米状，吮乳不
得，二便皆通，口吐白沫等证。

辰砂　玄胡粉二钱　硼砂　马牙硝　全蝎　珍珠末各一钱
麝香一字

上为极细末，油纸封裹，自然成膏，每用一豆许，金银、
薄荷煎汤下，潮搐甘草煎汤下。月内儿乳汁调傅乳上，令儿
吮之。

口禁三方①

一方：治小儿口禁不开，不能吮乳，取蜘蛛一枚，去足及嘴，火灸焦，研细，用猪乳一合，和为三服，徐徐灌之，神妙无比，入麝香治牙疳极好。

一方：治初生小儿，口禁不能吮乳，取东行牛口中沫，涂儿口中及额上即效。

一灸法：治初生儿七日内口禁不能吮乳而多啼者，乃客风中于脐间，循流至于心脾二经，遂使舌强唇噤，宜灸承浆穴在唇棱下宛宛中，次灸颊车二穴在耳下曲颊骨后，各七壮。

七味白术散

地黄丸

方俱见保婴条。

脐风撮口第七十九附脐突禁风

婴儿七日之内肚腹胀硬，脐畔浮肿，口撮不开，攒眉而叫，名曰脐风，所致之由，炼脐条已悉。因失初治以致风入脐中，内传脾络，其外候舌强唇青，手足微搐，不能吮乳，啼声如鸦，喉响如锯，法当寻口中泡，在齿龈之上，状如粟米，以新青布裹手指，蘸温水轻轻擦破，毒气已泄，其口即开，不必用药矣。甚者以艾灸脐中，细细三壮，亦有得生者。又法以天南星一钱，生姜自然汁调灌，二者并行亦无碍也。或先用龙胆汤、天麻丸之类以去痰涎，后用益脾散之类以补脾胃。若脐边青黑，手拳口禁，是为内搐不治。[批]脐风。

撮口者，因浴后拭脐，风邪所入而作，或胎热兼风自脐入

---

① 口禁三方：据目录补。

于心脾，致面目黄赤，气息喘急，啼声不出，舌强唇青，聚口撮面，腹胀青筋，吊肠牵头，若吐白沫者不治。先用控痰散吐痰，或以甘草汤探吐，却以猪胆汁点入口中即瘥。其齿龈上亦有泡，宜如前法擦破，以白僵蚕为末，蜜调涂口内，或取桑树上白汁涂之，次用人参养胃汤去苍术、半夏，加木香、苏子与乳母服，再用辰砂膏即愈。[批] 撮口。

禁风者，乃婴儿在胎中受热毒而流于心脾，生下复为风邪所搏，以致眼闭口禁，啼声不出，舌上如粟，口吐白沫，用天南星末一钱，片脑少许，以手指蘸姜汁擦龈上立开。丹溪用赤足蜈蚣，去足炙为末，以猪乳调五分，徐徐灌之；或用牛黄二分五厘，竹沥调服，随以猪乳滴于口中。若口禁，以郁金、藜芦、瓜蒂为末，水调搐鼻，皆急救之法也。三者皆里气郁闭之证，大同小异，故并录之。[批] 禁风。

龙胆汤

治婴儿脐风撮口，四肢惊掣，发热吐乳，及变蒸客忤，鬼气惊痫，加人参、当归。

龙胆草炒黑　钓藤钩　柴胡　黄芩炒　桔梗　白芍药炒　白茯苓　甘草　大黄煨，各二钱五分　螳螂二枚，去足翅

上为末，每服一二钱，水煎，量儿大小加减。

天麻丸

治吊肠、锁肚、撮口。

天南星炮，二钱　白附子　牙硝　天麻　五灵脂　全蝎焙，各一钱　轻粉五分　巴豆霜一字

上为末，每服一字，薄荷汤调下。

益脾散

治脐风，去痰后服此以补脾胃。

白茯苓　人参　草果煨　木香湿纸裹煨　甘草　陈皮　厚朴姜制　紫苏子炒，等分

上为末，每服一钱，姜枣水煎。

控痰散

治禁风，先用此药吐风涎，次与益胃散和胃，又与辰砂膏和惊，如握拳禁口者不治。

蝎尾　铜青各五分　朱砂一钱　腻粉一字　麝香少许

上为末，每服一字，茶清调下。轻者以甘草汤吐之。

甘草汤

治撮口。

甘草生，一①钱

上水煎，以绵球蘸吮，令出痰涎，后以猪乳点入口中，即愈。

人参养胃汤

治撮口，吐痰及点桑白汁后宜以此汤去苍术、半夏，加木香、苏子，与母服之。

苍术一钱　陈皮　厚朴　半夏各七分　白茯苓　藿香各五分甘草二分　乌梅一个　人参　草果各四分

上姜水煎，无汗热服，有汗温服。

辰砂膏

方见出生条。

定命丹

治天钓撮口，通利痰热。

---

① 一：原脱，据《景岳全书》卷六十二集补。

全蝎七枚　天麻　南星炮　白附子各二钱五分　朱砂　青黛各一钱五分　轻粉　麝香各五分　片脑一字

上为末，米糊丸，绿豆大，每服一丸，荆芥薄荷汤下，先研半丸，吹入鼻中。

蚕号散

治初生婴儿七日不乳，名撮口。

僵蚕四条，去嘴，略炒　白茯苓少许

上为末，蜜调敷儿口内。

僵蚕膏

治撮口。

真僵蚕二条

上去嘴，略炒为末，蜜调搽口中。

撮风散

治撮口。

钓藤钩　朱砂　赤脚蜈蚣半条　僵蚕　蝎稍各一钱　麝香一字

上为末，每服一字，竹沥调下。

大连翘汤

治胎热脐风，小便不通及诸般疮毒。

连翘　瞿麦　荆芥　木通　赤芍药　当归　防风　柴胡　滑石　蝉壳　甘草炒，各一钱　山栀子　黄芩各五分

上为末，每服二钱，加紫草水煎，热甚加大黄。

宣风散

脐风撮口，多啼不乳，口出白沫。

全蝎二十一个，头尾俱全，去毒，用好酒冷炙为末　麝香二分五厘

上和匀，用金银煎汤调服一分二厘。

辰砂僵蚕散

治脐风撮口。

辰砂　白僵蚕直者去丝嘴　蛇蜕炒，各一钱　麝香五厘，另研

上为细末，每用少许，蜜调抹唇口。

蚣蝎散

治脐风撮口。

蜈蚣金头赤足，一条　蝎稍四条　僵蚕七条　瞿麦五分

上为末，先吹鼻中，得嚏而啼为可治。后用钱许，薄荷汤调服。

定命散

治脐风撮口。

蜈蚣赤足者半条，酒炙　川乌头三个，生用　麝香少许，另研

上为末和匀，金银、薄荷煎汤调服半字。

柏墨散

治脐肿多啼。

黄柏　釜下墨　发灰各五分

上为细末，每用少许敷之。

洗脐肿法

用荆芥煎汤洗净，后以葱叶火上灸过候冷，以指甲刮薄，贴患处，次日便消。

脐风六方①

一方：治脐风，取活蝎虎一条，同朱砂细末装瓶内封口，

---

① 脐风六方：据目录补。

食砂月余取出，其身赤赤，阴干为末，酒调二分服之，大效。

一方：治脐风，以食盐二两，豉二合，杵成饼子如钱大，木上灸热，熨脐上，又以黄柏末傅之。

一方：治脐风，用穿山甲尾上三片，羊油灸黄色，蝎稍七个，共为细末，用乳汁调涂乳上，令儿吮之，以厚衣包裹，冷汗出为愈。

一方：凡脐风肿硬如盘者，以田螺三个，入麝香少许，捣烂搭脐上，须臾更易，肿痛立消。

一方：治脐风成疮，用年久东壁泥，研细傅之。

一方：脐风久而成疮，以伏龙肝研细傅之。

脐赤肿一方①

一凡小儿脐赤肿，杏仁杵如脂，傅肿处。

脐血水出一方②

一方：脐中血水出或赤肿痛，以当归为末，或白石脂为末，入蛤蟆、乱发二灰傅之。

撮口二方③

一方：治撮口，以夜合花枝煮汁，拭口并洗，即愈。

一方：治撮口，用白僵蚕为末，蜜调涂谷道，牛黄一钱，竹沥一合，时时抹口中。

脐风撮口灸法

一脐风撮口，服药不愈，于然谷穴灸三壮，针入三分，不宜见血。

---

① 脐赤肿一方：据目录补。
② 脐血水出一方：据目录补。
③ 撮口二方：据目录补。

婴儿初生，因洗浴系脐不紧，致秽水侵入，旬日后，脐忽突出浮亮，间或惊悸作啼，宜白芍药汤加薏苡仁煎服。若因啼致突，别无惊悸他证者，名曰气脐，乳母密以称稍，向儿脐一指自平。

白芍药汤

方见胎寒条。

卷之六

怀幼考索

马牙鹅口第八十

婴儿初生，口中及牙龈生起白泡，状如马之牙，不能吮乳，因名之曰马牙。少缓则不救，急当用针挑破，取桑树上白汁涂之，其效若神。倘仓卒不得桑树汁，则以母发裹指，擦破其泡，用薄荷汁磨好墨涂之亦可，但勿即乳，睡片时仍再擦。若忽然口内白屑满舌，上腭戴碍，状如鹅口，开而不合，语声不出，吮乳亦艰，名之曰鹅口。此盖因于胎热，而心脾最盛，上蒸于舌，一时至极，药虽应急，先以针刺破上下如芥子之泡，流出黄水清血，其病即减，乃以朱砂膏、地黄膏调化涂点舌上，或硝黄散亦可。亦宜以乱发裹指，蘸新汲井水擦去白屑，而以黄丹煅出火气，掺舌上，如白屑不可脱，煮栗木皮取汁擦之。

朱砂膏

治鹅口。

朱砂水飞，五钱　牙硝　硼砂　玄明粉各二钱五分　麝香一字　金箔　银箔各十片　白附子　枳壳各三钱　川芎　粉草各四钱　人参　黄芩　薄荷叶各二钱

上前七味入乳钵研细和匀，后七味为末亦入钵中同前药相和，蜜丸芡实大，每服一丸至二丸，麦门冬煎汤化服。

地黄膏

治鹅口。

山栀仁　绿豆粉各一钱五分　粉草六钱

上为末，取生地黄汁一两五钱，白蜜一两五钱，在薄瓦器内铜锅中隔汤煮成膏，候冷入药研匀，丸芡实大，每服一丸至二丸，麦门冬煎汤化服，或以新汲水调点舌上。

硝黄散

治鹅口。

风化朴硝　真蒲黄晒干为末，各五钱

上二味在乳钵内研匀，每用一字，点揩舌之上下。

保命散

治鹅口。

枯矾一钱　马牙硝五钱　朱砂水飞，一钱

上为细末和匀，先以洗净乱发缠手指，在舌上擦去白垢，后取白鹅粪，以水搅取清汁，调药一字涂舌上，并含颊内即愈。

一捻金散

治鹅口。

雄黄三钱　硼砂一钱　龙脑少许　甘草五分

上为末，掺患处，或用蜜调擦。

清液散

治鹅口、重舌、口疮。

青黛　朴硝各一钱　龙脑一字

上为细末，蜜调，鹅翎敷上。

重舌、木舌第八十一

婴儿舌下挺出一条，其状如舌，故名重舌。盖脾之络脉系舌旁，肝之络脉系舌本，心之络脉系舌根，凡此三经或为湿热风寒所中，则舌卷缩，或舒长，或肿满，宜硝黄散、绿袍散主之，及当归散、羌活散，甚者针刺出血而愈。其颊里及上腭肿者为重腭，齿龈上肿者为重龈，皆当刺之出血。若舌肿硬而妨乳食者，谓之木舌，此为风热盛也，以当归散、泻黄散、玉露饮服之，次以硝黄散点擦舌上。盖舌乃心之苗，热则肿满，风则强木，治法宜凉解上焦，化痰疏风，初用百解散加五和汤，次以牛蒡汤同当归散入生地黄煎服自愈。

硝黄散

方见上条。

当归散

方见胎寒条。

泻黄散

方见保婴条。

百解散

方见夜啼条。

牛蒡汤

方见胎热条。

绿袍散

治重舌。

薄荷叶去梗　荆芥穗各五钱　青黛　玄明粉　硼砂各二钱五分　百药煎　甘草各一钱

上玄明粉、硼砂另研，各药俱为细末和匀，每用一字，干点舌上，或新汲水入蜜调点亦可。

羌活散

治重舌。

人参　羌活　赤茯苓　柴胡　前胡　川芎　独活　桔梗　枳壳　天麻　地骨皮各二分　甘草一分

上姜水加薄荷三叶煎。

重舌五方①

一方：治重舌，用苦竹沥渍黄柏末点舌上，如不愈，用真蒲黄微炒，出火气研细，挑些须掺舌下，不过三次愈。

一方：治重舌、木舌，先以新汲水擦舌之上下，后用皂角针烧灰，入脑子少许，每以半字掺舌上，出涎立效。

一方：治重舌，烧乌贼鱼骨，细研和鸡子黄，傅喉及舌。

一方：治重舌欲死，以乱发灰五分，频傅舌下。

一方：治重舌，宜傅桑白汁。

玉露饮

治木舌。

甘草三钱　寒水石中有细纹，以手可碎者是　石膏洁白坚硬而有墙壁者乃佳，各一两

上甘草焙干研末，同二味再研匀细，每服五分至一钱，麦门冬煎汤调服。

五和汤

治木舌。

当归酒洗　赤茯苓各五分　炙甘草　大黄　枳壳各一分

上水煎。

木舌一方②

一方：治木舌，以百草霜、滑石、芒硝末，酒调傅。

---

① 重舌五方：据目录补。
② 木舌一方：据目录补。

胎寒第八十二_{附脏寒}

婴儿初生以至百日内，忽然口冷，身起寒粟，时发战栗，曲足握拳，昼夜啼叫不已，必是腹痛，或口禁不开，名曰胎寒。盖因在胎时，因母喜啖甘肥生冷时果，或胎前感风寒暑湿，过服凉药，以致内伤胎气。故婴儿生后，昏昏多睡，间或呗①乳泻白。若不早治，必成慢惊、慢脾。急宜以中和饮、当归散相合，加煨姜煎服，使之微泄。随进匀气散调补，泄止气匀，神安痛定，手足舒伸。次用参苓白术散以养胃气，白芍药汤去其寒湿。乳母禁忌生冷，庶易瘥也。

若手足稍冷，唇面色青，额上汗出，不喜乳食，至夜多啼，颇似前证，但无口冷战栗，名曰脏寒。其证日轻夜重，腹痛肠鸣，泄泻清水，间有不泄者，亦在百日内有之，皆因临产在地稍久，冷气侵逼，或以凉水搅汤洗儿，或断脐带短而又结缚不紧，为寒气所伤，宜用白芍药汤及中和饮加盐炒茴香、茱萸，姜水煎与乳母同服。[批] 脏寒。

冲和饮

苍术_{米泔水浸一宿，去粗皮，滤干锉片，用火炒微黄，一两} 人参 前胡_{去芦} 桔梗_{锉，炒，各五钱} 川芎_{二钱} 枳壳_{水浸去瓤，锉片，麸炒微黄} 陈皮_{去白，三钱} 白芷_{二钱} 麻黄_{去节存根，功全表里，锉碎汤泡，滤过焙干，三钱} 当归_{酒洗} 半夏 薄桂_{去粗皮} 白芍药 赤茯苓 干姜_{各二钱} 甘草_{炙，七分五厘} 厚朴_{去粗皮锉碎，用姜二片杵烂浸一宿，慢火炒干，二钱}

上为末，每服五分，加姜葱少许，水煎。

---

① 呗（xiàn 限）：不作呕而吐，亦泛指呕吐。

当归散

治胎寒面色青白，腹痛泄泻。

当归酒洗　白芍药　人参　甘草炙，二分　桔梗　陈皮去白，各一钱

上为末，水煎，时时与服。

匀气散

桔梗锉炒，二两　陈皮去白，一两　缩砂仁　茴香　白姜炮，各二钱五分　粉草炙，四钱

上㕮咀，每服五分，水煎。

参苓白术散

人参　白茯苓　粉草　白术　白扁豆　山药去黑皮　缩砂仁　薏苡仁　桔梗锉炒　莲肉去心，等分

上为末，每服五分至一钱，枣汤调服。

白芍药汤

治胎寒腹痛，母子同服。

白芍药一钱五分　泽泻七分五厘　甘草炙，二分　薄桂一分五厘

上水煎，母子汤服。

温惊丸

治胎寒腹痛，呗乳便青，乳食不化。

人参　辰砂　赤石脂　白茯苓各五钱　白术一两　干山药二两　乳香　麝香各二钱

上为末，蜜丸芡实大，每服一丸，薄荷煎汤下。

胎热第八十三

婴儿生下旬日之间，口多痰涎，气急喘满，眼闭目赤，目

胞浮肿，神困呵欠，呢呢作声，遍体壮热，小便赤色，大便不通，时复惊烦，此因在胎母受时气热毒，或外感风热误服温剂，或食五辛油面过多，以致湿蕴于内，熏蒸胎气，故生下即有前证，名曰胎热，经久不治，则鹅口、重舌、木舌、赤紫丹瘤自此而生矣。宜以木通散先与母服，使入于乳，儿吮之则通心气、解烦热，然后以四圣散温洗两目，目开进地黄膏、天竺黄散、牛蒡汤、当归散、生地黄汤。如酿乳法，令母服以通于乳，而又忌用鸡羊酒面，庶不再发也。夫初生之儿肠胃脆薄，易热易寒，凡有胎疾，勿求速效，自然渐解。若执治热以凉之说，则他证立至矣，故酿乳法之为稳当也。

酿乳

不拘何药，如法煎成，乳母食后将宿乳挤尽而服，少顷乳儿，则药味自乳以及于儿矣，药从乳传，与自服相等。

木通散

治小儿上膈热，小府闭及诸疮丹毒，母子同服。

木通去皮节　萹蓄去老梗，各五钱　大黄　甘草炙　赤茯苓各三钱　瞿麦　滑石研末　山栀仁　车前子　黄芩各二钱五分

上每服五分，加灯心或入薄荷同煎。

地黄膏

方见马牙条。

牛蒡汤

牛蒡三钱，略炒，研细　大黄一钱五分　防风　薄荷各一钱　荆芥四钱　甘草一钱五分

上为末，量儿大小，或五分，或一钱，水煎。

天竺黄散

治胎热。

天竺黄　郁金如无真者，以山栀仁代　茯神　甘草各五分　硼砂
牙硝　白芷　川芎　僵蚕炒去丝　枳壳各二钱五分　朱砂水飞，二钱
麝香少许　蝉壳十五个，去泥土、嘴足

上除硼砂、牙硝、朱砂、麝香另研，余九味焙干为细末，
十三味和匀，每服五分或一钱，薄荷汤或麦门冬汤调下。

甘豆汤

治小儿胎热。

甘草一钱　黑豆二钱　淡竹叶

上入灯心水煎。

四圣散

生地黄汤

方俱见出生条。

当归散

方见胎寒条。

变蒸第八十四

钱仲阳曰：小儿在母腹中乃生骨气，五脏六腑成而未全，
自生之后，方长骨脉，五脏六腑之神智自内而长，自下而上，
故以生后三十二日一变蒸，即智意有异于前。初三十二日一变
生肾志，六十四日再变生膀胱，其发耳与尻音"考"，肾尖也俱
冷，盖肾与膀胱俱属水，水数一，故先变生之；九十六日三变
生心喜，一百二十八日四变生小肠，其发汗出而微惊，心与小
肠俱属火，火数二，故次之；一百六十日五变生肝哭，一百九

十二日六变生胆，其发目闭而赤，肝与胆俱属木，木数三，故又次之；二百二十四日七变生肺声，二百五十六日八变生大肠，其发肤热而汗或不汗，肺与大肠俱属金，金数四，故又次之；二百八十八日九变生脾智，三百二十日十变生胃，其发不食，腹痛而吐，脾与胃俱属土，土数五，故最次之，自此之后，生齿能言，渐知喜怒，故云始全也。

太仓云：气入四肢，长碎骨于十变后，六十四日长其经脉，手受血，故能持物，足受血，故能行立也。

经曰：变且蒸，谓蒸毕而足一岁之日也。

师曰：不汗而热者，发其汗；大吐者微止，不可余治。小儿变蒸蜕齿如花之易苗，其不及三十二齿者，由变蒸之日不足，齿与变蒸相合也，及其年壮而视齿方明。

《全婴方》云：变蒸者长气血，变者上气，蒸者体热也。盖三十二日为一变，六十四日为一蒸，五变五蒸之后，又六十四日为二大蒸，四百四十八日也，又六十四日为三大蒸，五百一十二日也，变蒸乃毕。凡遇变蒸，轻则体热虚惊，耳冷微汗，唇生白泡，三日可愈；重则寒热脉乱，腹疼啼叫，不能乳食，食即吐哯，五日方愈，其候与伤寒相似，但唇上有白泡别之。亦有禀气壮实，不热不惊而暗变者，盖此证小儿之所不能免，不必用药，如必欲用药，宜平和饮子。吐泻不乳多啼者，和气散；有宿食者，紫霜丸；痰热者，惺惺散；骨热心烦，啼叫不已者，柴胡散；有寒无热者，当归散；蒸热甚者，紫阳黑散；寒热如疟者，梨浆饮。然紫霜丸与紫阳黑散，古方以之为主，而药品峻厉，恐脏腑不能胜受，宜慎用之。

薛立斋谓：有一儿至二变发热有痰，误服抱龙丸，以至不救，但父母爱子，惟疾是忧，一有微恙即多方求医，而医者不达，每强不知以为知，如发热有痰而投抱龙丸，孰不谓之对证，殊不知投于变蒸则为杀人剂也，爱子者宜预览此篇，乃知变蒸之疾候如此。设或饮食停滞，或腹痛吐泻，或肚腹微胀，宜用保和丸。若饮食消而犹腹痛不食，或肚腹微胀，宜用四君子汤以保养胃气，不可误认外感，妄行汗下，致伤元气也。

平和饮子

婴儿变蒸三日前后日进三服，可免百病，百日内宜服。

白茯苓一钱五分　人参　甘草各五分　升麻二分

上水煎。禀受弱者，加白术一钱。

和气散

治婴儿变蒸吐泻，不乳多啼。

木香　香附　厚朴　人参　陈皮　藿香　甘草等分

上姜枣水煎。

紫霜丸

小儿变蒸，疏利脏腑实热。

代赭石一两，醋煅，以制为度　赤石脂七分　巴豆三十粒，去心油
杏仁五十粒

上代赭石、赤石脂先捣末，和杏仁、巴豆捣二千杵，加蜜少许再捣丸，如栗米大，每服二丸，乳汁送下。有热不泄，次日再与二丸。此药兼治惊积、痰癖、食痫。

柴胡饮

治骨蒸心烦，啼叫不已。

柴胡　人参　麦门冬　甘草各二分　龙胆草　防风各一分
上水煎。

当归散

治小儿变蒸，有寒无热。

当归二钱　木香　官桂辣者佳　甘草炙　人参各一钱

上加姜枣水煎。

紫阳黑散

治小儿变蒸壮热，亦治伤寒发热。

麻黄去节，二钱五分　杏仁去皮尖，二钱五分　大黄一钱，炒黑色

上同一处捣和，略烧存性，再以杏仁研膏和成，每服一豆许，乳汁调和灌下。

梨浆饮

治潮热、积热、疟热及脾积寒热。

青蒿童便浸一宿，晒干　柴胡　人参　黄芩　前胡　秦艽　甘草各一分　生梨一片，如无以生藕代　薄荷二叶　地黄一寸

上水煎。

保和丸

山楂　神曲各二两　半夏　白茯苓各一两　陈皮　连翘　萝卜子各五钱

上为细末，粥糊丸，梧子大，每服二十丸，白汤下。

参杏膏

治小儿变蒸潮热。

人参　杏仁去皮尖　升麻煨，各五分　甘草炙，二钱

上为极细末，百日以前每服一字，麦门冬煎汤调服。

惺惺散

四君子汤

方俱见保婴条。

弄舌、吐舌第八十五

小儿无病，舌每微露即收者，为弄舌，乃脾脏微热，故舌络微紧，所以时时舒舌也，戒用冷药及下剂。若欲饮水，乃脾胃津液少，当少与泻黄散渐服之。肥实者，宜牛黄散。或身热而四肢冷，唇带青色者，属心脾二经亏损，宜守胃散主之。面黄肌瘦，五心烦热者，胡连丸主之。大病之后有此者，乃为恶候，宜七味白术散，治之不愈，必至危殆。若舒舌良久不收者，为吐舌，属心脾积热，宜用泻黄散。或兼口舌生疮，作渴饮冷，属胃经积热，亦用泻黄散；作渴饮热者，则属胃经虚热，宜四君子汤；或大便不实者，脾胃虚弱也，宜七味白术散主之。

守胃散

治弄舌。

人参　白术　白茯苓　山药　干葛　扁豆　南星锉碎，瓦器盛东壁土同醋煮少时，滤干切片焙　甘草　藿香　防风　天麻各五钱

上为末，每服一钱，加姜一片，捣碎瓜仁二十粒，水煎服。如泻不止，入沉香、白豆蔻同煎。

泻黄散

白术散

四君子汤

方俱见保婴条。

牛黄散

方见初生条。

胡连丸

即大胡连丸，方见五疳条。

滞颐第八十六

婴儿流涎而渍于颐间者为滞颐，由于脾胃虚寒，不能收摄涎液，用六君子汤加木香治之，或用清心导痰丸甚效。若系脾经实热者，用牛黄清心丸；脾经虚热者，六君子汤加木香；胃经实热者，泻黄散；胃经虚热者，异功散；食积内热者，大安丸。此虽微而可忽，不治则也证生焉，可不慎诸。

温脾丹

治小儿滞颐。

白术　干姜炮　青皮各五钱　半夏曲　丁香各一两

上为细末，糊丸黍米大，一岁儿十丸，米饮下。

温胃汤

治脾冷涎多而滞于颐。

丁香一两　人参　半夏　肉豆蔻　白术　干姜　甘草各五钱

上每服一钱，姜水煎。

清心导痰丸

南星姜制　半夏姜制，各二两　白附子　天花粉各一两　黄连炒　郁金各七钱五分　白僵蚕炒，去丝嘴　天麻　羌活各五钱　川乌盐制，二钱

上为末，姜汁糊为丸，黍米大，乳汁服十丸。大人梧子大，每服五十丸。

六君子汤

牛黄清心丸

五味异功散

大安丸

方俱见保婴条。

以上证，皆与生俱生之禀受，故皆列之于前。自是而后，则当慎在调护，故以其诀叙之于首。

调护诀第八十七_{附养子十法、乳儿法}

婴儿初生，肌肤未实，弥月之后，宜数见风日，则血气刚强，肌肉坚实。辟诸草木生于房室之中者，其色必黄，其枝必嫩，乍见风日，便至凋瘁。爱子者不达此意，藏之重帷密室，未寒先与绵衣，未饥即与乳哺，而致筋骨柔软，不任风寒，脏腑伤损，易于停滞。要之衣不宜厚，惟宜背暖，绵不宜新，惟用旧絮。

陈氏谓：耐三分寒，吃七分饱，频揉肚，少洗澡，肚要暖，胸要凉，此确论也。

丹溪谓：小儿下体不用绢帛夹厚温暖之裳，盖下体主阴，得寒凉则阴易长，得温暖则阴暗消也。尤须慎乳母七情六欲，戒乳母厚味炙煿①，则乳汁自和。故保婴之法，未病则调治乳母，已病则审治婴儿，兼治乳母，此为妙诀。若屡用药饵，则脏腑阴损，多变败证，用酿乳法由母以达儿，与自服亦相等。然有过于爱子者，遇有些小之疾，不忍见其口苦，乃却药待愈，因循日甚，虽欲强药，不可得矣，此又一偏之甚者。欲却儿病无如保护适中，然婴儿无喜哀爱恶欲之五情，惟居诸之风雨寒暑，日用之乳哺饮食易于生患，故外邪所袭入为诸风，肥甘太过积为疳黄，襁褓不慎则肤腠受邪而发寒热，起居不时则精神

①　煿（bó 博）：煎炒或烤干食物。

不守而成客忤，蕴热过而斑毒生，积冷多而夜啼作，此皆调护之失宜也。故其诀曰：养子须调护看承，莫纵也。乳多终损胃，食壅即伤脾，被厚非为益，衣单正所宜，无风频见日，寒暑顺天时，此保护之大概也。若夫细微之事人咸忽之，殊不知皆足以致儿疾。

《养生至宝书》云：近秽气，触真气，近死气，乱生气，盖言污秽不洁所当避也。

孙真人云：乘马远行，至暮当沐浴更衣，方近婴儿，若感其气则为急惊风搐。步践粪秽之履勿近婴儿，若感其气，则为天钓。触类而广之，其所当避着亦多矣。

养子十法

一要背暖，二要肚暖，三要足暖，四要头凉，五要心胸凉，六要不见异物，七要脾胃常温，八遇啼哭后勿乳，九勿服金石之药，十戒洗浴。大凡初生之儿，月内多啼，则胎毒、胎惊、胎热聚散，出月即无奇疾矣。若洗浴频，恐成脐风；不忌生人异物，则为客忤、禁口、惊啼；重复乳食，则吐泻痰逆。衣盖过暖则生热，热极生风，轻则口舌生疮，过寒则脏寒钓气。大喜后乳食多成惊痫，大哭后乳食多成吐泻，乳哺饱满必成呕吐，调理之法适中而已。然过于爱子者，每不离襁褓，殊不知筋骨之受伤由此也。故儿甫半岁，尻骨已成，便令学坐；二百日外，掌骨已成，当令匍匐；三百日外，膑骨已成，扶之独立；周岁后，膝骨已成，当教行步。至于儿之哺也，固不可太早，使不胜谷气；亦不可过于爱惜，使二三岁犹不饮食，而至脾胃虚弱，为终身之病。半岁后即宜煮陈米粥糜，与乳间食。十个月后渐与稠粥以助中气，自然易养少病，但忌嚼哺及生冷油腻甜物而已。凡此皆调护之良法，爱子者不可不知。

乳儿法

婴儿之养，全在于乳，其所以致病者，则在于乳之无法也。故夏月不去，热乳则令儿呕逆；冬月不去，寒乳则令儿咳利；交遘甫毕而乳，则令儿羸瘦；盛怒未已而乳，则令儿气疝；大醉未解而乳，则令儿身热腹满。大凡母之七情六欲皆足以致儿疾。若乳时其汁猛溢，必暂夺之弗使儿噎；若至太饱，必溢出于口，别以空乳吮之则消矣；睡时不可令儿含乳，以至不知饥饱，此乳儿之法也。

食积第八十八

小儿气血未充，肠胃脆薄，触物易伤，故凡乳哺不节，或恣食生冷及糍粽难化之物，或食已即睡，以致停滞不消，噫气作酸，恶闻食气，欲吐不吐，胃口作疼，心下痞满，按之则痛甚，则至于发热，或挟外感寒热，当审其食。在胃之上口者，用异功散加山楂、神曲，或人参养胃汤加木香、砂仁以消之腹胀。痞痛按之益痛者，白饼子、木香槟榔丸以下之，下后随宜用白术散、异功散调理。有外感者用藿香正气散、参苏饮以散之。手足并冷，好热饮食者，乃中州虚寒也，用六君子汤加炮姜、木香以温之。大便欲去不能去者，脾气下陷也，用补中益气汤以升之。食消即宜以六君子汤补之。

钱仲阳曰：小儿食不能消，因脾胃冷也，当补脾，益黄散主之。

张洁古曰：乳食不消，初病忽然出冷气，四肢亦冷，面白无光泽，精神不定，此乃胃气不和，以温药治之，使君子丸、益黄散，此治伤食之大略也。若所伤不甚者，惟宜以保和丸和之。失于医治，留而不去，遂至成积，积败为痢，面目黄肿，肚热胀痛，嗜卧困倦，啼叫不食，或大便闭涩，小便如油，或便利不禁，粪白酸气，皆积之候也。吐乳泻乳，其气酸臭，是为乳积；肚硬带热，渴泻或呕，是为食积；腹痛啼叫，利如蟹渤①，是为气积；泄泻清水，额汗喘息，烦渴潮热，睡中腹跳，是为惊积，皆肚腹热甚，夜间发热，盖脾主至阴，所以热发于夜也。然当以虚实辩之，虚则浑身微热，不思饮食，昏昧神缓，抱起如睡；实则吐舌，粪闭囟肿，喉塞壅盛涎鸣，热毒发疮虚实二字指病形而言，非元气之虚实也。又当以寒热辨之，凡大便白而酸臭，胃有畜冷也，服消积丸，消下后而服温胃药；大便赤而酸臭，胃有畜热也，服消积丸，消下后而服凉胃药，自无不愈也。

东垣云：食者有形之物，伤之则宜损其谷，其次莫若消导，丁香烂饭丸、枳术丸之类主之。稍重则攻化，三棱消积丸、木香见现丸之类主之。尤重者则或吐或下，瓜蒂散、备急丸之类主之，以平为期。夫食伤者，伤之始也，非脾虚则不受伤，既伤之后，则脾气亦虚矣。积滞者，伤之久也，脾虚不能运化，方至停畜，用药消导。后所谓大毒治病，十去其六；小毒治病，十去其七；常毒治病，十去其八；无毒治病，十去其九，虽积消而脾不愈，损乎？故先后以补养脾胃为主，先医谓：养正积自除，盖此之意。

白饼子

治腹中有癖，但饮乳而吐痰涎。

滑石　轻粉　半夏制　南星各一钱　巴豆二十四粒，去皮膜，水煮，另研

---

① 蟹渤：便下多气泡如蟹沫状。

上为末，糯米饭丸如绿豆大，捻作饼子，每服三五饼，葱白汤下。

木香槟榔丸

治诸气、诸积，腹胀，痢疾。

木香　枳壳　青皮　杏仁　槟榔各一两　郁李仁　皂角　半夏曲各二两

上为末，别用皂角熬膏，入蜜少许和丸，梧子大，每服五十丸，姜汤下。此药能导三焦、宽胸膈、破痰遂饮、快气消食。

藿香正气散

治四时感冒。

藿香二钱　紫苏一钱五分　陈皮　厚朴　半夏　白术　白茯苓　桔梗　大腹皮　白芷　甘草炙，各一钱

上咬咀，每服三钱，水煎。

使君子丸

治五疳脾胃不和，心腹膨胀，时复作痛，不食渐瘦，并宜服之。

使君子肉一两　厚朴制　橘红　白芍药　甘草炒　川芎各一钱

上为末，蜜丸皂角子大，每服一丸，陈米饮下。

消积丸

治小儿食积气、湿气，面黄白多肿，大便黄赤酸臭。

砂仁十二个　丁香九粒　乌梅肉三个　巴豆三粒，去油

上为细末，糊丸粟米大，三岁以上五六丸，三岁以下二三丸，温水下。一方有使君子五个。

丁香烂饭丸

治小儿饮食所伤。

丁香　京三棱　广茂炮　木香各一钱　甘草　甘松　砂仁　丁香皮　益智仁各三钱　香附子五钱

上为细末，汤浸蒸饼丸，绿豆大，每服三十丸，白汤下。

枳术丸

治胸膈痞闷，消食强胃，此不取其化食，但藉之以强胃气。

枳实去瓤，麸炒黄，一两　白术二两，土炒

上为极细末，荷叶裹老仓米烧饭为丸，梧子大，量儿大小与服。

三棱消积丸

治伤生冷硬物，不能克化，心腹满痛。

丁皮　益智仁各三钱　巴豆和米炒，去米　茴香炒　陈皮　青皮各五钱　广茂炮　京三棱焙，各七钱

上为细末，醋糊丸麻子大，每服十丸，姜汤下。

木香见现丸

治伤生冷硬物，心腹满闷疼痛。

神曲炒黄色　京三棱煨，各三两　石三棱去皮煨　草豆蔻面裹煨熟，取仁　香附子炒香，各五钱　升麻　柴胡各三钱　木香二钱　巴豆去皮膜油，净五分

上为细末，汤浸蒸饼丸，绿豆大，每服三十丸，白汤下。

瓜蒂散

凡上部有脉，下部无脉，乃饮食过饱，填塞胸中，不吐则死。

瓜蒂　赤小豆

上为极细末，每服一钱，温浆水调下，取吐。

备急丸

治心腹百病卒痛，如锥所刺及胀满等证。

大黄　干姜炮　巴豆去皮膜心油，各等分

上为末，同研匀，入炼蜜杵千余下，丸豌豆大，量儿大小，或半丸一丸，温水下。

异功散

白术散

参苏饮

补中益气汤

六君子汤

益黄散

方俱见保婴条。

人参养胃汤

方见脐风条。

保和丸

方见变蒸条。

三黄枳术丸［批］以下俱食积杂方

治伤肉及湿面辛辣厚味之物，填塞闷乱不快。

枳实麸炒，五钱　黄连酒浸洗　大黄湿纸裹煨　橘皮　白术各一两　黄芩二两

上为末，汤浸蒸饼丸，绿豆大，每服五十丸，白汤下。

除湿益气丸

治伤湿面，心腹满闷，肢体沉重。

枳实麸炒黄色　神曲炒黄色　黄芩生用　白术各一两　萝卜子炒熟，去秽气，五钱　红花三分

上为细末，荷叶包老米烧饭丸，梧子大，量儿大小服。

木香丸

治小儿乳积、食积、气积。

木香　蓬莪　砂仁　青皮去白　朱砂研细　代赭石研，各二钱　巴豆去油　大丁香各一钱

上为细末，飞面作糊，丸麻子大，风干，每服二三丸，乳伤乳汁下，食伤米饮下。

消乳食丸

治乳积、食积。

砂仁　陈皮　京三棱　莪术　神曲炒　麦芽炒，各五钱　香附炒，一两

上为末，糊丸麻子大，每服二十丸，紫苏汤下。

七圣丸

治食积。

三棱　蓬莪　川楝　青皮　陈皮　芫花　杏仁去皮尖，双仁

上等分，先醋浸芫花一宿，炒渐干，次入蓬莪同炒赤色，又入陈楝青再同炒焦，取出称各药，如重三两，用杏仁五钱，共细研，入去油巴豆二十粒和匀，醋糊丸，黍米大。一岁儿常服二丸，临卧温汤下，使日间所食之物一夜消尽，永无疳癖之患，虽素黄瘦者，顿作健儿。不用巴豆亦可。

丹溪阿魏丸

治小儿食积，腹如蜘蛛，肚痛，小便白浊。

阿魏酒浸一宿，研如泥　黄连各五钱　花碱研如粉，三钱　半夏皂

角水浸一宿　连翘　山楂肉各一两

上为末，炒神曲糊丸，如萝米①大，每服二十丸，空心米饮下。素多食果者，加胡黄连；多食米食者，加神曲、麦芽；食肉食者，加阿魏。

黄龙丸

治伤食成积。

三棱　蓬茂各三两　青皮　陈皮各一两五钱　山楂　干姜各七钱五分　槟榔五钱

上晒干为末，糊丸黍米大，三岁儿每服二十丸，食后姜汤下。食前间服乌犀丸，治痞积无不效。

厚肠丸

治缺乳食早成积，方见腹胀条。

腹胀第八十九

小儿腹胀，多由饮食生冷甜腻，聚结不散，而致荣卫留止，寒气逆上，真邪相攻，两气互搏，乃合而为胀。若不因吐泻久病之后，亦不因利下而闷乱喘满者，实也，宜以紫霜丸、白饼子、消积丸、褐丸子之类以利其积。不喘者，虚也，宜用六君子汤，不可误下。若气短喘急者，脾肺气虚也，用异功散以补之，或用分气紫苏饮。若误下而致脾虚，上附肺而行，脾肺母子皆虚，不能通调水道，肺主目胞腮，脾主四肢，故俱浮肿，宜金匮加减肾气丸主之。色黄者，属脾也，用塌气丸以渐消，未愈则渐加丸数，不可用丁香、木香、陈皮、豆蔻等大温散之药。盖脾气既虚，已出附肺而行，入于四肢面目矣，是脾已虚

---

① 萝米：萝卜子，即莱菔子。

甚，所以不受寒温，服寒则生冷，服温则生热，非比脾气未出，腹胀而不喘，可以温散，使上下分消其气而愈之类也。故凡脾虚腹胀者，先宜服塌气丸，如不愈，审其腹中有食积结粪，小便色黄，时有微喘，脉伏而实，饮水能食，下之乃瘥。若脾初虚而后有积，宜先补后下，下后又宜补脾，然不可补肺，以致反生虚气也。若手足逆冷，睡而露睛，脾胃虚寒也，用六君子汤加炮姜；手足不冷，睡而露睛，脾胃虚弱也，用六君子汤。若面色带青，木克土也，用六君子汤加木香、柴胡。丹溪治腹胀用萝卜子、紫苏梗、干葛、陈皮等分，甘草少许，煎服，食少加白术。因食积而腹胀，有热用木香槟榔丸，有寒用木香、厚朴、丁香、砂仁、神曲、香附。因食肉多而腹胀，用三补丸料，加香附、半夏曲蒸饼丸服。大要实者下之、消之，次补之；虚者温之、升之，补则治胀之本也。若胃之虚热已久，多生疳病，或引饮不止，脾虚不能胜肾，随肺气上行于四肢，面目肿若水状，肾气漫浮于肺，即发大喘，亦宜服塌气丸。

分气紫苏饮

治脾胃不和，胸膈噎塞，腹胁疼痛，气促喘急，心下胀闷，饮食不思，呕逆不止。

紫苏一钱六分　大腹皮　桑白皮　甘草　桔梗　草果　白茯苓　五味子各二分

上姜水煎，入盐少许，温服。

塌气丸

胡椒一两　蝎稍五钱　腹大加萝卜子

上为末，面糊丸，粟米大，每服五七丸，米饮下。

三补丸

黄连　黄柏　黄芩等分

上为末，水丸。

木香槟榔丸

白饼子

消积丸

方俱见食积条。

紫霜丸

方见变蒸条。

褐丸子

肾气丸

方俱见五疳条。

槟榔丸

治小儿疳气腹胀，胸膈痞闷，喘急不安。

青皮去瓤，同巴豆炒黄色，去豆　槟榔　萝卜子　香附子　木香　黑牵牛等分

上为末，姜汁糊丸，粟米大，每服十丸，米饮下。

三棱丸

治小儿停积，腹肠胀满，干呕恶心，全不入食。

三棱煨　木香　神曲炒　陈皮　半夏制，各一两　丁香　桂心各五钱

上为末，面糊丸粟米大，每服二十丸，生姜汤下。

分气散

治小儿肿胀作喘，气短而急。

桔梗　赤茯苓　陈皮　桑白皮炒　大腹皮　枳壳　半夏曲
真苏子炒　紫苏　甘草炙,等分

上锉,每服一钱,姜枣水煎。

升阳滋血汤

小儿未满百日腹胀不大便,一二日即瘦弱,遍身黄色,宜
升阳气,滋血、和血、补血,利大便。

厚朴　当归各一钱　桃仁十个　神曲　升麻各三分　蝎稍二分

上水煎,食前服。

麻黄升麻汤

治小儿腹胀,面色萎黄,食不下。

麻黄二分　升麻根　桂枝　杏仁　吴茱萸　草豆蔻　厚朴
曲末　羌活　白茯苓　苍术　泽泻　猪苓　陈皮　黄柏各一分
柴胡根　白术　青皮　黄连各五分

上水煎,食前热服。

大茱萸丸

治小儿胸膈膨闷,上下气不宣通,郁滞作喘,强食不化,
作渴烦躁不宁,肢体倦怠,腹胁疼痛。

蓬茂　三棱各二钱五分,醋炙　干姜　青皮　陈皮　木香各一
钱　丁香　吴茱萸各二钱　巴豆四十粒,去油

上为末,醋糊丸,麻子大,每服七丸至十丸,生姜枣子
汤下。

四味茱萸丸

治腹胀噫气吞酸,食不能化。

吴茱萸炒　黄连炒　荷叶　神曲等分

上为末,煮神曲糊丸,梧子大,每服二十丸,白汤下。

调中丸

治小儿脾胃久伤腹胀。

干姜　橘红　白术　白茯苓　木香　砂仁　官桂　良姜等分

上为细末，糊丸麻子大，每服二三十丸，食后热水下。

一秘方治腹胀，胡粉和盐炒色变，摩腹上。兼治腹皮青，若不治，须臾死。

厚肠丸 [批] 杂方

治小儿失乳，肉食太早，不能克化，或生腹胀，四肢瘦弱，或利色无常。

麦蘖①　枳壳　曲末各五分　陈皮　半夏　苍术　人参各三分　青皮　厚朴各二分

上为细末，面糊丸，麻子大，每服二十丸，温汤下，忌饱食。

癖块、痞结第九十

僻于两胁谓之癖，结于中脘谓之痞，非大人之左血右痰及五积之伏梁等类拟也。盖小儿乳哺失调，三焦关格，水浆停滞，肠胃不得宣行，冷气搏之，结聚成癖，乃血膜包水，癖于胁旁，故时时作痛，或发寒热，或作潮热。若热气蕴于胸膈之间，留饮聚于腰胁之内，荣卫不得流行，脏腑不能运用，而致腹满痞结，或时发壮热，此实热之证也。若不早治，脾胃渐虚，必发热引饮，肠胃益至荡涤津液亡失，真气愈亏，诸邪交作，乃成疳证，其患有不可胜言者。故癖久不瘥者，寻至发热作渴，齗烂口臭，变证杂出，此已成疳证也。须在初觉癖痞之始，轻则

---

① 麦蘖（niè 聂）：麦芽的别名。

用仁斋木香丸，重则用取癖丸，实者服进饮食丸，虚而微白及疳瘦者，服肥儿丸，癖结甚者，用圣惠甘露饮。然必以固胃气为主，用冲和饮、五味异功散与大芜荑汤、四味肥儿丸、大芦荟丸之类。所谓养正积自除也，若直攻其邪，克伐之剂施于已伤之后，不死何待。

取癖丸

甘遂微炒　芫花炒　牵牛半炒半生，研筛取肉　辣桂　蓬莪
青皮去白　木香　桃仁浸去皮，炒　五灵脂各二钱

上为细末，入去油巴豆一钱研，和各末，飞面作糊，丸麻子大，风干，每服一二丸，姜蜜煎汤灌下。泄后以冷粥补止，仍用和胃之剂。

进食丸

治乳食不消，心腹胀满，壮热喘粗，呕吐痰逆，肠鸣泄泻，或食癖、乳癖、疝气痞结，兼皆治之。

巴豆霜　当归米泔浸，炒　朱砂　代赭石　枳壳炒　木香各五
钱　麝香一分

上为末，糊丸麻子大，每服一二丸，温米饮下，量儿大小加减。

圣惠甘露饮

治小儿腹胁痞结，胀满不得宣通。此药虽似峻厉，然蕴积结聚非此不通，故汤氏之治张侍郎女，必用此而后病根拔，《医学纲目》载之极详也。

甘遂一钱，煨令微黄　青皮去白，焙　黄芩　大黄锉碎，微炒，各
五钱

上为细末，每服一钱，汤调服。得通则止，冷粥补止。

木香丸

肥儿丸

大芜荑汤

大芦荟丸

方俱见五疳条。

冲和饮

方见胎寒条。

五味异功散

四味肥儿丸

方俱见保婴条。

挨癖丸

治乳癖谷癥，腹中块痛。

代赭石火煅, 醋淬, 研细　青皮　木香　蓬茂煨　生地黄各三钱　巴豆去油, 净六钱

上为末，醋糊丸，麻子大，每服二三丸，食后姜汤下。

化痞丸

治疳消痞，进食止泻，和胃追虫。

人参　黄芪　当归　桔梗　黄连　三棱　蓬茂　鳖甲　夜明砂　绿矾　枳实　使君子　苦楝根　诃子各一两　蛤蟆灰七钱五分

上为末，蜜丸绿豆大，每服三十丸，米饮下。大人癥瘕，去夜明砂、蛤蟆灰、黄连。

丹溪丁香化癖散

治乳癖。

白丁香　蜜陀僧　硫黄各二钱　硼砂五分　轻粉少许

上为细末，一岁儿服五分，男病女乳、女病男乳调服，下黑粪块为验，仍用通膈丸泄之。

钱氏珍珠丸

治小儿一切积聚惊涎，宿食乳癖，大小便涩滞，腹胀气塞。

巴豆二十四粒，水浸一宿，细研　木香　白丁香　丁香各五分　滑石二钱　轻粉五分，留少许为衣

上为末研匀，湿纸裹，粟米烧成饭为丸，如麻子大，一岁儿一丸，八九至十五岁八丸，枣子煎汤放冷下。如挟风热难动者，先服凉药一贴。乳癖者，临卧服数丸。

鳖甲猪肚丸

治小儿痞积发热。

柴胡一两　黄连　鳖甲九肋者佳，醋炙黄，各七钱　枳实麸炒　木香　青皮各五钱

上入干青蒿七钱，同为末，以猪肚一个，去脂盛药，蒸烂同捣为丸，梧子大，每服十丸，煎人参汤送下。

二丁丸

治小儿乳癖。

白丁香五钱　丁香　蜜陀僧各一两　韶粉　鹰条各一钱　硫黄三钱

上为细末，糊丸小豆大，三岁儿十丸，日晡时米饮下，饮乳者乳汁下，次日下恶物，热即退。

消痞膏

水红花子二钱　大黄　朴硝　山栀　石灰各一钱　酒醉鸡子大一块

上共捣成膏，布摊贴痞块上，外用热汤瓶熨之，手帕勒紧，三日后揭起，其肉如墨是验。

攻坚败毒膏 [批] 杂方

贴痞积、痔漏及诸般恶疮，又治男子白浊遗精，女人赤白带下。

当归　木鳖肉　两头尖　赤芍药　白芍药　白芷　生地黄　熟地黄　穿山甲　巴豆仁　蓖麻仁　三棱　蓬茂　五灵脂　续断　官桂　玄参各一两

上锉，入香油四十两浸三日，铜锅桑柴火熬，槐柳枝缚把，时时搅匀，滴油黑色，去渣，称净油，每两用淘洗过黄丹五钱，仍以槐柳把不住手搅，丹发之时，清烟满面，油虽色黑，大小油泡俱有红圈，忽然不红，便掇锅离火，此际全赖眼力，妙在一睫，膏成入乳香、没药各一两，真阿魏一两五钱，膏温入麝香二钱。

消痞秘法

一秘法治气癖，取三棱针入羹粥内煮，与乳母食，仍取枣大一块饲儿。凡十岁以下儿，无问无辜疳癖等证，皆效。

呕吐第九十一

小儿呕吐，有热有寒，或乳母解衣取凉致风入乳房，或好饮醇醪①与夫炙煿之物，及为暑热伤气，均能使乳汁变败，儿若饮之即为呕吐，是病之本也，轻则用酿乳法以治之。若吐而面目俱胀，额上汗出，脉沉迟微，乃寒气停于胃，故胃不纳而吐，须察其风寒在胃者，则用理中汤；胃气虚者，则用六君子

———————————

① 醇醪：味厚的美酒。

汤；清涎夹乳片而出者，则用大安丸；乳母食生冷而致者，用五味异功散，此吐之因于寒也。面赤唇红，吐次虽少而所吐甚多，乳片已消而吐俱黄色，此吐之因于热也，宜藿香散、麦门冬散。若所吐黄涎，头额微温，五心俱热，小便赤少，此吐之因于暑也，宜香薷饮及去桂五苓散，次用竹茹汤。若眼胞浮，面微黄，足冷肚热，昼轻夜重，所吐气酸，此吐之因于积也，宜乌犀丸。若方乳即吐或乳后少顷而吐，此吐之因于乳伤也，宜三棱散。若面黄肌瘦而吐，此吐之因于疳积也，宜艾灰丹。大凡呕吐而手足指热，喜饮热汤，或睡而露睛，皆胃气虚弱也，用异功散。手足指热饮冷，或睡不露睛，属胃经实热也，先用泻黄散，次用人参安胃散。作渴少食，或小便色赤，胃经虚热也，用七味白术散。乳食内停者，用保和丸；吐乳不消者，用异功散；脾气虚弱者，用六君子汤加木香。热用泻黄散，寒用理中汤，不热不寒用异功散。欲知或寒或热，惟于手指辨之也。钱氏曰：吐沫及痰或白绿水，皆胃虚冷也，吐稠涎及血皆肺热也，久则虚，凡吐痰涎冷者，则温之。

藿香散

治脾胃虚有热，面赤，呕吐，涎嗽。

麦门冬　半夏曲炒　石膏　甘草炙，各五钱　藿香叶一两

上为末，每服五分至一钱，水煎。

麦门冬散

治小儿呕吐，脉数有热。

麦门冬　半夏　人参　白茯苓各二钱　甘草一钱

上为末，每服二钱，姜水煎，日三服。

香薷饮

治夏秋脏腑冷热不调，饮食不节吐利，心腹疼痛，发热

烦闷。

香薷三两　白扁豆　厚朴各一两五钱　生甘草一两

上锉，每服二钱，水煎。

竹茹汤

治饮酒过度而呕者。

竹茹　葛根　半夏　甘草　生姜等分

上水煎。

乌犀丸

治诸积滞夹惊、夹风，温胃调脾进饮食，及治吐有酸酸气。

乌犀即皂荚，一寸长，煨灰中，见清烟起为度，取出，地上瓦盆盖定存性，七钱　硫黄　白僵蚕炙，各三钱五分　陈皮　川乌各七钱　巴豆七十七粒，不去油

上巴豆薄切，在竖钵内另研极细，硫黄亦另研细，余四味同焙为末，与巴豆、硫黄杵匀，用粳米饭包如粽，于瓦瓶内煮熟，候冷取出研烂，以布包挤出稠汁和丸，如粟米大。凡取诸积用十五丸或二十一丸至三十三丸，并用淡姜汤泡冷饭，取汁一小盏，五更初空心送下，通利三五行，以匀气散补之。若治吐积有酸酸气者，每服三丸至五丸，用淡姜汤入米醋少许，候温空心服。

三棱散

治小儿尿白，久而成疳，此药实脾土、消食化积。

三棱　蓬茂　益智仁　甘草　神曲炒　麦芽炒　陈皮等分

上姜水煎。痰嗽，加半夏；口腥，入盐煎。

艾灰丹

治小儿疳积，黄瘦吐食。

艾灰　龙骨各二钱　定粉三钱　川乌

上为末，蜜丸龙眼核大，每服一丸，米饮磨下。

理中汤

六君子汤

大安丸

异功散

泻黄散

白术散

方俱见保婴条。

人参安胃散

五苓散

方俱见察色条。

保和丸

方见变蒸条。

二气散

治虚实冷热，霍乱吐逆。

硫黄五钱，细研　水银一分，同研

上研至墨煤色，不见星为度，每服一字至五分，干姜水调下。此散体浮，先以水一点，用指头缓缓研匀，渐渐增汤。凡一切吐逆诸药不效者，服此顷刻神应。

紫金核

治小儿一切呕吐不止。

半夏制　人参　白术　木香　丁香　藿香等分

上为细末，稀糊为丸，如李核大。另用沉香、朱砂各一钱，研极细为衣，阴干。用时以小枣一枚去核，入药一丸湿纸裹煨熟，嚼烂与儿服，米饮送下。

定吐饮

治吐逆，投诸药不止，用此神效。

半夏　生姜各二两　桂三钱

上生姜切作小方块如绿豆大，同半夏和匀，入小铜锅内，慢火顺手炒至香熟带干，方下桂再炒匀，微有香气，以纸铺地上，摊冷出火毒，播去黑焦末，每服二钱，加生姜二片，水煎服。

朱沉丹

治小儿呕吐不止。

朱砂二钱五分　沉香二钱　藿香三钱　滑石五钱　丁香十四粒

上为极细末，每服五分，用新汲水一盏，滴芝麻油于水上，抄药于油花中，须臾药坠水底，去水另用别水，空心送下。

钱氏香银丸

治小儿呕吐。

丁香　干蔺各一钱　半夏汤浸，切，焙　水银各五钱

上先研三味为细末，入水银研匀，姜汁丸麻子大，每服一二丸至五七丸，金银花汤下。

清膈饮子

治小儿伏暑呕吐。

香薷　淡竹叶各一钱　白茯苓　人参　半夏　檀香　甘草炙，各五分　白粳米一勺

上姜水煎，大小加减。

消乳丸 [批] *杂方*

治乳食停滞呕吐。

香附子炒　砂仁　陈皮去白　甘草炙　神曲炒　麦芽炒，等分

上为末，米糊丸，黍米大，每服二十丸，姜汤下。

吐乳一方①

一方：治小儿吐乳，以田中蚯蚓泥，食前米饮下五分，不过三四次，甚妙。

吐水一方②

一方：治小儿吐水不思食，面色皎白，目无精光，口中气冷，宜以益黄散补之。

吐蛔一方③

一方：治小儿冬月吐蛔，乃是胃中虚寒，用白水散加丁香二粒。

吐泻第九十二

小儿吐泻，皆因乳食过度，伤于胃则吐，伤于脾则泻，脾胃俱伤，则吐泻并作，要在知寒热，识虚实，方中病机也。

钱仲阳因节候而分寒热。若发于夏至后十日，身壮热，则脏腑中九分热也，盖因先伤热，乃致乳食不消而吐，所泻深黄色，宜以玉露散主之。发于大暑后，身温似热，则脏腑中六分热四分冷也，呕吐乳食不消，泻色黄白，口干作渴，食前少服

---

① 吐乳一方：据目录补。

② 吐水一方：据目录补。

③ 吐蛔一方：据目录补。

益黄散，食后多服玉露散，丹溪则用去桂五苓散倍白术加苍术。发于立秋后七日，身温，脏腑三分热七分冷也，不乳多睡，闷乱哽气长出气，睡卧露睛，唇白多哕，食前多服益黄散，食后少服玉露散。发于秋分后，身冷不乳，干哕泻青褐水，谓之无阳，用益黄散。因时序而用药温凉，此仲阳之妙用也。又曰：吐泻在五月内，九分下而一分补；八月内，九分补而一分下。若泻由脾虚，医而妄治，必成虚损，再下必死，因以使君子丸补脾，虽在七月，犹用二气散温胃，是又取证达时之活泼也，又岂可泥于前说哉。若吐泻身温，乍凉乍热，气粗，大便黄白，吐乳不消，此伤风热也，先服大青膏发散，后服益黄散和胃。若本伤风冷吐泻，失于发散，误用温补，则脾气愈虚，内既不散，外亦不解，以致多睡露睛，风在脾胃，故大便不聚而泻不止，必当去脾间之风，用宣风散以止泻，后用使君子丸以补胃。若吐泻身热，口渴多睡，能乳多痰，大便黄水，此胃虚热渴也，先用白术散生津止渴，后用大青膏、钓藤饮发散风邪。若抽搐拘急，是兼肝病也，加防风、羌活；有热是兼心病也，加黄连、黄芩、大黄；多睡体重昏倦，是兼本脏病也，加白术、白茯苓；喘嗽，是兼肺病也，加白芍药、桂心，定喘用麦门冬、人参。若身温吐泻咳嗽，是风木入于脾也，母虚其子亦弱，宜煎槟榔豆蔻汤下大青膏，后服益黄散。若因饮热乳而泻黄者，湿热壅滞也，用四苓散不愈而反甚者，元气伤也，用白术散。身热而渴，小便少者，用五苓散；身热而呕者，用白术散，后煎槟榔木香汤下大青膏；身热脉大，小便黄者，用五苓益元各半，热汤调温服。身凉吐泻不渴，睡而露睛，乃寒也，煎附子桂枝汤下大青膏。若因停滞呕吐或下利者，用六君子汤加黄连、吴茱萸、木香；停滞既去，泄泻犹未已，用四君子汤加肉豆蔻、补骨脂。若伤生冷，泻利青白，用六君子汤加砂仁、木香、炮姜；若伤鱼肉等物，用六君子汤加山楂、砂仁。至于诸脏皆热而泻红黄赤黑等色，莫非热毒也，先用豆蔻香连丸，后用补中益气汤送前丸。身热泻黄白似渴者，钱仲阳作寒热杂合病治，在夏秋用玉露散与益黄散相间服，在春冬用白术散、大青膏，亦相兼服。若所泻青白，乳食不化，则用人参理中丸。大凡吐泻之辨寒热，惟察二便之青白黄赤，若手足指俱热，喜用冷饮食，睡不露睛，便是实热，玉露散、泻黄散、益元散主之；若手足指俱冷，恶冷饮食，睡而露睛，便是虚寒，益黄散、理中汤主之；若昏睡露睛，乃是虚热，白术散、和中散主之，苟不辨此，则变生叵测矣。

阎氏云：吐泻虚极，当速生胃气，宜与理中汤，并研金液丹末，煎生姜米饮调灌之，多服乃效。俟胃气已生，手足瘛疭，即减金液丹一二分，增青州白丸子一二分，同研如上服。兼用异功散、羌活膏、温白丸、钓藤饮子之类，或四君子汤加白附子减半，生姜煎服，虽至危者十救八九，否则脾虚生风而成慢惊，甚则至于慢脾矣。

玉露散

治小儿伤热，吐泻黄色。

石膏　寒水石各五钱　生甘草一钱

上为末，每服一字或五分，食后温汤调下。

宣风散

治久风入中而为飧泄，又治痘疮黑陷。

槟榔二个　陈皮　甘草各五钱　黑丑四两，半生半熟

上为末，量儿大小服，蜜汤调下。

益元散

滑石六钱　甘草一钱

上为末，新汲水调服。

豆蔻香连丸

治泄泻不拘寒热赤白，阴阳不调，腹痛肠鸣，立效如神。

黄连三分　肉豆蔻　南木香

上为末，粟米饭丸，绿豆大，每服十丸至二三十丸，食前米饮下，日夜各四五服。

和中散

和胃止吐泻，定烦渴，又治腹痛。

人参　白茯苓　白术　甘草炙　干葛　黄芪炙　白扁豆炒　藿香等分

上每服三钱，姜枣水煎。

金液丹

治吐利日久，脾胃虚损，手足厥逆，精神昏愦，睡而露睛，口鼻气冷，欲成慢惊，或身冷脉微，自汗等证。

硫黄在铁勺内熬溶，倾入井水或麻油内，后用桑柴灰淋水洗八九遍，换水去红晕为细末，蒸饼丸，梧子大，每服二十丸，空心米饮下。伤寒阴证，不拘丸数。

青州白丸子

治男妇风痰壅盛，呕吐涎沫。

半夏七两，生　南星三两，生　白附子二两，生　川乌五钱，生

上为细末，绢袋盛，在井水内摆出，以尽为度，在磁器内日晒夜露，日换新水，春五夏三，秋七冬十，去水晒干为末，糯米粉煮清糊丸，梧子大，每服二十丸，姜汤下。瘫痪者，酒

下；小儿惊风，薄荷汤下三丸。

温白丸

脾胃虚弱，身躯瘦怯，冷疳泄泻，及吐泻久病，转成慢惊，身冷瘾疹等证。

人参　防风　白附子生用　僵蚕　全蝎焙　南星浸泡七次，焙　天麻各二钱

上为末，水糊丸，桐子大，每服三五丸，姜汤下。

钓藤饮子

吐利脾胃气弱，虚风慢惊。

钓藤一钱　蝉壳　防风　人参　麻黄　白僵蚕　天麻　蝎尾炒去毒，各五钱　甘草炙　川芎各二钱五分

上为末，每服一二钱，水煎。

补中益气汤

益黄散

白术散

人参理中汤

大青膏

六君子汤

四君子汤

羌活膏

使君子丸

方俱见食积条。

五苓散

钧藤饮

方俱见察色条。

丹溪四味白术散

治周岁儿吐乳而泻。

白术炒，三钱　滑石煅，二钱　干葛一钱　陈皮炙，三分
上为粗末，水煎。

和胃丸

治吐泻不止，欲成慢惊。

丁香　白术各一两　半夏五钱　藿香　蝎尾各一钱
上为末，姜汁糊丸，小豆大，三岁儿三十丸，姜汤下。

豆蔻散

治吐泻虚寒，烦渴腹胀，小便少。

倭硫黄一钱　滑石五分　丁香　豆蔻各五厘
上为细末，每服一字至五分，米饮调下。

温中丸

治小儿胃寒泻白，腹痛肠鸣，呕吐酸水，不思饮食及霍乱吐泻。

人参　白术　甘草等分
上为末，姜汁面糊丸，绿豆大，每服二三十丸，米饮下。

车前子散

治暑月霍乱吐泻，烦闷引饮不止，小便不利。

白茯苓　猪苓　香薷　车前子炒　人参等分
上为末，灯心汤调下。

二顺散 [批] 杂方

治中暑霍乱吐泻，烦闷燥渴，小便赤涩，便血肚疼。

猪苓　泽泻　白茯苓　白术　甘草炙　桂　干姜　杏仁去皮
尖并双仁，炒，各等分

上为末，每服五分，或水调，或水煎。

泄泻第九十三

泄泻者，时常自利也，其所伤有寒、有热、有食、有惊。

所谓寒者，乃脾胃虚寒，以致水谷不化而泄。钱仲阳曰：
小儿不能食乳，泻褐色身冷，无阳也，当用益黄散加减治之。
大便清白，口不烦渴，冷积泻也，理中汤主之。若口鼻吸风寒
之气，脾胃受生冷之食而作者，宜先用理中汤，后用异功散；
若命门火衰，不能温蒸中州之气，而致脾胃虚寒者，宜用益黄
散及八味丸。脾胃虚弱者，五味异功散；脾气下陷者，补中益
气汤；脾气虚寒者，人参理中汤；寒水侮土者，益黄散；肝木
乘脾者，四君柴胡散；手足并冷者，加木香、干姜，此泻之因
于寒也。

所谓热者，乃脏中蕴热或有积，所以大便黄赤有沫。若小
便赤少，口干烦躁，当用四苓散，热甚者，四逆散。右腮色赤
饮冷，胃经实热也，用泻黄散；恶冷喜热，胃经虚热也，用白
术散。右腮及额间俱赤，心脾翕热也，用泻黄散加炒黑黄连。
若左颊右腮俱赤，肝木乘脾土也，用四君子汤加柴胡，此泻之
因于热也。

所谓食者，乃饮食伤脾，脾气不能健运，故乳食不化而出。
若嗳臭吞酸，胸膈胀满腹痛，按之益痛，虽作泻而所停之物尚
未消，宜用保和丸。若腹痛而按之不痛者，乳食已消也，宜用
异功散。脾气伤而未复，不思饮食者，用六君子汤。若伤生冷

之物及喜热饮食者，并加木香、干姜；乳食已消，腹痛亦止，泻尚未止者，脾失清升之气也，用补中益气汤；若暴伤乳食而泻，用保和丸，此泻之因于食也。

所谓惊者，盖惊属肝，肝木盛必传克于脾，脾既受克则乳食不化，水道不调，故泻而色青或兼发搐。慎勿用峻攻之药及保命、抱龙、镇惊等剂，使脾气益虚，肝邪弥甚，甚而抽搐反张，莫非中州虚损之变证，止宜用四君、六君、异功等汤散加白附子定风，柴胡平肝，以杜其渐，泻搐皆可自安，此泻之因于惊也。

若夫泻久不瘥，乳食不化，乃胃中有风冷也，宜先服益黄散二服，而后以宣风散导之，泻止再补脾胃。

夫婴儿之泻，父母每忽之，殊不知慢惊、慢脾之作皆或吐或泻，脾胃虚甚所致也，治此者必兼审其母而分寒热食惊以用药，自无不平也。然始病多热邪气胜而实也；终变为寒，真气夺而虚也；病久而犹显热证者，内真寒而外假热也，宜熟察焉。

四逆散

脏中热甚，或腹痛，或泄利下重。

甘草炙，一钱　枳实　白芍药各二钱　柴胡三钱

上为末，白汤和服一二匙。

八味丸

熟地黄八钱　干山药　山茱萸各四钱　泽泻　牡丹皮　白茯苓各三钱　熟附子　肉桂各一钱

上为末，蜜丸。

补中益气汤

理中汤

异功散

泻黄散

白术散

四君子汤

六君子汤

方俱见保婴条。

保和丸

方见变蒸条。

宣风散

方见吐泻条。

调中丸

治伤乳食泻后，脾胃虚哕吐泻。

人参　白茯苓　白术　木香　干姜　藿香　香附炒　缩砂

仁　甘草炙　丁香等分

上为末，神曲糊为丸。

香橘饼

治伤冷积泻。

木香　青皮各一钱　陈皮二钱五分　厚朴　神曲　麦芽炒，各

五钱

上为末，蜜丸为饼，每服一枚，米饮调下。

保和丸

治伤食泻。

白僵蚕炮　青皮去瓤　陈皮去白　三棱炮　蓬茂炮　甘草炒，

各五钱　砂仁　香附

上为末，麦芽面作糊，丸绿豆大，每服二三丸，白汤下。

四神丸

治脾虚胃弱，大便不实，饮食不思，或泻利腹痛。

肉豆蔻二两　补骨脂四两　五味子二两　吴茱萸一两

上为细末，用红枣六十五枚，生姜六两，水二钟煮干，取枣肉和丸，梧子大，每服五六十丸，白汤下或化服。

二神丸

补骨脂四两　肉豆蔻二两，生用

上为末，用红枣四十九枚，生姜四两，水一钟煮干，取枣肉和丸，梧子大，每服二三十丸，白汤下。

朱君散 [批] 杂方

治小儿粪青。

人参　白术　白茯苓　钓藤钩　辰砂各一钱　灯心五分　麝香三分

上为末，每服三五分，白汤调下。

卷之七

怀幼考索

惊搐辨第九十四

婴儿之病,最是惊搐难辨,所以轻变为重,重至于危,岂皆病之使然,良由医家识认不真,父母惊惶,轻信师婆,胡针乱灸,误其性命,良可慨也。

夫发搐者,始由肝木实盛,故两目连扎,或直视,或斜视,或手寻衣领,或手乱捻物,得心热乃搐,或肺感风邪,或饮食停滞,或脾肺虚弱,皆足以致此。其发四肢抽搐,肝肺相乘,其目斜视,若口中气温,频发无妨;口中气冷,二发则死。[批] 发搐。

胎惊者,必在月内,身体壮热,翻眼握拳,禁口出涎,腰强搐掣,惊怖啼叫,腮缩囟开,颊赤面青眼合。[批] 胎惊。

胎风者,呕吐搐掣,口眼㖞斜。

急惊者,面青口禁,或声嘶而厥,发过如故,良久再作,身热面赤,口渴引饮,口鼻气热,二便黄赤,惺惺不睡,搐而有力,此阳盛阴虚之候,木火土实之证也。慢惊者,厥逆身冷,面黄不渴,口鼻气寒,两眼半开半合,似睡不睡,十指或撒或拳,似搐不搐,精神倦怠,睡即露睛,此阴盛阳虚之候,脾胃虚寒之证也。丹溪云:急惊主痰热,当凉泻之,只用降火下痰养血之药;慢惊主脾虚,所以多死,先实脾土,后散风邪,只用朱砂安神丸,更于血药中求之,分别甚明也。[批] 胎风急惊。

慢脾者，面青额汗，舌卷头低，眼合不开，睡中摇头吐舌，以手摸人，烦呕腥臭，禁口咬牙，四肢微冷，微搐不收，此阴气极盛，胃气极虚之候也。

天吊者，头目仰视，壮热惊搐，手足抽掣，眼目翻腾，或啼或笑，喜怒不常，泪出不流。或上气喘促，甚至爪甲亦青，此由乳母好食厚味，积毒在胃之候也。

七者俱有抽搐，虽微甚不同，父母咸以惊风呼之，医而不知分别，投剂奚啻冰炭，如之何不至于危殆也。要之发搐必见目扎或斜视，而无面青口禁之异；胎惊面青眼合，然有壮热囟开之异；胎风有口眼㖞斜之异；急惊口鼻气热，二便黄赤之异；慢惊口鼻气寒，睡而露睛，小便清白之异；慢脾必得之吐泻后，头低眼合，四肢微冷，禁口咬牙之异；天钓头目仰视，或望空喜笑，泪出不流之异。认定证候，而后照各条方法用药，岂有枉死者哉。大凡病之新久皆能引动肝风，风内动则上入于目，故目为之连扎。若热入于目，牵其筋脉，则两眦皆俱紧，不能转动，其目乃直，故凡惊搐目直，皆肝之风热也。肝虚生风，则目连扎而不搐，但多欠咬牙。若肝得心热，实则搐而有力，虚则搐而无力，医者宜熟识之。

发搐第九十五

小儿忽然惊搐，两目上视，摇头咬牙，谓之发搐，殊类惊风，投以惊药岂不误也。此证有因心肝二经风热炽盛，两目连扎，四肢抽搐者；有因心经蕴热，叫呼战栗者；有因肺感风邪，气急喘促者；有因饮食停滞，嗳吐多睡者；有因脾肺虚弱，风痰壅盛。心肝实则搐，肺虚则发热，其证皆类于惊，医家于此，极宜体认。知是心肝二经风热，则宜抑肝清心；知是心经蕴热，则宜清热安神；知是肺感风邪，则宜治痰理肺；知是饮食停滞，则宜消导健脾；知是风痰壅盛，则宜探吐消降。若因伤风后而得者，口中气热，呵欠烦闷，手足动摇，法当发散，以大青膏主之；因伤食后而得者，身体温而多睡，或吐而不思饮食，当以羌活防风煎汤下泻青丸先定其搐，搐退以白饼子下之，后与安神丸，渐用调中丸、异功散以养其气。

若寅卯辰时身热目上视，手足动，口流涎，项强急，肝旺也，搐而发热作渴，饮冷便结，属肝胆经虚热，用柴芍参苓散；作渴引饮，自汗盗汗，属肝胆经血虚，用地黄丸；口吻流涎，属肝木克脾土，用六君子汤。

巳午未时身热发搐，心神惊悸，目上视，牙关紧，口流涎，手足搐动，心旺也。若发搐而兼作渴饮水，乃风火相搏也，以地黄丸补肝，导赤散、凉惊丸治心；若作渴饮汤，体倦不乳，土虚而木旺也，用地黄丸补肾，六君子汤补脾。

申酉戌时身热，微搐而喘，目微斜，睡露睛，大便淡黄水，属脾肺虚热，用五味异功散；手足逆冷，或喘泻不食，属脾肺虚寒，用六君子汤加炮姜、木香；久病而元气虚者，六君子汤、六味丸主之。

亥子丑时微搐，卧而不安，身微热，目紧斜，喉中有痰，大便色白，困睡流涎，肾虚也。若吐泻不乳，厥冷多睡，属寒水侮土，用益黄散不应，即用六君子汤加姜桂。

然证有顺逆，男搐左视左，女搐右视右，男眼上窜，女眼下窜，男握拳指在外，女握拳指入里，男引手挽左直右曲，女挽手右直左曲，皆谓之顺，反此则逆。故男目右视则有声，肝胜肺也，法当泻肝，若病在春夏，当大泻其肝；若病在秋冬，当补其肺，大泻其肝。女目左视则有声，肺胜肝也，法当泻肺，若病在秋，又当大泻其肺；若在春，当补其肝肾，大泻其肺。

亦有先搐左而复□□者，惟当以真假别凶吉。若搐发于百日之内，手足冷汗，搐眉搐肚，日夜不止，口中气冷，是谓之真，风生于内也，二三次必死，当用人参汤加川乌、全蝎等药平其胃气，亦有得生者。若涎入心肝则不能言，宜凉心镇惊下痰。逆搐者不治，吐泻后变证者不治。伤风伤食之搐，俱谓之假，风生于外也，虽频发不死。外伤风者，但以大青膏涂囟门，及用浴体法自愈，仍辨有汗无汗，是阴证用大青膏，阳证用小续命汤治之。若肝强脾病，故当补脾，犹宜先泻心肝以抑其盛，而后补脾，无不愈也。夫发搐之证，小儿多有之，轻者止于四肢搐搦，昧者妄以牛黄、抱龙等丸灌之，或投以惊风之药，其不危也几希矣。

柴芍参苓散

治肝胆经部分结核、瘰疬、瘤瘕等证，或肝血燥热、脾气虚弱、发热少食。

柴胡　白芍药　人参　白术　白茯苓　陈皮　当归各五分
牡丹皮　甘草　山栀炒，各三分

上姜水煎。

小续命汤

治中风不省人事，涎鸣失音，肢体反张，或时厥冷。

麻黄去节　人参　黄芩　川芎　白芍药　甘草炒　杏仁去皮尖，研　汉防己　官桂各五钱　防风七钱五分　附子炮去皮脐，二钱

上各为末和匀，每服一钱，姜枣水煎，有热减桂附。

大青膏

泻青丸

安神丸

调中丸

异功散

地黄丸

六君子汤

凉惊丸

方俱见保婴条。

白饼子

方见食积条。

浴体法

方见初生条。

芍药参苓散

治肝木克脾土，目扎面青，食少体倦。

白芍药炒　人参　白茯苓　白术　陈皮各七分　柴胡　山栀炒　甘草炒，各五分

上姜水煎。

抑肝散 [批] 杂方

治肝经虚热发搐，或发热咬牙，或惊悸寒热，或木乘土而呕吐痰涎，腹胀少食，睡卧不安。

软柴胡　甘草各五分　川芎八分　当归　白术炒　白茯苓钓藤钩各一钱

上水煎，子母同服。

胎惊第九十六

小儿月内壮热，翻眼握拳，禁口出涎，腰强搐掣，惊怖啼

叫，腮缩囟开，颊赤面青眼合，谓之胎惊，治当散风利惊，化痰调气及用贴囟法，甚则以朱银丸下之。若面青拳搐，用保命丹、钓藤散之类，或以猪乳膏拭儿口中，母服惺惺散、太乙散或防风通圣散，如酿乳法用之，自是可愈，不可误作脾风，妄用温药。若眉间色赤，虎口纹向里者可治；眉间青黑，指纹向外者不治。

《薛立斋治验》载所医胎惊小儿，诸药不应，以紫河车研烂如泥，每用钱许，乳化服之。又以十全大补汤加钓藤钩、漏芦与母服两月余，举发渐轻，服年余，举发渐稀，再年余乃不再发。至出痘后又发复，用紫河车研烂，入糯米粉为丸，每服百丸，以乳送下，尽二具方瘥。至毕姻后又发，仍用前丸及十全大补汤、六味丸加当归、黄芪、肉桂、五味子，年余得痊。后因劳役又发，用前汤丸俱不应，而用独参汤服数斤。后举发稍缓，乃用人参二两，附子一钱，数服顿止。后以此二味与独参汤相间服而痊。又医一小儿，亦仿佛相同，用紫河车必数具，参必十余斤而后保全。

夫所谓胎惊者，谓月内婴儿所发也，散风利惊，化痰调气，是其治矣。然投之不应，而以紫河车治之，渐轻渐稀，而至不发，皆在年余外。自婴童以至长成，其证尚在，自非医者认之真，父母信之确，鲜不至于易方易医，而毙于识见不同者矣。且其用参用附，又俗医之所未闻，反以是而谤人者，格理之士，而可拘泥其说乎。

贴囟法

薄荷叶三分　麝香　蝎尾　蜈蚣　牛黄　青黛末各二分五厘

上为细末，同熟枣肉研为膏，新绵上涂匀，贴囟上，四边各出一指许，以熨斗盛火，高悬炙热，用手频熨，百日里外皆可用此。

朱银丸

治胎风壮热痰盛，翻眼口禁，或胎中蕴毒。

朱砂　水银　全蝎　南星各一钱　白附子一钱五分　牛黄　芦荟各五钱　铅霜和水银熔研　麝香各五分　片脑二分五厘　僵蚕七条，炒

一方有天浆子五钱。

上为末，米糊丸，芥子大，每服三丸，薄荷汤下。

保命丸

治胎惊内钓，腹肚紧硬，啼叫不安，及急慢惊风，眼目上视，手足搐搦，不省人事。

全蝎十四个，去毒　防风二钱　白附子　南星炮　蝉壳　僵蚕去丝嘴，炒　天麻　朱砂各一钱　麝香五分　金箔

上为末，米糊和，每两做四十丸，每服一丸，白汤化下。有热者，以胆南星易炮南星。

钓藤散

即钓藤饮子，方见吐泻条。

猪乳膏

治月内夜啼、惊惕、抽搦，名曰胎惊风。

琥珀　防风各一钱　朱砂五分

上为末，用猪乳调一字，抹儿口中。

太乙散

治胎惊。

天浆子　南星　白附子　天麻　防风　白茯苓各二钱　全蝎　朱砂各一钱　麝香少许

上为末，每服五分，乳汁调抹儿口中，即与乳吮送下。

防风通圣散

防风　川芎　当归　白芍药　大黄　芒硝　连翘　薄荷
麻黄不去节，各四分　石膏　桔梗　黄芩去朽，各八分　白术　栀子
荆芥穗各二分　滑石二钱四分　甘草炙，一钱

上姜水煎。

十全大补汤

人参　白术　白茯苓　甘草　当归　熟地黄　白芍药　川
芎　黄芪　肉桂

上水煎。

惺惺散

六味丸

即地黄丸，俱方见保婴条。

参蝎散

治胎惊，定心神。

天浆子　天竺黄　人参　朱砂　全蝎　天麻　蝉蜕等分　麝
香少许

上为末，每服五分，金银煎汤下。

独活汤 [批] 杂方

治胎惊，发散风邪。

羌活　独活各一分　槟榔　天麻　麻黄去节　甘草各五厘
上为末，水煎，内加南星末蜜调，亦可贴囟。

胎惊二方①

一方：治胎惊，取猪乳细研辰砂、牛黄各少许，抹儿口中，母服防风通圣散，神效。

一方：治胎惊，取生蝎头尾全者，用薄荷叶包，外以麻线缠，火上灸燥为末，研辰砂、麝香各少许，煎麦门冬汤调下。

偏风第九十七

婴儿筋脉偏急，或口眼喎斜，或半身不遂，其因或阳明胃经气虚，为风邪所乘，或厥阴肝经风热乘脾，或脾肺虚弱，腠理不密，为外邪所袭，或吐泻之后，内亡津液，不能养肝，皆足以致此，而肝血不足居多，所以肝火生风，治法宜滋肾水，养肝血，壮脾土。若脾胃虚而动风者，异功散加柴胡、钓藤钩；脾肺虚而外邪所袭者，用钓藤饮；肝火血燥者，用六味地黄丸；津液不足者，用白术散。若兼目紧上视，寒热往来，小便淋沥，面色青紫，两胁胀痛之类，皆肝经之本病；唇口歪斜，腹痛少食，目胞浮肿，面色青黄，肢体倦怠之类，皆肝木乘脾之证。当审五脏相胜而治之，毋泥于治风，致成坏证也。

异功散

地黄丸

白术散

俱方见保婴条。

钓藤饮

方见察色条。

---

① 胎惊二方：据目录补。

钱氏全蝎散

治偏风口眼㖞斜，言语不正，手足偏废不举。

全蝎去毒，炒 僵蚕直者，炒 川芎 黄芩 甘草 桂枝 赤芍药 麻黄去节，各三钱 南星去脐，五钱 天麻六钱

上为末，每服二三钱，姜水煎。

附肝风摇头

小儿摇头，治者无非以风药，殊不知由于肝木过盛也，宜损肝祛风益脾。汤氏治郑都丞子，摇头已七年，复兼下血又三年，用蛇蜕丸而愈，次服胃风汤，以后屡试屡验。盖蛇蜕皮主去风邪明目，治小儿一百二十种惊痫，故也。

蛇蜕丸

蛇蜕炙赤 钓藤钩子 麻黄去节，各一钱 防风五两 瓜蒌根 黄芪蜜炙 羌活 白芍药各五钱 犀角屑 甘草各五分

上为末，枣肉为丸，梧子大，每服五十丸，食后薄荷汤下。

胃风汤

治风冷乘虚入客肠胃，水谷不化，泄泻注下，及肠胃湿毒，下如豆汁、鱼脑或瘀血日夜无度，久不愈。

人参 白茯苓 川芎 当归 桂心 白术 白芍药各一钱二分

上入粟米一撮，水煎。

月内中风一方[1]

一方：治月内婴儿惊似中风欲死者，以朱砂为末，新汲水涂五心上，立效。

---

[1] 月内中风一方：据目录补。

急惊第九十八

王节斋云：小儿之病，大率属脾土肝木二经，肝只是有余，脾只是不足，二经为病，惟脾居多，用药最要分别，味斯言也，急慢惊风之旨明矣。夫小儿肾水未旺，心火独炎，肺金受制，无以平木，故肝常有余，肝有余则脾受制，所以脾常不足也。然肝之有余者，火也，阴火既炽则阳旺阴消，阴血走散，有阳无阴，是故热盛生痰，痰盛生风，形胜所克，遂成急惊，古方谓之阳痫，内在六腑，外在皮肤为易治。

钱仲阳谓：急惊为无阴之证，因心经实热，阴不能以配阳，乃阳盛阴虚之候。初作时身必先热，瘛疭、惊啼、叫喊，而后面青口禁，或声嘶而厥，发过则颜色如故，良久再作。身热面赤，口渴引饮，口鼻气热，二便黄赤，惺惺不睡，初治宜用钱氏利惊丸、泻青丸、抱龙丸、宣风散、五福化毒丹等药，火降痰下，即兼养血安神。若屡服前药，不免脾虚血损矣，又当急补脾土。

楼全善曰：急惊属木火土实，木实则搐而有力及目上视，动扎频睫，土实则身热面赤而不吐泻，偃睡合睛，治法宜凉宜泻，而用凉惊、利惊等丸。或先与镇心丸、麝香丸、抱龙丸、辰砂丸、紫雪之类，侯惊势已定，须臾以利惊丸、软金丸、桃枝丸之类下其痰热，心神自安矣。若因外惊而发者，牙关紧急，壮热涎潮，窜视反张，搐搦颤动，唇口眉眼扎引，口中热气，颊赤唇红，二便秘结，脉浮洪数紧，局方谓之八侯，此内有实热，外挟风邪也，当截风定搐。若痰热尚作，仍微下之，痰热既泄，急宜调养胃气，侯搐定而痰热少退，便当调补脾气。

东垣云：因外物惊者，宜黄连安神丸；因气动所惊者，宜安神镇惊丸，大忌防风丸。如因惊而泻青色，宜朱砂丸，又大忌凉惊丸，此盖惊之因于内外治法也。若惊邪入于心，则面红、脸赤、夜啼，用栀子清肝散加炒黄连；惊邪入于肝，则面目俱青眼窜，用柴胡清肝散加龙胆草；惊邪入于脾，则面目淡黄，呕吐不食，虚汗多睡，用六君子汤加柴胡、山栀；惊邪入于肺，则面色淡白，喘息气乏，用地骨皮散；惊邪入于肾，则面黑啮乳咬牙，用六味地黄丸。若风火相搏，发热抽搐，目瞬筋挛痰盛者，用四物汤加钓藤钩、山栀以生肝血、清肝火，随用四君子汤加当归以补脾土。若脾经血燥，发热惊搐，目瞬筋挛痰盛者，用六味丸以滋肾水，四君子汤以补脾土。若肺金克肝木，用六君子汤以实脾土，加芍药、木香以平肺金。若过服惊药而致脾胃虚寒者，须用六君子汤以补脾胃，加丁香、木香以培阳气，否则必变慢惊矣。盖急惊者，风木旺也，必传克于脾，故欲治其肝，必先实脾，而后可泻风木。昧者不养肝血，不补脾土，纯用祛风化痰之剂，则脾益虚而血益损，邪气绵延，其有不变慢惊者乎？若至于眼睛翻转，口中出血，两足摆跳，肚腹搐动，或神缓而摸体寻衣，或证笃而神昏气促，喷药不下，通关不嚏，心中热痛，忽大叫者，不治。

五福化毒丹

治积热惊惕，狂谵烦渴，颊赤咽干，唇口肿破生疮，夜卧不宁，头面遍体多生疮疖及小儿惊风、痰热、潮热等证。其治急惊风，以此丹一丸，入活蚯蚓一条，研烂，薄荷汤化下，如神。

桔梗微炒 玄参洗，焙，各三两 青黛 牙硝枯 人参各一两
白茯苓二两五钱 炙甘草七钱五分 银箔八片，为衣 金箔八片，为衣
麝香五分，另研

上为细末，炼蜜丸，每两作十二丸。一岁儿，一丸分四服，

用薄荷水化下。大人口臭，小儿疮疹余毒上攻，口齿涎血臭气，以生地黄自然汁化一丸，鸡翎刷口内。热疳，黄瘦雀目者，陈粟米汁下。

钱氏五福化毒丸

治惊热，凉心膈。

生地黄　熟地黄焙，各五两　天门冬　麦门冬各三两　甜硝　玄参　炙甘草各二两　青黛一两五钱

上先研六味为细末，后入硝黛，蜜丸芡实大，每服半丸或一丸，熟水化下。

镇心丸

治急惊，化痰镇心。

朱砂　龙齿　牛黄各一钱　铁粉　琥珀　人参　白茯苓　防风各二钱　全蝎七个，焙

上为末，蜜丸梧子大，每服一二丸，薄荷汤下。

钱氏镇心丸

凉心经，治惊热痰盛。

甜硝白者　人参　朱砂各一两，另研　甘草　寒水石烧，各一两五钱　干山药　白茯苓各二两　龙脑另研　麝香另研，各一钱

上为末，蜜丸梧子大，每服一二丸，薄荷汤化服。

辰砂丸

辰砂　麝香　牛黄各二钱五分　半夏制　丁香　白附子　铁粉　天麻　南星制，各五分

上为细末，煮粳米饭丸，如麻子大，每服五丸，荆芥汤下。

软金丹

治急慢惊风，五痫瘛疭，头项动摇，目睛上视，或牵斜偏

搐，背脊强直，或反折如弓，口禁牙紧，或屈指如数，或温壮连绵，或服凉药过多，内生虚风，或因伤变搐发渴，或因吐利生风为痫，乳食不化，昏冒不醒。诸凡急候但不喘急，服之必效，如已喘急，更详虚实。实者同水银丸化下，引化惊涎，潮搐立止。虚者只服此药，不拘涎热、风热、诸惊风证，服之即瘥。大人中风不醒，服之亦如神效，其妙不能尽述。

全蝎三十个　香墨　牛黄另研　丹砂飞　雄黄飞　生犀角镑，研　半夏曲　天麻　僵蚕炒　木香　蝉蜕洗，焙　使君子肉　腻粉　麝香各一钱　龙脑五分　丁香一钱五分　肉果面裹煨　南星炮　白附子炮，各三钱　水银　铅各三钱五分，炒成砂，只用五钱　附子一个，炮去皮脐，虚者乃用　蜈蚣二条，赤足者，生用　白花蛇　乌蛇俱取项后粗处肉各一两，酒浸一宿，去皮骨，晒干，不见火　槟榔大者，二枚　蟾酥皂子大一块　螺青一两二钱

原方有大蠃虫二十五个，去壳，《本草》无考。

上各细研和匀，以不蛀皂角一挺，刮去皮弦，用好酒半升浸一宿，揉去渣，取汁入石脑油三钱，银石器内文武火熬数沸放冷，加炼蜜少许，和前药丸，大者如枣，小者如皂子，金银箔为衣，金银薄荷汤每服化一丸。涎实者，同水银丸化服。量儿大小，增减神效。

桃枝丸

治胸满短气及积热结胸等证。

巴豆霜　大黄　黄柏各一钱　轻粉　硇砂各五分

上为细末，面糊为丸，小米大，半岁儿二三丸，一岁儿五七丸，五七岁儿二三十丸，煎桃枝汤，临卧服。

截风丸

治惊风痰搐，阎孝忠曰：治搐先于截风，故宜用此。

天麻　僵蚕　南星各二钱　蜈蚣一条　白附子　防风　朱砂
全蝎　麝香少许

上为末，蜜丸梧子大，每服一丸，薄荷汤下。

定搐散

治急惊定搐，如搐不止，加乌蛇肉。

蜈蚣一条，酒浸，灸　麻黄　南星制　白附子　僵蚕　羌活
代赭石醋淬七次　蝎稍　姜黄　朱砂各一钱　麝香五分①

上为末，每服一字，荆芥、紫苏煎汤调下。

黄连安神丸

治心惊血虚头晕，神魂惊悸。

黄连酒洗，六钱　甘草灸，五分　生地黄　当归各一钱六分　朱
砂飞过，五钱

上为末，饭糊丸，梧子大，每服十五丸，空心白汤下。如
二三服不应，当服归脾汤。

安神镇惊丸

惊退后调理，安心神，养气血，和平预防之剂也。

天竺黄另研　人参　茯神　南星姜制，各五钱　酸枣仁炒　麦
门冬　当归酒洗　生地黄酒洗　赤芍药炒，各三钱　薄荷　木通
黄连姜汁炒　山栀炒　辰砂另研　牛黄另研　龙骨煅，各二钱　青黛
一钱，另研

上为末，蜜丸绿豆大，每服三五丸，量儿大小加减，淡姜
汤送下。

地骨皮散

治虚热、壮热。

---

① 五分：原脱，据《证治准绳·幼科》补。

知母　柴胡　甘草　人参　地骨皮　赤茯苓　半夏等分

上姜水煎。有惊热，加蝉蜕、天麻、黄芩。

利惊丸

凉惊丸

泻青丸

抱龙丸

六君子汤

地黄丸

栀子清肝散即柴胡栀子散

四君子汤

方俱见保婴条。

宣风散

方见吐泻条。

麝香丸

方见五疳条。

朱砂丸

四物汤

方俱见胎疾条。

柴胡清肝散

方见察色条。

通关散

治小儿惊风搐搦，关窍不通。

南星炮　僵蚕炒，各一钱　麝香一字　猪牙皂角二条，略烧存性
赤脚蜈蚣一条，炙

上为末，以手点姜汁蘸药少许擦牙，或用物引滴入口两三
点，其涎自出，口自开。

嚏惊散

治惊风不醒。

半夏一钱　猪牙皂角五分

上为末，用一豆许，以管子吹入鼻中，立醒。

人参羌活散

治小儿惊风，热盛涎潮，牙关紧急。

人参　羌活　柴胡　芎䓖　独活　枳壳炒　白茯苓　桔梗各
五钱　甘草三钱　地骨皮　天麻酒炙　前胡各一钱五分

上每服三钱，生姜薄荷水煎。如治惊热，加蝉蜕；如体硬，
加麻黄、干葛、薏苡仁。

防风导赤散

治初惊。

生地黄　木通去节　防风　甘草等分

上每服三钱，入竹叶少许水煎。有热加黄芩、赤芍药、
羌活。

小黑龙丸

治小儿急惊轻者。

青礞石煅　胆星各一两　芦荟一钱五分　青黛一钱

上为极细末，甘草汁为丸，芡实大，每一丸，姜蜜薄荷
汤下。

朱砂安神丸

朱砂水飞净　甘草　黄连酒洗净，各五钱　当归二钱五分　生地黄一钱五分

上以四味为细末，汤浸蒸饼丸，如黍米大，朱砂为衣，每服十五丸或二十丸，食后津唾咽下，略饮温水。

仁斋利惊丸

利惊、下痰、消痰。

龙胆草　防风　青黛　芦荟　南星炮　钓藤各二钱　牙硝　铁粉各一钱　片脑　麝香各少许

上为末，面糊丸，麻子大，每服二丸，金银煎汤下。

健斋利惊丸

治急惊风证并二十四惊，水泻痢疾，痰火，腹胀食积，诸般杂证，服之有积则行，有惊则利。

天竺黄　滑石各一钱五分　牛黄　南星　半夏　轻粉各一钱　天麻　朱砂　青黛　韭地蚯蚓粪各三钱　白附子　雄黄　山楂各三钱五分　蝉蜕　全蝎　僵蚕各七枚　甘草　巴豆霜　麝香八分　金箔三十片

上为末，面糊丸，萝卜子大，分作五处，用金箔、朱砂、滑石、青黛、雄黄各为衣，一岁至三岁服五丸，五岁至九岁服七丸，十岁至十三岁服十丸。凡诸惊风俱薄荷煎汤下，痰多用滑石为衣者，食积用雄黄为衣者，俱白水下，服后宜服启脾散。

启脾散

莲肉一两　白术　白茯苓　干山药　神曲　山楂各五钱　人参　猪苓　泽泻　藿香　木香　当归　白芍药　砂仁各三钱　肉豆蔻　陈皮二钱　甘草一钱

上为末，姜汤调服，初生儿涂乳头上吮之。若惊风后，加辰砂、滑石各二钱。凡病后俱宜此药调脾。

至宝丹

治诸惊痫心热及卒中客忤烦躁，风涎搐搦，或伤寒狂语，伏热呕吐。

生犀角　生玳瑁　琥珀　朱砂水飞　雄黄水飞，各一两　金箔五十片，半为衣　银箔五十片　片脑五分　麝香一钱　牛黄五钱　安息香酒淘去砂，净一两

上安息香以酒熬成膏，各药为末入膏内，如干再入蜜和丸，梧子大，每服一二丸，人参汤化下。

水银丸

治急惊，痰壅发搐，闷乱口禁。

腻粉一钱，研　南星炮制　全蝎微炒　水银各一分，水银入枣肉少许，同研至无星

上三味为末，入水银再加枣肉研为丸，黍米大，每服五七丸，乳香汤化下。

宝鉴天麻散

治急惊脾胃虚弱，或变慢惊者。

半夏七钱　天麻二钱五分　甘草炙　白茯苓　白术各二钱

上入生姜三钱，磁器内水煮，候干为末，每服一钱五分，姜枣汤调下。

定魄丸

治惊风已退，神魄胆志未定者。

人参　琥珀　白茯苓　远志　朱砂　天麻　石菖蒲　天门冬　酸枣仁　甘草等分

上为末，蜜丸皂子大，朱砂为衣，每服一丸，灯心薄荷煎汤化下。

定志丸 [批] 急惊杂方

治小儿惊风已退，神志未定，以此调之。

琥珀　茯神　人参　远志姜制，焙　白附子炮　天麻　天门冬　酸枣仁　炙甘草等分

上为末，蜜丸皂子大，朱砂为衣，每服一丸，薄荷汤化下。

丹溪云：急惊风发热口疮，手心伏热，痰嗽痰喘，并用涌法，重则瓜蒂散，轻则赤小豆、苦参末，须用酸齑①汁调服，俟少定用通圣散蜜丸服之，间以桑树上桑牛阴干为末调服，以平其风。又以白薄荷叶、寒水石各一两，青黛、白僵蚕、辰砂各一钱，全蝎二枚，猪牙皂角、槐角各五分为末，灯心汤和乳汁灌之。角弓反张，目直视，因惊而致者，南星、半夏入姜汁、竹沥灌之。

急惊六方②

一方：治急惊风，呷以粪清水，即愈。

一方：治急惊壮热，痰涎上涌，大便不通，以郁金、雄黄各一分，腻粉五分为末，醋糊丸，黍米大，一岁二丸，薄荷汤下。

一方：治急惊，以轻粉、朱砂等分为末，七月初五日取青蒿内虫，研汁为丸，如粟米大，一岁以下服一丸，二三岁服二三丸，亦治慢惊一云用青蒿汁。

一方：治惊风，以南星、半夏各八两，用米泔水浸南星二

① 齑（jī 鸡）：捣碎的姜、蒜、韭菜等。
② 急惊六方：据目录补。

三日，半夏六七日，以透为度，洗净晒干，又入浓皂角水、明矾水、朴硝水内各浸一日夜，俱洗出晒干为末，每用末三两，入朱砂一两，麝香五分，滴水研丸，如芡实大。遇有惊风，金银煎汤化下；有热者，薄荷汤；咳嗽，人参或五味子汤。冬月加川乌，夏月加硼砂文治谓急惊有热者，川乌或不可加也。

一方：用生白石膏研末十两，辰砂研末五钱，二味和匀，一岁至三岁一钱，四岁至七岁一钱五分，八岁至十二岁二钱，十二岁至十六岁二钱五分，生蜜调下。称急惊神方，治大人中风亦甚效。

一方：惊风牙关不开，用南星纸裹煨熟，勿令透气，惟开一窍，透气于鼻孔中，牙关立开。

慢惊第九十九

慢惊者，乃大病之后，或吐泻之余，或腹胀，或腹中响，或过服凉药，或急惊屡发而屡用直泻之剂，以致脾阴愈消，火邪得以乘其位，所谓从后来者为虚邪也，火既旺，则子能令母实，所以木旺来克脾土，古方谓之阴痫，内在五脏，外在骨髓，剧者难治。

钱仲阳谓：慢惊为无阳之证，因脾土虚甚，阳不能以胜阴，乃阴盛阳虚之候，其平时或面少血色，常无喜笑，目不看上而常看下；或囟颅高急，头缝青筋，时便青粪；或粪如清涕，或如冻汁，或青白沫，有时干硬；或腹胀，或泄泻，或腹中时响，或时常劄眼，有此各状，忽然呕吐，便成慢惊矣。其证厥逆身冷，面黄不渴，口鼻气寒，两眼半开半合，似睡不睡，十指或开或合，似搐不搐，精神倦怠，睡即露睛，或时口眼手足牵掣，或凉或热，或吐或泻，或不吐泻，或乳或不乳，其脉或浮或沉是也。

　　楼全善曰：慢惊属火木土俱虚，木虚则搐而无力，火虚则身寒口中气冷，土虚则吐泻。睡而露睛，治宜温补脾胃，用东垣黄芪益黄散、钱氏钩藤饮、温白丸，或五味异功散加当归，佐以钩藤饮子，以补脾土，以平肝木，发搐少退，乃用宝鉴天麻散。若手腹俱冷，非羌活膏不能治。若至吐利不食，宜急用木香异功散实其脾土；如不应，用六君子汤加炮姜、木香温补脾土；再不应，则成慢脾矣，治见下条。此证婴儿以泻得之为重，女儿以吐得之为重。若湿痰积于膈中，使风火不得开发而致身冷，宜用钱氏法，以瓜蒌汤劫去湿痰，便用温白丸、羌活膏补脾，亦须脉之有力乃可也。

　　又考阎氏治慢惊，脉之无力者，则以青州白丸子兼异功散、羌活膏、温白丸、钩藤饮子之类治之，每至死中得生；陈文中则先芎蝎散，仍用手法斡出寒痰冷涎，次服油珠膏，后服益真汤温壮元气，时服前朴散宽上实下，皆先哲之成法，并录以备采用。若至四肢厥冷，吐泻咳嗽，面黯神惨，鸦声胃痛，两胁动气，口生白疮，发直摇头，眼睛不转，涎鸣喘嗌，头软，大小便不禁，手足一边牵引者，不治。

黄芪益黄散

　　东垣曰：婴儿泻青色，先镇平以朱砂之类，勿用寒凉之药，又大禁凉惊丸。凡风木旺之证，必右关脉洪大，掌中热，腹皮热是也。夫火壮则木实，木旺必克土，治法当先实其土，后泻其木，故用人参、甘草、黄芪温补脾土，益元气，甘能泻火也，《内经》曰：热淫于内，以甘泻之，以酸收之。白芍药酸寒，寒能泻火，酸能泻肝木而大补肺金，金土旺则火虚矣，风木岂能克土耶。

　　黄芪二钱　人参　陈皮各一钱　白芍药七分　炙甘草　生甘

草各五分　白茯苓四分　黄连少许

上水煎。

瓜蒌汤

治慢惊因湿痰积于膈中，风火不得开发，身冷脉无力。

瓜蒌二钱　白甘遂末一钱

上慢火同炒焦黄研匀，每服一字，麝香薄荷汤调服，随用温白丸、羌活膏之类。脉若无力，不宜用此。

芎蝎散

治小儿脑髓受风，囟颅开解，皮肉筋骨急胀，脑骨缝青筋起而少血色；或腹中气响，时便青白沫；或呕吐痰涎，足胫冷，欲成慢惊者。

川芎　荜拔各一两　半夏酒浸一宿，汤洗，焙　细辛各二钱　蝎稍去毒，一钱

上为细末，一岁儿服一铜钱，沸汤调，稍热服。如胸喉中痰满，眼珠斜视，速与服之。如不能咽，以一指于喉中探入，就斡去痰涎，次用益真汤或油珠膏，屡效。

油珠膏

治气逆呕吐，风痰作搐。

石亭脂硫黄中拣如蜡者　滑石各五钱　黑附子炮，去皮脐　半夏酒浸一宿，汤洗七次，焙干　南星醋浸一宿，汤洗七次，各一钱

上为细末，每服一钱，用冷清薑汁半盏，滴麻油一默，以钱抄药在油珠上，须臾坠下，去薑汁，与儿服之，再用清汁三五口咽下。

益真汤

治胎弱吐乳便清而成慢惊，气逆涎潮，眼珠直视，四肢抽

掣；或因变蒸、客忤及受惊误服凉药所作。

木香　甘草炙　当归　人参　草果　黄芪　丁香　白术
诃子　陈皮　半夏　厚朴制　肉豆蔻面裹煨　白茯苓　桂枝　附
子炮，等分

上咀片，每服三钱，加炒过全蝎一枚，姜枣水煎服。服后
乳母以手揉儿心腹，以助药力。

加减法：

渴者，加茯苓、人参、甘草，去附子、丁香、肉豆蔻。泻
者，加丁香、诃子肉。呕吐，加丁香、半夏、陈皮。咳嗽，加
前胡、五味子，去附子、官桂、草果、肉豆蔻。腹痛，加厚朴、
良姜。足冷，加附子、丁香、厚朴。痰喘，加前胡、枳实、赤
茯苓，去附子、丁香、肉豆蔻、草果。气逆不下，加前胡、枳
壳、槟榔，去当归、肉豆蔻。腹痛，加厚朴、丁香、前胡、枳
壳。恶风自汗，加黄芪、官桂。

前朴散

治心腹结气，或呕哕吐泻，腹胀痛，惊悸。

前胡　厚朴　白术　人参　陈皮　良姜　藿香　甘草等分
上每服三钱，水煎。

青州白丸子

钓藤饮子

温白丸

方俱见吐泻条。

木香异功散

方见痘疹方。

异功散

羌活膏

六君子汤

方俱见保婴条。

宝鉴天麻散

方见急惊条。

蝉蝎散

治初传慢惊。

全蝎七个　蝉蜕二十个　南星一枚　甘草二钱五分

上锉散，每服五分，姜枣水煎。

乌蝎散

治初得慢惊，吐泻不止者。

人参　白术　白茯苓　甘草　川乌　全蝎　南星等分

上姜枣水煎，再服则去川乌。

转惊丸

治小儿脾气虚弱，泄泻瘦怯，冷疳洞泄；及吐泻久病，转
成慢惊，身冷瘛疭等证。

人参　防风　白附子　僵蚕　全蝎各一钱　南星　天麻各
二钱

上为末，飞面作糊，丸梧子大，每服十丸，姜汤下。

丁蝎散

治慢惊，神效。

丁香一粒　全蝎一枚　辰砂二分五厘

上为末，男用男中指血，女用女中指血，蘸末擦唇上。

参血丸

治慢惊神方。

人参一两　僵蚕炒，五钱　生人血二匙　辰砂另研　全蝎各二钱

上为末，用麻黄、甘草各一两，熬膏为丸樱桃大，朱砂为衣，每服一丸，枣汤化下。

回生锭

治慢惊，用此一锭即效，能启死，故曰回生。

白术　干山药　桔梗　白茯苓各一两　人参　胆星各五钱　甘草　朱砂　青礞石如法煅，各三钱　乳香二钱　麝香　牛黄各一钱　金箔七片

上择精料，于端午日午时净室焚香，以棕捣匀，印作锭子，金箔为衣阴干，每服二三分，薄荷汤磨下。

蚣蚕散

治慢惊，神效。

赤脚蜈蚣酒涂，炙，一条　白僵蚕七条，炒　辰砂一字，另研　全蝎薄荷叶包，炙，七个　青州白丸子三十粒

上为末，入麝香少许，慢惊人参麦门冬汤调下。若治急惊，加片脑、牛黄各少许，金银薄荷汤下。

星香全蝎散

治小儿慢惊风，昏迷痰搐。

木香　全蝎　人参　陈皮各一钱　甘草炙　有热，加防风

上锉散，每服一钱，入紫苏、姜、枣煎。

天南星散

治慢惊，祛风豁痰。

南星八九钱者一枚，掘地坑深尺许，先用炭五斤烧通红，以好米醋一碗洒坑中，即投南星，以火炭密盖，又用盆覆，时许取出

上为末，入琥珀、全蝎末各一钱，每服五分，煎生姜防风

汤下。一方无琥珀、全蝎。

乌沉汤

治慢惊，驱风助胃。

天麻二钱　人参　真川乌生用　全蝎焙　南星焙　木香　沉香各一钱　甘草炒，五分

上为末，每服三五分，姜水煎。

聚宝丹

治慢惊。

人参　白茯苓　琥珀　天麻　真僵蚕　全蝎炙　防风　胆星　白附子生用　乌蛇肉酒浸，焙，一钱　朱砂五分　麝香少许

上为末，蜜丸梧子大，每服二丸，菖蒲汤下。

术附汤

治慢惊，泄泻身冷。

白术一两　炙甘草五钱　附子炮，去皮脐，三钱五分

上每服三钱，姜枣水煎。

太乙保生丹

治慢惊尚有阳证者。

全蝎青者，十四个　白附子生用　真僵蚕　胆星　蝉壳　琥珀　防风　朱砂各一钱　麝香五分

上为末，米糊丸，梧子大，金箔为衣，每服一二丸，薄荷汤化下。

加味术附汤

治吐泻后脾虚变成慢惊，身弓发直，吐乳贪睡汗多，宜此温寒燥湿，行气健脾。

白术　附子各一两　肉豆蔻一个　木香　甘草各五分

上每服二钱，姜枣水煎。

调气散 [批] 慢惊杂方

治慢惊之后，以此调之。

木香　香附子　人参　陈皮　藿香　甘草等分

上锉散，每服二钱，姜枣水煎。

豆卷散

小儿慢惊过服温热药，或惊未退而生热证，或病已愈而致反热，或反为急惊，用此解毒，无不神效。[批] 慢惊变证。

大豆黄卷晒干　贯众　板蓝根　炙甘草等分

上为末，每服一钱，水中入油数点，煎服，甚者用三钱。

慢脾风第一百

慢脾风者，因慢惊吐泻损脾，病传已极，总归虚处，惟脾所受。有不由慢惊而发慢脾者，乃儿之平素头虽热，眼珠青白而足冷，或腹胀而足冷，或泻而足冷，或呕而足冷，或渴而足冷，有是五者，忽然吐而作搐，便是慢脾风之候矣。其证面青额汗，或身亦汗出，舌卷头低，眼合不开，困睡中摇头吐舌，以手摸人，频呕腥臭，禁口咬牙，四肢厥冷，微搐不收，或身冷，或身热，其声渐小而焦，其脉沉微如脱，此盖阴气极盛，胃气极虚之候，无风可逐，无惊可疗，无痰可祛。其口中有涎者，乃脾虚不能摄制，故津液妄泛，似痰实非痰也，若用祛风化痰之剂，则脾气益伤，阴血益损，病邪益甚，是促其危矣，惟宜生胃回阳。初起阳气未甚脱者，白僵蚕丸；至四肢厥冷者，黑附汤；服后手足转温，渐渐苏醒，而后用四君子汤加生附、木香、橘红，或陈氏异功散以温中正气。脾困不食者，醒脾散；吐泻者，加味术附汤、硫附丸；重者来复丹、金液丹。如尚有

太冲脉_{在两足大指本节后，大人二寸动脉中，}急灸百会穴_{取穴以线二条，}
_{一自前后发际取中，一自两耳尖取中，二线交叉中乃是，}十救一二。若身
冷粘汗，直卧如尸，喘嗽头软，背直，口禁摇头，喉如拽锯，
面无润泽，唇缩气粗者，不治。

白僵蚕丸

治初传慢脾，阳气未甚脱者。

南星二钱　僵蚕　地龙　全蝎　五灵脂各一钱

上为末，煮半夏曲糊丸，麻子大，每服五丸，姜汤下。

黑附汤

治慢脾风，四肢厥冷。

附子三分　木香一分五厘　白附子一分　甘草五厘

上姜水煎，服后手足温，则另用别剂。

生附四君子汤

治慢脾风，服黑附汤后手足转温，再服此以正胃气。

人参　白术　附子生　木香　白茯苓　橘红　甘草等分

上为末，每服六七分，姜枣水煎。

醒脾散

治慢脾风服黑附汤后脾困不食，及治吐泻脾困欲发惊搐。

人参　全蝎　白附子　天麻　甘草　白茯苓　石菖蒲　木
香　莲肉　白术　僵蚕等分

上为末，每服三字，姜枣煎。有热，去木香。

硫附丸

治慢脾风，四肢厥冷。

生附尖二个　蝎稍七个　熟硫黄一钱

上为末，生姜汁糊为丸，绿豆大，每服十丸，米饮下。

来复丹

治小儿惊风昏塞，以二三丸，薄荷汤研灌下，得泄即愈。若觉未甚苏醒，酌量再与服。

硝石一两，同硫黄为末，入铫内以微火炒，用柳条搅，不可火太过，恐伤药力，再研极细，名为二气末　倭硫黄二两，如无用透明者　太阴玄精石研，飞　五灵脂水澄过，晒干，各一两　陈皮去白　青皮去白，各二两

上先以五灵脂、陈皮、青皮为末，次入玄精石末及二气末拌匀，好醋作糊，为丸豌豆大，每服三十丸，空心米饮下，小儿酌量多寡用。

陈氏异功散

方见痘疹方。

加味术附汤

见慢惊条。

金液丹

方见吐泻条。

附灰丸

治慢脾冷痰壅滞，手足冷而微搐。

黑附子一枚，重一两以上者，去皮脐，顶上挖一孔，入辰砂末一钱，仍用附子塞之，炭火内烧存性　胆星五钱　白附子炮　五灵脂　蝎稍各二钱五分

上为末，蜜丸梧子大，每服二三钱，生姜汁泡汤下。

全蝎观音散

治吐泻后慢脾风。

人参一钱　莲肉　神曲　防风　羌活　天麻　全蝎各二分

白茯苓一分五厘　白术　黄芪　木香　白扁豆　甘草各一分

上姜枣水煎。

七宝辰砂丹 [批] 慢脾风杂方

治慢惊、慢脾及风痰，奇效。

辰砂

上细研，以开元钱背之上下有两月牙者一文，在铁匙上炭火内烧，少顷成珠，取同辰砂末作一服，木香煎汤送下。

急慢惊通治方

礞石丸

治急慢惊，风痰盛者。

青礞石一两，捣碎　焰硝五钱

上同入煎银礶内，炭火煅红，硝尽为度，候冷为末，稀糊为丸，绿豆大，每服二丸，急惊，薄荷荆芥汤；慢惊，木香汤下。慢脾虚风，痰涎上塞，以此与青州白丸子再研为末，亦用稀糊为丸，熟蜜汤调下，其痰自坠，从大便出如稠涕胶粘，乃药之效也。

蚯蚓祛风丸

端午日午时，以蚯蚓不拘多寡，竹刀分中切断，将急跳慢跳者分为二处，各用朱砂研烂为丸，绿豆大。急跳者，治急惊；慢跳者，治慢惊，俱金银煎汤送下。

定风乌龙丹

治小儿急慢惊风，兼治大人中风，神效。

胆星　青礞石焰硝煅，各一两　天竺黄　青黛各五钱　芦荟二钱五分　辰砂三钱　僵蚕五分　蜈蚣烧存性，一钱五分　生蝎汁五匙

上为末，入蝎汁，再加甘草汁，和匀为丸，芡实大，每服

一二丸。急惊，姜蜜薄荷汤；慢惊，桔梗白术汤；大人中风，荆芥汤，俱磨服。

镇惊丸

治急慢惊风。

人参　茯神　琥珀　僵蚕炒　全蝎　防风　胆星　白附子生用　蝉蜕　蕲蛇肉　辰砂各二钱　麝香二分

上为末，蜜丸黄豆大，朱砂为衣，每服一丸。慢惊，菖蒲汤；急惊，薄荷汤，各化下。

夺命散

治急慢惊风诸药不效者，此药如神。

白附子　天麻各三钱　防风　黑附子炮，去皮脐，急惊不用　半夏各五钱　南星炮，一两　辰砂二钱五分，另研　麝香五分　全蝎去毒，七个　蜈蚣一条，炙　僵蚕七条，炒，慢惊不用

上为末，三岁儿服五分，薄荷、生姜汁、好酒沸汤调服。急惊加片脑、轻粉各少许。

七味羌活膏

治急慢惊风，壮热。

羌活　独活　天麻　全蝎去毒　人参　僵蚕炒，各五钱　乌蛇肉酒浸一宿，焙干，一两

上为末，蜜和，每两作五十丸，每服一丸，荆芥汤下。

惊搐杂方

沉香天麻汤

治因大恐而发惊搐，痰涎壅盛，目多白睛。

羌活八分　独活六分　天麻　防风　半夏　附子炮，去皮脐，各五分　沉香　益智仁　川乌各三分　甘草炙　当归　姜屑各二分

五厘

上姜水煎。

《举痛论》云：恐则气下，精怯而上焦闭。又曰：从下上者，引而去之。以羌活、独活苦温，味之薄者，阴中之阳，引气上行，又入太阳经为引用，故以为君。天麻、防风辛温以散之，当归、甘草辛甘温以补气血之不足，养胃气为臣。黑附子、川乌、益智仁大辛温，行阳退阴，又治客寒伤胃。肾主五液，入脾为涎，以生姜、半夏燥湿化痰。《十剂》云：重可去怯。沉香辛温，体重气清，去怯安神，故以为使。气味相合，升阳补胃，恐怯之气自能平矣。

温胆汤

治小儿惊悸顽痰。

白茯苓五钱　半夏生制　枳实各三钱五分　陈皮一钱五分　酸枣仁温酒浸，去壳，二钱五分

上锉散，每服一钱，加竹茹少许，姜枣水煎。

小凉惊丸

治惊热恍惚，四肢抽掣，潮热昏迷，乍热乍醒；或为精怪所触，而致阳证惊痫。

郁金二个，皂角水浸　黄连　牙硝　木香　藿香　龙胆草各五钱　全蝎六个

上为末，糊丸麻子大，雄黄、麝香、朱砂、金银箔为衣，每用五七丸。风痰惊热用麻仁防风蝉蜕汤，潮热用桃柳枝汤，镇惊用薄荷灯心汤，夜啼用灯心薄荷灶心土汤，盘肠钓气、天钓用钩藤汤，吐用藿香汤，泻用木瓜陈皮汤，白痢用白姜粟壳汤，赤痢用甘草乌梅汤，大便闭用枳壳硝黄汤，咳嗽用乌梅桑白皮汤，吐不止用丁香汤，未效用黄荆叶汤，精神不爽冬瓜仁

汤，常服金银、薄荷，各煎汤送下。

辰砂化痰丸

治风化痰，安神定志，利咽膈，清头目，止咳嗽，除烦闷。

辰砂　枯矾各五钱　南星一两　半夏曲三两

上为末，姜汁煮面糊为丸，梧子大，另用辰砂为衣，每服十丸，姜汤下。若治风壅痰嗽，生姜薄荷汤化下。

七宝洗心散

治烦热生疮，兼治惊风。

生地黄　荆芥穗　防风　甘草　黄芩　羌活　赤芍药等分

上为末，每服一钱，灯心薄荷汤调下。

清心丸

治惊热烦躁。

人参　茯神　防风　朱砂　柴胡各三钱　金箔三十片

上为末，蜜丸梧子大，每服一二丸，竹沥汤下。

十味安神丸

治惊。

人参　茯神　麦门冬　山药各二钱　片脑二分　龙齿一钱
朱砂　甘草　寒水石各五分　金箔二片

上为末，蜜丸芡实大，灯心汤化下。一方有马牙硝。

朱砂丸

治心跳。

朱砂　当归身　白芍药　侧柏叶　川芎　陈皮　甘草　黄连炒，各一钱五分

上为末，猪心血为丸，粟米大，每服三十丸，龙眼汤下。大人服百丸。

惊积第一百一

受惊日久，额汗喘息烦渴，潮热往来，肚热，睡中觉腹内有物跳动，泻下如白脂、如豆砂、如生草汁者，谓之惊积，宜量与辰砂膏疏导，乃调气和胃，用青金丸之类自愈也。

青金丸

治痰热惊积。

青黛　使君子　芦荟　胆星　好墨各二钱　腻粉　麝香各五分　片脑一字

上为末，飞面糊丸，梧子大，每服一丸，薄荷汤化下。

辰砂膏

方见初生条。

使君子丸

治惊积。

使君子肉一两　陈皮　厚朴各五钱，姜制

上为末，炼蜜丸，皂子大，三岁儿服一丸，二岁以下者服半丸，米汤化下。

青龙丸

治惊积有热。

青黛　茯神　芦荟　南星炮，各一钱　麝香少许　轻粉　巴豆各一字　全蝎三个，焙

上先将巴豆研如泥，次将各药研极细，与巴豆和匀为丸，如粟米大，朱砂为衣，每服一丸，薄荷汤送下。

天钓第一百二

天钓者，头目仰视，壮热惊搐，手足抽掣，眼目翻腾，或

啼或笑，喜怒不常，泪出不流，甚至爪甲亦青。若有邪祟所附者，此因乳母好食厚味，积毒在胃，以致婴儿心肺生热，痰郁气滞，加以外感，故卒然目直身强，如鱼上钓之状，故曰天钓。然壮热惊搐有似惊风，误以惊治，鲜不至危矣，惟宜解利其邪，用钓藤饮或钓藤散。上气喘促者，乌蝎散；风热胜者，保命丹；痰盛者，抱龙丸；有热痰者，滚痰丸。夹食受惊，肚热胀硬，睡中腹内跳动，先宜服宽热饮，待泻下恶臭之物，然后调和脾胃，自无不愈也。甚者则灸手大指甲肉相半，男先灸左，女先灸右，及两足大指中间各三五壮，又灸前后并手心各五壮，俱有神效。

钓藤饮

治天钓潮热。

钓藤　人参　犀角屑各二分　全蝎　天麻各一分　甘草五厘

上为末，水煎。

滚痰丸

治天钓痰热。

大黄酒拌，蒸　黄芩各八两　沉香五钱　青礞石一两，擂碎，与焰硝煅

上为细末，净水为丸，梧子大，每服二十丸，白汤下。

宽热饮

治小儿惊热天钓，手足搐搦，肚腹有热，兼治食积乳癖，生痰动气。

枳壳一两，水浸去瓤，以巴豆四十九粒同炒黄，去巴　朴硝五钱　甘草一钱　大黄一两

上为末，每服三五分，加薄荷少许煎服，当利下腥臭恶物。

钓藤散

即钓藤饮子，方见吐泻条。

乌蝎散

方见慢惊条。

保命丹

方见胎惊条。

抱龙丸

方见保婴条。

九龙控涎散 ［批］杂方

治天钓。

赤脚蜈蚣酒涂，炙，一条　滴乳　天竺黄二味另研　白矾　荆芥穗炒，各一钱　腊茶　雄黄另研　甘草炙，各一钱　绿豆一百粒，半生半炒

上为末，每服五分，人参薄荷汤调下。

马脾风第一百三

小儿一时肺胀喘满，胸膈气急，两胁扇动，囟陷作坑，闷乱不安，咳嗽声哑，痰涎潮塞，名为马脾风，若不急治，死在旦夕，宜抱龙丸或牛黄夺命散、马脾风散，后以白虎汤平之。

牛黄夺命散

治马脾风。

白牵牛　黑牵牛二味俱半生半炒　大黄　槟榔各五钱

上为末，三岁儿每服二钱，白汤调，入蜜少许服。其或壮或弱者，以意加减。

马脾风散

治风热喘促，闷乱不安，俗谓之马脾风。

辰砂二钱五分　轻粉五分　甘遂面裹煮，焙干，一钱五分

上为细末，每服一字，用温浆水少许，滴油一点，挑药在上，候药沉下，去浆水灌之。

白虎汤

知母五分　石膏二钱五分　甘草三钱五分　粳米一撮

上三味水煎成，去渣入米再煎服。

抱龙丸

方见保婴条。

内钓第一百四

内钓者，腹中极痛，唇黑或焦，面青肢冷，伛偻反张，眼中有血点，外肾肿大，尿如米泔，此胎中受风及外惊所致。若内脏抽掣，作痛狂叫，或泄泻缩脚，内证一作，外证亦然，极难调理，无非调气疏风，内证宜服聚宝丹，外证宜服钓藤饮，服后进乳食者可治。通用钓藤膏，次服五味木香散；冷痛者，芎归汤加干姜、肉桂等分，丁香、沉香、青皮、小茴香减半；痛甚者，魏香散；腹痛惊啼者，乳香丸；阴肿便秘者，归牛散。若因乳母醇酒厚味，积毒在胃所致者，用加味清胃散。因乳母郁怒，积热在肝所致者，用加味逍遥散、加味归脾汤，俱加漏芦，母子同服，母须食后挤尽夙乳，药后饲儿，乃得其效。然有盘肠、虫咬、中风三证之似内钓者，不可不知分别，盘肠亦多啼，但痛则曲腰，啼则无泪，额上有汗为异；虫攻心，叫哭合眼，呕吐涎沫清水，四肢羸瘦，面目青黄，或寒或热，沉默不知病处，发作有时为异；中风之状，亦似内钓，但不语为异。

似是而无辩，岂但药之不效，将见变生叵测矣。三证治法，详见各条。

钩藤膏

治腹痛干啼作呕，名盘肠内钓。

乳香　没药　木香　姜黄各一钱　木鳖子三个，去油

上为末，蜜丸皂角子大，钓藤钩煎汤磨半丸，入蜜服，未止再服魏香散。

五味木香散

川楝肉七个，用巴豆三十五粒去皮同炒，巴豆黄，去之　木香　使君子　玄胡索　茴香各一钱

上为末，量儿大小加减，米饮下。

芎归汤

川芎　当归各二钱

上水煎，入酒温服。

魏香散

阿魏二钱，先用温酒溶化　蓬茂五钱

上将蓬茂浸阿魏酒中一昼夜，焙干为末，每服二三分，紫苏煎汤或米饮调下。

乳香丸

治惊风内钓，腹痛惊啼。

乳香五分　没药　沉香各一钱　蝎稍十四个　鸡心槟榔一钱五分

上为末，蜜丸梧子大，每服二三钱，菖蒲钓藤钩汤下。

木香丸

治惊风内钓，腹痛多啼。

木香　全蝎各五分　没药　茴香　钓藤钩各一钱

上各另研末，以蒜研烂和丸，梧子大，晒干，每服二丸，钓藤煎汤下。

加味清胃散

升麻五分　生地黄　牡丹皮　黄连炒　当归各三分　加柴胡山栀

上水煎。

归牛散

治疝气二便闭，小腹阴囊牵引气痛夜啼。

肉桂　牵牛各五钱　当归　大黄　桃仁各二钱五分　全蝎一钱

上为末，每服一钱，入蜜煎服，利后以青皮、陈皮、白茯苓、木香、砂仁、甘草、生姜煎服和胃。

加味逍遥散

当归　甘草炙　白芍药酒炒　白茯苓　白术炒　柴胡各一钱加牡丹皮　山栀炒，各七分

上水煎。

归脾汤

治思虑伤脾，不能摄血，致血妄行；或健忘怔忡，惊悸盗汗；或心脾作痛，嗜卧少食，大便不调；及乳母郁热，积怒在肝而致内钓。

人参　白术　茯神　黄芪　龙眼肉　酸枣仁各二钱　远志当归各一钱　木香　甘草炙，各五分　加柴胡　山栀炒，各七分

上姜枣水煎。

聚宝汤

方见慢惊条。

钓藤饮

方见察色条。

盘肠气痛第一百五

盘肠气者，痛则曲腰啼叫，额上有汗，乃肝经风邪所搏也，肝肾居下，故痛则曲腰；因风燥其液，故啼而无泪；风木助心火，故额上有汗；口闭足冷者，脾气不营也；下利青色者，肝木乘脾也。若由初生浴洗受风冷所致，宜服钓藤膏之类；因乳母及儿受寒邪者，宜服沉香汤之类。若额间有汗，口闭脚冷者，虚寒也，用当归散或沉香降气汤。若面赤唇焦，小便不通或小便黄赤，乃小肠热也，用三黄丸，人参汤送下，痛尚不止，煎葱汤淋揉其腹，就以热葱熨脐腹间良久，尿出痛止；或以木香磨水，煎数沸，调乳香、没药末各少许，灌一匙立效。若因乳母饮食停滞所致，用保和丸；怀抱气郁者，加味归脾汤；怒动肝火者，加味逍遥散，母子俱服乃可。

沉香降气汤

治盘肠气痛，额间有汗，口闭脚冷。

香附二两五钱　沉香　砂仁各一钱　甘草七钱五分

上为末，每服一钱，入盐少许点沸汤，平旦服。

三黄丸

大黄　黄连　黄芩

上为细末，蜜丸小豆大，每服二三丸，白汤下。

加味归脾汤

加味逍遥散

钓藤膏

方俱见内钓条。

当归散

方见夜啼条。

保和丸

方见变蒸条。

夜啼第一百六

夜啼者，有惊热、有心热、有寒疝、有客忤，亦有因脾脏
冷而痛，或虚怯为冷所乘而痛，二者皆唇青可辨，若哭而多泪
是惊，哭而无泪是痛，不可不知分别也。所谓惊热者，乃衣衾
太厚，或在极暖处坐卧，致生烦闷，邪热攻心，心主神，神乱
则惊，心与小肠为表里，故啼叫而遗溺也。治法当退热镇心，
则自安矣，用百解散、牛蒡汤、三解散主之。心热者，见灯愈
啼，面红多泪，无灯则稍息。盖火者，阳物也，心热遇火，两
阳相搏，故见灯则啼。经曰：火疾风生乃能雨，此其义也，宜
凉心安神，用百解散或五苓散加黄芩、甘草，水煎服，次用牛
蒡汤、三解散及琥珀抱龙丸。有过黄昏后至更尽时，哭多睡少
者；有啼声不已直到天明者，乃胎中受寒，遇夜则阴盛阳微，
故腰曲额汗，眼中无泪，面莹白而颊青。若伏卧而啼，乃盘肠
内钓之证，治法宜去宿冷，温下焦，白芍药汤、乌梅散及冲和
饮，加盐炒茱萸、茴香，姜水煎服，用钓藤散亦佳。有胎寒及
衣被过凉，以致脏寒，盘肠内钓，肚腹胀痛，啼则眼目上视，
手足搐掣，宜保命丹。轻者益黄散，外炒麦麸熨之。有因惊受
风邪而啼者，二活散或加南星为末，蜜调贴囟门。有伤乳食作
痛而啼者，消乳食丸。有日夜惊啼，黄昏前后尤甚者，乃客忤
中恶。面色紫黑，气郁如怒，呼时若有恐惧，及睡中肠鸣，两
手抱母，大哭不休，缘因惊神乱，故目中妄有所睹，口不能言，

但惊哭无时，指纹俱隐。王环集云：忽然两手形无定，须知唐突恶神灵，治法宜先解其表，用百解散，次驱邪镇心用苏合香丸、琥珀抱龙丸，投之自效。有欲吮乳，到口便啼，身额皆热者，看其口若无疮，喉舌必肿，宜冰梅丸，薄荷煎治之。大抵夜啼而有痰热者，多在上半夜。仰身有汗而啼，面赤心躁，小便赤涩，口中与腹俱热。下半夜者，必曲腰而啼，面目青白，其腹觉冷，乃胃寒腹痛也，用剂温凉，当于此而辨别。

　　薛立斋曰：小儿禀赋不足，或乳母饮食七情亏损，乃成夜啼之证。若面色白及白睛多者，属肾气不足，至夜则阴盛而腹痛，用六味丸。若脸青唇白，或小便黄短，属脾气不足，至夜亦阴盛而腹痛，用钓藤散。若脸红舌白，或小便赤涩，小肠痛也，用导赤散加辰砂。如不应，属肾火，用地黄丸。唇色青白，口中气冷或肢体冷，或泄泻曲腰，或泄泻不乳，此脾胃虚弱，用六神散。兼呕吐用六君子汤；乳少腹胀，用五味异功散加漏芦，令乳母服之，儿亦服数点。若忽大叫者死。或云：婴儿月内多啼，则胎热、胎惊、胎毒俱散，出月则无奇疾也。因并附之。

百解散

治小儿潮热，脉虚浮数，用此微汗。

干葛一钱五分　升麻　赤芍药各二钱　黄芩一钱　麻黄七分五厘　薄桂二分五厘　半夏一钱五分

上每服一钱，姜水煎。风热盛者加薄荷。

三鲜散

人参　防风　天麻　茯神　郁金如无真者，山栀仁代　白附子　大黄各二钱五分　赤芍药　黄芩　僵蚕各五钱　全蝎十四个，去尾毒　枳壳　粉草六钱上为末，每服五分至一钱，用薄荷汤或灯心汤下。

琥珀抱龙丸

胆星一两二钱　白茯苓一两　干山药七钱　雄黄五钱　僵蚕炒，去丝嘴，四钱　天竺黄七钱　琥珀五钱，灯草同研　辰砂　全蝎去尾，炙　薄荷各三钱　麝香五分

上为细末，水丸芡实大，灯心薄荷汤磨服。

乌梅散

乌梅肉　玄胡索　粉草半生半炙，各五钱　乳香　没药

上每服一钱，水煎。

冰①梅丸

治喉风肿痛，如神。

鲜南星二十五个　鲜半夏五十枚　皂角　白矾生　食盐　防风朴硝各四两　桔梗二两　鲜梅一百个

上各药研碎，先将盐入水浸化，后入诸药拌匀，方入梅子，浸过三指，磁罐收贮。七日之后，日晒夜浸晒至水干，密封收藏。用时以丝绵裹噙口中，徐徐咽下，痰出自愈。

薄荷煎

治口舌生疮，咽喉肿痛，痰涎壅塞。

薄荷二两五钱　川芎二钱　甘草　砂仁各二钱五分　片脑五分

上各另为末，和匀，蜜调成膏，任意嚼咽。一方去片脑，加桔梗。

六神散

治腹痛面色青，口中气冷及四肢俱冷，曲腰而啼，或泄泻

① 冰：原作"水"，据目录及前文改。

不乳。

人参　干山药　白术各五钱　甘草二钱　白茯苓　扁豆炒，各
一两

上为末，每服一钱，姜水煎。

牛蒡汤

白芍药汤

方俱见胎热条。

五苓散

方见察色条。

冲和饮

方见胎寒条。

二活散

即独活散。

钓藤散

保命丹

方俱见胎惊条。

益黄散

六味丸即地黄丸

导赤散

六君子汤

方俱见保婴条。

消乳食丸

方见食积条。

苏合香丸

方见初生条。

蝉蜕散

治夜啼。

蝉蜕全者十四枚，去足　朱砂一字

上为末，蜜调服。

灯花散

邪热在心，烦躁夜啼。

灯花三颗

上手指研细，抹儿口中。

龙齿散

夜啼、肚疼、惊热。

龙齿　蝉蜕　钩藤钩　羌活　白茯苓等分

上为末，每服一钱，水煎。

碧云散

治浑身壮热，夜啼。

柏叶二分　南星　僵蚕　全蝎　郁金　雄黄各二钱

上为末，每服一字，薄荷汤入蜜调服。

安神散

治夜啼如着鬼祟。

蝉蜕七个

上各取下半截为末，以二分五厘薄荷汤入酒少许调服即止。若服上截，复啼如初。

五味子散

治小儿夜啼及腹痛，至夜辄剧，状如邪祟。

五味子　当归　赤芍药　白术各五分　茯神　陈皮　桂心

甘草各二分五厘

上为粗末，水煎，量儿大小加减。

太乙丹

治睡惊夜啼，青粪。

桔梗一两五钱　藿香叶　白扁豆炒，各五钱　白芷三钱　川芎

二钱五分

上为末，蜜丸樱桃大，辰砂、麝香为衣，每服半丸，薄荷
汤磨下。粪色青者枣汤下，夜啼灯心钓藤汤下，加白术、白茯
苓、白芍药犹妙。

丹溪参连竹叶汤

治心经蕴热夜啼。

人参二钱五分　黄连一钱五分　竹叶二十片　甘草炙，五分

上姜水煎。

珍珠散

治客忤惊风，痰热心烦恍惚，睡卧惊跳，时或咬牙，啼叫
不已，小便赤涩，或吐黄沫。

珍珠　海螵蛸　滑石各一钱　白茯苓　人参　白附子各二钱

甘草　全蝎各五分　朱砂一钱　片脑　麝香各五分　金银箔各五片

上为末，每服五分，灯心、麦门冬煎汤，入蜜少许调服。

蝉蜕钓藤散 [批] 杂方

治腹痛惊啼。

钓藤　天麻　白茯苓　川芎　白芍药各二分　甘草　蝉蜕各

一分

上灯心水煎。

夜啼二法①

一法：腹痛夜啼，以牛黄豆许大，乳化服之，于脐下书田字立安。

一法：止客忤夜啼，以本家厨下烧残火柴头焦者，向上焚香，朱书云：我是天上五雷公，将来作神将，能收夜啼鬼，一缚永不放。急急如太上老君律令敕。写了暗立在床下，倚床前脚里，男左女右效。

夜啼一方②

一方：止夜啼，烧马齿研细，傅乳上吮之效。

当归散

治夜啼，方见胎寒条。

中恶、客忤第一百七

婴儿气血未克，外邪易感，若卒然心腹刺痛，闷乱欲死，乃感不正之气，谓之中恶。其证腹大而满，脉若紧细而微者生，脉大而浮者死，即服苏合香丸。如未醒，以皂角末搐鼻，次服沉香降气汤加人参、茯苓，既能辟邪，虽客忤亦可除也。若见非常之物，与夫不曾经识之人，或庙中奇形怪像，而致吐下青黄白色，下时腹痛反倒，面变五色，其病如痫，但目不上插，其脉数者，谓之客忤，亦宜服苏合香丸并珍珠散。论者谓中恶为中鬼毒恶气，客忤为鬼神气相忤，此俗说也。惟爱子者勿过于藏避，使儿不惊触于乍见，而又慎其所往，勿为奇异之物所恐，二证何由而致哉。

沉香降气汤

方见盘肠气痛。

---

① 夜啼二法：据目录补。
② 夜啼一方：据目录补。

苏合香丸

方见初生条。

珍珠散

方见夜啼条。

降真辟邪丸

治中恶。

降真香　白胶香　沉香　虎胫酥炙　人参　鬼箭草　草龙胆雄黄各五钱　麝香五分

上前七味为末，雄麝另研，炼蜜丸，乳香汤化服。可佩可焚，俱能却邪。

龙脑膏

治小儿发热在心胃，卒不知人，或心烦狂躁，气喘妄语，眼见鬼神，及痘疮陷伏。

生龙脑一钱

上研细，滴猪心血为丸，豆大，每服一丸，灯心汤下。

客忤三方①

一治客忤因而发惊，以伏龙肝研细二两，鸡子一枚，去壳入水少许调匀，桃柳枝煎汤浴儿后，涂五心顶门六处。

一陈无择治客忤，用伏龙肝、蚯蚓粪等分研细，亦如上法，先浴而涂五心顶门。

一治客忤不能言，以细辛、桂心等分纳口中，神效。

---

① 客忤三方：据目录补。

卷之八

怀幼考索

腹痛第一百八

小儿腹痛，有寒、热、虫、积四者之分，须察证分明，则效如影响。凡痛之因于寒者，面色㿠白，目无睛光，口中气冷，不思饮食，此虚寒痛也，宜用六君子汤加炮姜，或用指迷七气汤加辣桂，煎成调苏合香丸或益黄散、调中丸之类主之。冷甚而证变，则面色黑黯，唇口爪甲皆青，姜附之剂亦当急投也。若面色黄赤，或身体壮热，四肢烦，手心热，乃实热痛也，宜泻黄散或四顺清凉饮加青皮、枳壳。若面黄微热，手足并温，虚热痛也，宜异功散补之。作渴饮汤，亦胃气热也，用白术散。若口中气温，面色黄白，目无睛光，或白睛多及嗜卧畏食，大便酸臭，食积痛也，宜消积丸，甚者白饼子。丹溪云：食积腹痛，必用紫苏子、萝卜子之类。若痛连两胁者，肝木乘脾也，用四君子汤加柴胡、芍药。若腹痛重坠，脾气下陷也，用补中益气汤倍升麻。若手足指冷，或吃逆泄泻，寒水侮土也，用六君子汤加炮姜、肉桂，如不效，急加附子。至于面色㿠白，心腹作痛，口中吐法与清水，发作有时者，此虫痛也。治见下条。

指迷七气汤

治阴阳不升降，气道壅滞作疼。

青皮炒　陈皮　桔梗炒　蓬莪煨　肉桂　藿香　益智仁　香附子一两五钱　甘草　半夏泡，各七钱五分上锉散，每服二钱，姜枣水煎。

六君子汤

益黄散

调中丸

四君子汤

泻黄散

异功散

补中益气汤

白术散

方俱见保婴条。

苏合香丸

四顺清凉饮

方俱见初生条。

消积丸

方见腹胀条。

白饼子

方见食积条。

虫痛第一百九

凡小儿腹中有虫而致心腹痛者，必时作时止，面色皎白，口吐清水或吐涎沫，与痫证相似，但目不斜，手不搐也，宜安虫散主之。若虫食上部，上唇有白点；虫食下部，下唇有白点。丹溪云：湿热生虫，脏腑虚则侵蚀。上半月虫头向上易治，下半月虫头向下难治。《道藏经》则谓初一以后，初五以前，虫头向上，用药者必俟其时乃可也。或将用药之时，先以猪肝油炙极香，令儿闻之良久，而后用药，虫自不能避也。若患者上于吐沫而心腹不痛，乃胃寒所致，又不可误认以虫。

安虫散

治虫痛。

胡粉炒　鹤虱炒　川楝子　槟榔各二钱　白矾枯，二钱五分

上为末，每服三五分，米饮调下。

安虫丸

治上中二焦虚或胃寒，虫动而痛。

干漆炒，烟尽，二钱　雄黄　巴豆霜各一钱

上为末，糊丸黍米大，取东引石榴根或苦楝根或芜荑煎汤，自五七丸至二三十丸，量儿大小加减，临发时服。

茱萸根汤

治寸白虫食肝。

茱萸根东引者，一钱　火麻子八钱　陈皮一两五钱

上水煎服，或下虫，或下黄汁甚效，但不可与患人说是去虫药。

芜荑散

治虫痛口内流涎。

白芜荑　干漆炒，烟尽，各等分

上为末，每服五六分，米饮下。

灵矾散

治小儿虫咬，心痛欲绝。

五灵脂二钱　枯白矾五分

上同研水煎，服后吐虫为效。

槟榔丸

小儿疳病积气块痛，腹大有虫。

胡黄连三两　槟榔一两　三棱细切，炒　莪茂细切，炒　青皮去瓤，麸炒黄色　陈皮去白　使君子肉　雷丸　干漆炒，烟尽　麦蘗面炒　神曲炒黄色，各五钱　鹤虱略炒　甘草炙，各三钱　芜荑二钱五分　木香不见火　良姜陈壁土炒，各二钱　砂仁去壳，一钱

上为细末，醋调米糊丸，绿豆大，每服四十丸，姜汤下。

连麝丸

治疳气羸瘦出白虫。

胡黄连　白芜荑仁各一两五钱　黄连　木香各五钱　辰砂另研　麝香另研，各一钱

上为细末，面糊丸，绿豆大，米饮下五七丸至十丸。三五岁以上者，十五丸至二十丸。

榆仁丸

治疳热瘦悴有虫。

榆仁去皮　黄连等分

上为细末，用猪胆七个破开取汁，和药，碗盛甑上蒸九次，每日一次，日数已足，研麝香五分，蒸饼为丸，绿豆大，每服五七丸至一二十丸，米饮下。

治虫三方①

一方：虫动痛极不可忍，用干漆五钱，槟榔一枚，俱生研为末，窑土一块，再煅细研，三件等分和匀，空心热酒调服，

① 治虫三方：据目录补。

良久取下虫立愈。

一方：治虫痛，干漆一两捣碎，炒令烟尽出火毒，用新汲水入生麻油，空心调下。

一方：治蛲虫咬下部，脱肛而痒，取扁竹叶一握，水一升煮汁五合，空心服之，虫即下。用汁煮粥，常吃亦佳。

喘第一百十附肺中风不语

小儿嗽而兼喘，宜辩虚实，若至相反，则祸不旋踵。盖肺虚而喘，其气必少，宜补也，用益黄散、补肺散；肺实而喘，其气必盛，宜泻也，用泻白散。痰涌而喘，宜吐也，重则用瓜蒂散，轻则用苦参、赤小豆、虾汁之类，吐后即补，此补泻之常法也。至于因暴惊触心而喘者，宜雄朱化痰定喘丸，佐以天麻定喘饮；有因寒伤肺气而喘者，宜小青龙汤；有因风邪伤肺而喘者，宜三拗汤加减之；有因食咸酸伤肺，痰滞而喘者，宜嚼以生豆腐；有因膏粱积热，薰蒸清道而喘者，宜清凉饮子。但喘与气急相似，喘则欲言不能，隘于胸臆，气急则息短，心神迷闷，轻重自殊也。虽喘而气实宜泻，亦宜斟酌用药。

昔钱仲阳医东都张氏孙，肺热咳嗽，喘急闷乱，饮水不止，全不能食，法固当泻也，仲阳先用使君子丸、益黄散，服过二日，病者索食方用泻白散而愈。盖病虽肺实，因脾虚全不能食，故先补其脾，后泻其肺，苟不知此理，虚虚之祸，不至于危殆者鲜矣。且喘证因真气虚而邪气实者为多，若已喘则散邪为主，未喘又当以补脾为主。若概攻其邪则愈损真气，径补其肺则益助其邪，故补泻之当斟酌也。

若喉中之声如拽锯者，则谓之哮喘，宜用万金丹、丹砂丸或梅花饮，兼用半夏丸，又不与喘证同治也。[批]哮喘。

又有相似之证，先起于咳嗽，而后至于喘，面色青黄，目虽认人，口不能语，缘风邪入于肺脏之络，谓之肺中风，不识此证，杀人多矣，宜以陈皮、桑白皮、瞿粟壳煎汤化百部丸，连进二服，兼灸肺俞立愈。黄帝曰：乳子中风热，喘鸣肩息者，脉何如？岐伯曰：喘鸣肩息者，脉实大也。缓则生，实则死。

[批] 肺中风。

雄朱化痰定喘丸

治因惊发喘，逆触心肺，暴急张口，虚烦神困。

雄黄　朱砂各一钱，研　蝉蜕　全蝎少许　白僵蚕　天南星　白附子炮，各二钱　轻粉五分

上为末，糊丸麻子大，每服数丸，茶清送下。

天麻定喘饮

治喘嗽惊风。

天麻　防风　羌活　甘草　人参　桔梗　白术　川芎　半夏曲等分

上每服二钱，水煎。

小青龙汤

麻黄去节煮，去沫　白芍药　干姜炮，各一钱　甘草　细辛各七分　五味子　半夏　桂枝各五分

上水煎。

三拗汤

治感冒风邪，鼻塞声重，语音不出；或伤风寒，头疼目眩，四肢拘倦，咳嗽多痰，胸满气短。

麻黄不去节　杏仁不去皮尖　甘草生，各等分

上每服二三钱，水煎。

万金丹

治大人、小儿疟疾，并痰涎哮喘。

择圆黑豆四十九粒，五月初四日水浸至初五日午时，去皮研极细，又用信一钱，研细拌匀，作丸梧子大。哮喘者，冷茶吞一丸；疟疾者，井水吞一丸，忌热物荤腥一日。

丹霜丸

治小儿哮喘。

黄丹　砒霜等分

上各姜制为末，枣肉丸，麻子大，每服三丸，临卧冷茶下。

梅花饮

治五脏积热，喉中有痰，面色赤白，鼻流清涕，气逆喘急，目赤咳嗽，或因惊夜啼。

硼砂　马牙硝　片脑　人参各一两　甘草五钱　芒硝　辰砂麝香各一钱

上各另为末，磁器收贮，每服半匙，麦门冬汤调服。气急喘嗽，桑白皮汤下；常服，薄荷汤下。

半夏丸

治肺气不调，咳嗽喘满，痰涎壅塞，心下坚满，及风痰呕吐恶心，涕唾稠粘。

白矾一两五钱，焙　半夏三两，汤泡七次，姜汁制一宿

上为末，生姜汁为丸，绿豆大，每服十丸，姜汤下。

补肺汤 即阿胶散

益黄散

泻白散

百部丸

方俱见保婴条。

使君子丸

瓜蒂散

方见食积条。

清凉饮子

方见初生条。

胆星天竺丸 [批] 杂方

治小儿痰涎上壅,喘嗽不休。

胆星一两　半夏制　白附子汤泡,去皮脐,各五钱　天竺黄三钱
天麻　防风各二钱　辰砂一钱,另研水飞

上为末,甘草汤为丸,芡实大,每服一丸,薄荷淡姜汤下。

咳嗽第一百十一

小儿咳嗽,非风邪外伤则郁热内蕴,治者务宜审其因也。

钱仲阳曰:嗽者,肺感微寒,八九月肺气大旺,病嗽者,其病必实,面赤痰盛身热,以葶苈丸下之,若久嗽则不可下。十一二月嗽者,伤风也,风从肺俞穴而入,以麻黄汤汗之。有热证而面赤饮水,咽喉不利者,甘桔汤治之。若五七日之间,身热痰盛,涕唾稠粘者,褊银丸下之。若肺盛则咳而后喘,面肿欲饮水者,亦有不饮水者,但身热,以泻白散泻之。若伤于寒而咳嗽,五七日无热证而但嗽者,亦葶苈丸主之,后用化痰药。咳而哽气,喉中有声,或嗽久失亡津液而致肺虚,宜补以阿胶散。痰盛者,先实脾土,而后以褊银丸下之,涎退即补肺。若咳嗽喘逆,身热鼻干燥者,是热入肺经也,谓之客热,必呷

呀有声，宜黄芪汤。若喘嗽面肿吐食，皆当先以益黄散补之。面白脱色，气少不语，喉中有声，唾痰清利者，阿胶散补之。亡津液者，白术散主之。咳而吐青绿水者，百祥丸下之。嗽而吐痰涎乳食者，白饼子下之。嗽而咯脓血者，甘桔汤主之，张洁古用清肺散治之。嗽而痰实面赤饮水者，褊银丸下之。虽涎上而喘，已属肺虚，甚至吐涎则愈虚矣，若拘于补肺，则惊搐之证，所不能免，故钱仲阳先下以褊银丸，而后治以补肺散，此又治嗽之轻重先后也。然不外乎盛则下、久则补之法，而秋冬多实、春夏多虚，又不可不知也，此皆钱仲阳之论，大概尽矣。

　　薛立斋复申明其法云：风邪外伤者，用麻黄汤发表；郁热内蕴者，用葶苈丸疏导。鼻流清涕，头痛身重者，用参苏饮微表，更用四君子以固肺气。心火刑金者，用人参平肺散，兼用地黄丸以滋肾水。嗽而吐青绿水者，用六君子汤加柴胡、桔梗平肺补脾；嗽而吐痰乳者，用六君子汤加桔梗补土生金；嗽而吐脓血者，用桔梗汤排脓理肺；嗽而两胁痛，肝火侮肺也，用小柴胡汤；嗽而呕苦水，胆汁溢上也，用黄芩半夏生姜汤；嗽而喉中多梗，心火刑肺金也，用甘桔汤；嗽而下气，小肠失约也，用芍药甘草汤；嗽而喘急，风邪伤肺也，用麻黄汤；嗽而呕长虫，胃气虚也，用乌梅丸；嗽而痰涎壅盛，风伤脾也，用升麻汤；嗽而遗屎，大肠气虚也，用赤石脂禹余粮汤，不止用猪苓汤；嗽而遗尿，膀胱气虚也，用茯苓甘草汤；嗽而腰背痛，痛甚则咳涎，风邪伤肾也，用麻黄附子细辛汤；嗽而腹满面肿不食，脾气虚逆也，用五味异功散。

　　丹溪云：上半日嗽者，胃中有火也；黄昏嗽者，脾肺气虚也；午后嗽者，肾中阴火也，以此而消息之，病机始得矣。大抵治嗽之法，风邪外伤者，法当表散，随宜补实腠理。苟非邪传于内及胃有实热者，必不可轻用下药也。其百日之内小儿嗽者，名曰乳嗽，甚难调理，宜天麻丸。若气粗痰盛，口疮眼热，先宜用比金丸。呕吐惊悸，困倦自汗者，用补肺散。因惊而嗽者，用琥珀散。脾胃内热者，用抱龙丸。风邪外感者，用惺惺散，又不可以一例拘也。

麻黄汤

治伤风发热无汗，咳嗽喘恶，若自汗者不宜服。

麻黄去节水煮，去沫，五分　肉桂三分　甘草一分五厘　杏仁一粒，去皮尖，麸炒黄，研膏

上水煎服，汗出为度。

甘桔汤

甘草　桔梗等分

上水煎。

褊银丸

治风涎膈热及乳食不消，腹胀喘促。但巴豆等药俱属峻厉，非有真知灼见，不教妄用。

巴豆　水银各五钱　好墨八钱，火烧醋淬，研　黑铅二钱五分　麝香五分，另研

上铅与水银炒成砂，与三味共为末，陈米粥丸，绿豆大，每服二三丸，薄荷汤送下。

黄芪汤

治小儿咳嗽喘逆，身热鼻干燥，乃热入肺经也，是为客热，必呷呀有声。

黄芪二两　人参二钱五分　地骨皮五钱　桑白皮三钱　甘草二

钱五分

上水煎，放温，频频服。

参苏饮

方见保婴条。

小柴胡汤

柴胡二钱　黄芩炒，一钱五分　人参　半夏各七分　甘草炙，五分

上姜水煎。

黄芩半夏生姜汤

三味等分

上水煎。

芍药甘草汤

白芍药一两　甘草二钱五分

上每服三钱，水煎。

乌梅丸

乌梅二十个，去核　细辛　人参各一钱　干姜　黄连　当归各二钱　桂枝　黄柏各一钱五分　川椒去目，一钱

上以乌梅肉酒浸一宿，蒸捣成膏，各药为末共和匀，加蜜，杵二三千下，丸梧子大，每服十丸，白汤下。

升麻汤

治小儿中风头痛，增①寒壮热，肢体痛，鼻干不得眠，兼治疮痘，已发未发皆可服。

---

① 增：通"憎"。《墨子·非命下》曰："我闻有夏人矫天命，于下帝式是增，用爽厥师。"孙诒让闲话引江声云："式，用也，增当读为憎。"

升麻　甘草　白芍药　干葛等分

上为末，每服一钱，水煎。

赤石脂禹余粮汤

赤石脂五钱　禹余粮四钱

上水煎。

猪苓汤

猪苓　白茯苓　阿胶　滑石　泽泻各一钱

上水煎。

茯苓甘草汤

治膀胱咳嗽而遗溺。

白茯苓二钱　桂枝二钱五分　甘草一钱五分

上每服二钱，姜枣水煎。

麻黄附子细辛汤

麻黄去节煮，去沫　细辛　附子炮，去皮，各等分

上水煎。

天麻丸

治小儿未满百日，咳嗽不止。

天麻　蝉蜕　白僵蚕　人参　川芎　甘草　辰砂　天竺黄
各二钱　胆星　白附子　砒　雄黄各一钱　金箔五片　硼砂五分

上为末，蜜丸芡实大，金箔为衣，每服一丸，薄荷汤下。
但此方金石大毒，用者宜慎。

葶苈丸

泻白散

阿胶散

白术散

四君子散

人参平肺散

地黄丸

六君子汤

异功散

抱龙丸

惺惺散

方俱见保婴条。

百祥丸

方见痘疮方。

白饼子

方见食积条。

比金丸

琥珀散

方俱见五痫条。

人参荆芥散

治身热痰嗽，胸膈不利，宜下痰去热。

人参五钱　荆芥穗一两　大黄二钱

上为细末，水煎，调槟榔、木香细末五分，轻粉一字，乳后服。如身热潮热，宜服清凉饮子去大黄。三服之后，一二日却入大黄，服之疏利即愈。

紫苏子散

小儿咳逆上气因乳哺无度，内挟风冷，伤于肺气，或啼气未定与乳饮之，与气相逆，气不得下。

紫苏子　诃子肉　杏仁去皮尖，炒　萝卜子　木香　人参各三分　青皮　甘草各一分五厘

上姜水煎。

胜金散

小儿咳嗽。

蜂房洗去泥粪烧灰，每服一字，饭饮下。

涂唇膏

治襁褓小儿咳嗽吐乳，久不愈。

石燕为末，每用一捻，蜜少许，涂唇上，一日三五次。

地黄散

治身热口干，咳嗽心烦。

生地黄五钱　麦门冬七钱　杏仁炮，去皮尖　款冬花　陈皮各三钱　甘草炙，二钱五分

上为末，每服二三钱，水煎。

五物人参饮

治壮热咳嗽，心腹胀满。

人参　甘草各五钱　麦门冬　生地黄各一两五钱　茅根半握

上每服二三钱，水煎。

白附丸 [批] 杂方

通治小儿咳嗽有痰，感冒发热，吐泻，心神不安，神效。

南星二两　半夏　白附子　白矾各一两

上为细末，姜汁糊丸，梧子大，一岁儿服八丸，薄荷汤化下。其南星、半夏用冬藏雪水，六月初六日浸透晒干九次，方妙。

咳血一方①

一丹溪治小儿咳血，黑豆、甘草、陈皮煎服。

五痫第一百十二

孕妇若遇惊恐，则必内应于胎。一月足厥阴脉养，惊则肝受病；二月足少阳脉养，惊则胆受病；三月手少阴脉养，惊则心受病；四月名为离经；五月足太阴脉养，惊则脾受病；六月足阳明脉养，惊则胃受病；七月手太阴脉养，惊则肺受病；八月手阳明脉养，惊则大肠受病；九月足少阴脉养，惊则肾受病，母之所受，因贻于儿，痫病之所以作也。

心之痫，面赤口张，目瞪吐舌，心烦惊悸，摇头马嘶，宜镇心丸。属血虚者，宜养心汤。发热饮冷为实热，用虎睛丸；发热饮汤为虚热，用妙香散。肝之痫，面青上窜，摇头而惊，手足拳挛，抽掣反折，作鸡鸣状，宜散风丹，虚证用地黄丸。抽搐有力为实邪，用柴胡清肝散；大便不通泻青丸。脾之痫，面黄直视，腹满自利，吐舌羊叫，宜妙圣丹、异功散。若面青泻利，饮食少思，用六君子汤加木香、柴胡。肺之痫，面白反视，惊掣腹胀，吐沫牛吼，宜天星丸，属气虚用补肺散。面色痿黄者，土不能生金，用异功散；面色赤者，阴火上冲于肺也，用地黄丸。肾之痫，面黑直视，口吐清沫，如尸不动，口作猪叫，宜肾痫汤。肾无泻法，故径从虚治之，虚者用地黄丸、紫

---

① 咳血一方：据目录补。

河车丸。此五痫之病态治法也。

大概则血滞心窍，邪气在心，积惊成痫，惟通行心经，调和血脉，顺气豁痰，乃其要也。假令小儿有热有痰，不欲乳哺，眠睡不安，常常惊悸，此即发痫之渐，宜以紫霜丸导之。若每常量与紫霜丸，亦可减其盛气，可无惊风、痫钓之患也。丹溪治法，则祛痰顺气，清火平肝，而用黄连、瓜蒌、南星、半夏之类，寻火寻痰，分多分少治之。有热者，以凉药清其心；有痰者，必用吐法，吐后用东垣安神丸及平肺之药如青黛、柴胡、川芎之类是也。

然小儿血气未敛，气骨不聚，为风邪所伤者，名风痫，此因将养失宜，血气不和，或厚衣汗出，腠理开舒，风邪入之，其病在肝，故目青、面红、发搐，其指若数物之状，有热生痰，宜先疏风，然后清痰散热，安神定搐，宜散风丹、驱风膏、大青膏、琥珀散。有热者，四顺饮，热退后与利惊丸下其痰涎。

因惊者名惊痫，此因血气盛实，脏腑生热，或惊怖大啼，精神损伤，外邪入之，其病在心，故精神恍惚，啼叫发搐，宜先治惊，然后清三焦，去热化痰，宜紫石散或定魄丸、琥珀散、红龙散、镇心丸。有热者，四顺饮、利惊丸下之。

因食者名食痫，此因乳食时遇惊停滞，其病在脾，或大便酸臭，先寒后热，宜先消积，以紫丸子下之，然后治痫。

又有痰火作痫者，名痰痫，宜吐痰泻火安惊，用紫霜丸，以蝎稍煎汤下之，或醒脾散为丸服。

治痫通用则猪心丸、竹沥丸、三痫丸选用。痫后瘖不能言者，用南星以湿纸裹，煨香为末，每一字，以雄猪胆汁调服。痫愈后复作者，断痫丹；久痫气血不足者，活虎丹。丹溪心法所载五痫丸、控涎丸、郁金丹、六珍丹、龙脑安神丸，与夫五色丸，皆因病殊治之方，临证者宜审而用之。大要以补元气为主，兼以治痫之剂可也，故薛立斋每用紫河车得效。若泛行克伐，复伤元气，则必不时举发，未有不至于危且死也。

然痫之方作也，耳后高骨间必有青纹，纷纷如线，急宜抓破，须令血出啼叫，乃得气通，疾亦可愈。其致痫之由，亦有因乳哺失节，或外物所触，或晒衣不收，夜为雌鸟落羽所污而成者。又惟胎内受惊，乳哺失节为多也，胎受惊之痫，不易调治，故丹溪治陈氏八岁女痫病，遇阴雨、遇惊则发，与烧丹丸，继以四物汤入黄连，病人又自甘淡味，至半年而安。然病家求速愈者比比，宁肯耐烦若是乎。患此者若至目直无声，目睛不转，眼生白障，眼慢唇黑，瞳人①瞬动，目间青黑，面青指黑，口出涎沫，状如白脓，口禁肚胀不乳，喉如牵锯，多睡不乳，身热下血不乳，身体痿软不醒，腹内虚鸣，唇逆而痛，吐利不止，汗出壮热不止，卧久不寝，身体反张，大人脊下容一手，小儿脊下容一指者，俱为不治。然痫、痉颇相似，而身软时醒者为痫；身强直，反张如弓，不时醒，则谓之痉也，十无一生，所以脊下容手、容指不治，盖亦近于痉矣。

镇心丸

治心痫。

远志　雄黄　铁粉　琥珀各二钱　辰砂一钱

上为末，枣肉丸，黄豆大，金银箔二十片为衣，每服一丸，麦门冬煎汤化下。

---

① 人：通"仁"。《吕氏春秋·举难》："故君子责人则以仁，自责则以义。"俞樾平议："下人字当读作仁。责人则以仁，与下文自责则以义正相对。"

养心汤

治心血虚怯惊痫，或惊悸怔忡，盗汗无寐，发热烦躁。

黄芪　白茯苓　茯神　半夏曲　当归　川芎　辣桂　柏子仁　酸枣仁　五味子　人参各三钱　甘草炒，四钱

上每服一二钱，姜枣水煎。

虎睛丸

治惊痫邪气入心。

虎睛细研　远志姜汁浸　犀角锉屑　大黄湿纸裹煨　石菖蒲　麦门冬各等分　蛜螂去足翅，炒，三枚

上为末，米糊丸，梧子大，每服一二丸，竹叶或金银或薄荷煎汤下。

妙香散

治心气不足惊痫或精神恍惚，虚烦少寐，盗汗等证。

辰砂三钱　麝香一钱　白茯苓　干山药　木香煨，二钱五分　远志　黄芪炒，各一两　茯神　甘草炒　人参各五钱　桔梗五钱①

上各另为末，每服一钱，温酒或白汤调服。

散风丹

治肝痫。

胆星二钱　羌活　独活　防风　天麻　人参　荆芥　川芎　细辛　柴胡各一钱

上为末，蜜丸梧子大，每服二丸，儿大量加，紫苏汤下。

妙圣散

治食痫因惊而停食，吐乳寒热，大便酸臭是也。

---

① 五钱：原脱，据《太平惠民和剂局方》卷五之"妙香散"补。

代赭石火煅，醋淬　杏仁微炒，去皮尖，各二钱　雄黄　蝎稍

朱砂各一钱　轻粉　麝香各一字　巴豆二粒，去心油

　　上为末，枣肉丸，梧子大，每服一二丸，木贼草煎汤下。

天星丸

治肺痫。

胆星　全蝎　蝉蜕各二钱五分　防风　白附子　天麻　僵①

蚕各一钱五分　麝香五分

　　上为末，枣肉丸，绿豆大，每用三丸，荆芥、生姜煎汤下。

肾痫汤

治肾痫。

独活　麻黄　川芎　大黄　甘草各六分

　　上姜水煎。

安神丸

辰砂四钱　黄连五钱　炙甘草二钱五分

　　上为细末，汤浸蒸饼为丸，黍米大，每服十丸，食后津唾
慢慢咽下。

驱风膏

治肝痫。

辰砂　蝎尾　当归　川芎　山栀子　龙胆草　防风　甘草

大黄　羌活各一钱

　　上为末，入麝香一字，炼黑糖丸如芡实大，三岁一丸，薄
荷竹叶蜜汤化下。

---

① 僵：原脱，据《医学入门》卷五之"天星丸"补。

琥珀丸

治肝痫。

辰砂一钱五分　琥珀　牛黄　僵蚕炒，去丝嘴　南星水浸　白附子　代赭石　天麻　乳香　蝉壳各一钱　麝香　片脑各一字

上为末，三岁者服半字，薄荷汤调下。慢惊加附子。

紫石散

治大人风引，小儿惊痫瘛疭，一日数十发者，累效。

紫石英　滑石　赤石脂　凝水石　白石脂　石膏各六两　甘草　桂心　牡蛎各五两　大黄　龙骨　干姜各四两

上为粗末，盛以苇囊，悬于高梁处，欲用取一二撮，水煎服。未百日小儿服一二口，或只以绵渍药汁，令儿吮之。口热多者，连用四五服。

柴胡清肝散

方见察色条。

地黄丸

泻青丸

异功散

六君子汤

大青膏

利惊丸

方俱见保婴条。

定魄丸

方见急惊条。

紫霜丸

方见变蒸条。

四顺饮

方见初生条。

醒脾散

方见慢脾条。

猪心丸

治五痫及心风血迷，神效。

用雄猪心一个，取管头血三条，和甘遂末一钱拌匀得中，将猪心剖作三片，入甘遂于内，用线缚定，外以湿纸及荷叶包裹，慢火煨熟，不可过度。取出甘遂入朱砂五分同研，分作四丸，先用一丸以煨猪心煎汤化下，三丸别用猪心煎汤下。轻者只守本方，重者加苏合香丸一粒。服过半日腹中不动，又进一服，如大便已下恶物，即止后丸，便用补助脾胃之药。

竹沥丸

治诸痫。

白术蜜炒　厚朴　甘草水煮，各二钱五分　全蝎七个，每个用薄荷叶包裹，汤泡一时，炙黄　附子　犀角各一钱

上为末，竹沥丸，如黄豆大，每服一丸，以金银、薄荷煎汤化下。

三痫丸

治小儿一百二十种惊痫。

荆芥穗三两　白矾生五钱　枯五钱

上为末，面糊为丸，黍米大，朱砂为衣，每服二十丸，姜

汤下。

断痫丹

痫证瘥后，病变不一。

黄芪蜜炙　钓藤钩　细辛　甘草炙，各五钱　蛇蜕三寸，酒炙
蝉蜕去土，四个　牛黄一字，另研

上为末，煮枣肉为丸，麻子大，每服五七丸，人参汤下。

活虎膏

年久惊痫癫狂，此药能补心神、养气血，心血足则病自
瘥矣。

蝎虎褐色者取一个，剪去四足，连血细研，入朱砂、片脑、
麝各少许研匀。先用礞石丸控下痰涎，次用薄荷煎汤调蝎虎作
一服化下，继服二陈汤。虽病数年者，亦有奇效。盖痫疾因心
血虚所致，生蝎虎能管收其血也。

五痫丸

癫痫发作，不问新久，益宜服之。

全蝎去毒炒，二钱　皂角四两，槌碎，水一碗浸，汁与白矾一同熬干
半夏二两　南星炮　乌蛇酒浸一夜，去皮，焙干　白矾各一两　白附
子炮，五钱　雄黄一钱五分，另研　蜈蚣半条，去头足　朱砂二钱五分，
另研　麝香三钱，另研　白僵蚕一两五钱，炒去丝

上为末，姜汁煮面糊为丸，如桐子大，每服三十丸，姜汤
送下。

控涎丹

诸痫久不愈，乃顽涎结聚，变生诸证，并皆治之。

川乌生　半夏各五钱　僵蚕生姜汁浸一宿，五钱　全蝎七个，去毒
铁粉三钱　甘遂二钱五分

上为末，生姜自然汁调糊，丸绿豆大，朱砂为衣，每服十五丸，姜汤下，忌甘草。

郁金丹

治痫疾。

川芎二两　防风　郁金　猪牙皂角　明矾各一两　蜈蚣黄足、赤足各一条

上为细末，蒸饼丸，梧子大，空心茶清下十五丸。

六珍丹

治风痫卒然晕倒，引气抽掣，作五兽声，继吐涎沫者，立效。

透明雄黄　叶子雄黄　未钻珍珠各一两　丹砂五钱　水银一两五钱　黑铅一两，与水银炒成砂

上为末研极细，蜜和，杵二三万下，丸如梧子大，每服五丸，姜枣汤下。

龙脑安神丸

男子、妇人五种癫痫，无问远近，此方立效。

白茯苓三两　人参　地骨皮　甘草各四两　麦门冬二两　龙脑另研　麝香　牛黄各五钱　朱砂　牙硝各三钱　桑白皮　明犀末各一两　金箔十五片

上为末，炼蜜丸，弹子大，冬月温水，夏月凉水，各化下。

五色丸

治五痫。

朱砂　珍珠各五钱　水银　雄黄各一两　黑铅三两，同水银炒成砂

上为末，蜜丸麻子大，每服三四丸，煎金银薄荷汤下。

蛇黄丸

治惊痫因震骇恐怖，叫号恍惚。

蛇黄真者三个，火煅醋淬　郁金七分，一处为末　麝香一字，另入

上为末，饭丸梧子大，每服一二丸，煎金银磨刀水下。

牛黄丸

治风痫因汗出解脱，风邪乘虚而袭，迷闷抽掣涎潮，屈指如记数者，是也。

胆星　全蝎焙　蝉蜕各二钱五分　防风　白附子生　天麻　僵蚕　麝香半字

上为末，枣肉为丸，水银五分，研细入药，丸绿豆大，每服一二丸，荆芥生姜汤下。

又牛黄丸

治五痫及因惊中风、天吊、客忤，潮涎灌壅。

白花蛇酒浸，取肉　白附子　全蝎　川乌重五钱一枚，生用　天麻　薄荷叶　脑子另研，各五钱　雄黄五两　辰砂　牛黄各三钱　麝香一钱

上各另研细和匀，以麻黄去根二两，酒一升煮至一盏，去麻黄，用酒熬药得所，勿至焦赤，众手疾丸，如芡实大，密器盛之，一丸作五次以金银煎薄荷汤磨化，大能发散惊邪。

蜂窝丸

治五痫神效。

露蜂房焙　石绿各一两　桂心　远志　人参各五钱　朱砂一钱

上为末，粥丸梧子大，每服二三十丸，白汤下。

消风丸

治风痫先宜此药。

南星二钱　羌活　独活　防风　天麻　人参　荆芥　川芎
细辛各一钱

上为末，蜜丸梧子大，每服二丸，薄荷紫苏汤调化下。

雌黄丸

治癫痫搐搦，恶声嚼舌。

雌黄　黄丹微炒，各五钱　麝香五分

上为末，用牛乳三合，熬膏杵丸麻子大，每服二三丸，温
熟水下。

比金丸

治惊痫，先宜用此。

人参　琥珀　白茯苓　远志姜制，取肉炒　朱砂　天麻　石
菖蒲细密者佳　川芎　南星　青黛各一钱　麝香一字

上为末，蜜丸梧子大，每服一二丸，金银薄荷汤下。

清神汤

治惊痫。

犀角镑　远志姜制，焙　白鲜皮　石菖蒲　人参　甘草炒，各
一钱五分

上为末，每服五七分，麦门冬煎汤调下。

朱砂滚涎散

治小儿五痫。

朱砂　白矾生用　赤石脂　硝石各等分

上为末，蒜为丸，绿豆大，每服三十丸，食后荆芥汤下。

烧丹丸

治胎惊成痫，一岁五丸，二岁十丸，取下恶物为度。

玄精石　轻粉各一钱　粉霜　硼砂各五分

上研匀，入寒食面一钱，滴水和成饼，再用面裹煨黄，取出去面再研细，滴水为丸，粟米大，温水送下。

痫迷嚼舌一方①

一痫迷而至嚼舌仰视，以牛黄豆许大一块，蜜水调服，愈。

五疳第一百十三 _{附虚羸}

凡婴儿乳食停滞，稍觉饱满内烦，虚者扶胃而兼消导，实者疏利而后和胃，脾家病去，诸脏皆平矣。若因循不治，积久成疳，或乳母喜怒房劳后即与儿乳，或粥饭肉食太早，或失乳专饲肉食，或溺爱过与肥甘，皆能成此。经曰：数食肥，令人内热；数食甘，令人中满。或伤寒病后久吐、久泻、久渴、痞积、痘疹杂证妄施吐下，内亡津液，或内热未甚，先用芦荟、胡黄连、龙胆草苦寒之剂，伤损胃腑，皆足以致疳。

钱仲阳曰：疳皆脾胃病，亡津液之所作也。因大病或吐泻后，医又以药吐下，致脾胃虚弱，亡失津液。

初病为肥热疳，病多在外，鼻下臭烂，或有疮久不结痂，渐远耳际生疮。[批] 肥热疳。

久病者为冷瘦疳，病多在内，目肿腹胀，利色无常，或下青白沫，渐至瘦削。[批] 冷瘦疳。

二证皆属于虚，虽曰热，乃虚中之热；虽曰冷，乃虚中之冷，故治热不可妄用寒凉，治冷不可峻用温补，总之以调补胃气为主。但凡肌肤黄瘦，目中隐涩或生白膜，口唇红赤，喜卧冷地，爱吃泥土，食不消化，腹中胀满，泻利无常，小便不清，肚大筋见，耳鼻生疮，头发作穗，脚弱项小，肌瘦饮水者，即

---

① 痫迷嚼舌一方：据目录补。

诸疳之候也。虽云心、肝、脾、肺、肾五疳及热冷之别，又有疳干、疳渴、疳劳、疳泻、疳痢之危证，蛔疳、脑疳、瘠疳、无辜疳、丁奚疳、哺露疳之死证，因证用药，虽有定方，察脉调治，贵在活泼。

如心经之疳，又名惊疳，由乳食不调，心脏受热所致也。盖其气血未定，乳哺有伤，壅滞不通，心神惊郁所致。其见证身体壮热，脸赤唇红，口舌蚀烂，胸膈烦闷，小便赤涩，五心皆热，盗汗发渴，啮齿惊悸，吐利无常，宜茯苓丸，又宜钱氏安神丸主之。轻者朱砂安神丸、大温惊丸。茅氏治法，先匀气散、醒脾散、朱砂膏、活脾散相夹调理，二三日渐次精爽，大解色黄，再以青金丹通积，复用匀气散、醒脾散补气，后常服朱砂膏、夹芦荟丸。[批] 心疳。

肝经之疳，又名风疳，多因胎风，更加乳食不调，肝脏受热，或乳母外感内伤，邪气未散，即以乳儿所致。其证鼻外生疮，眼目赤烂，肢体似癣，两耳前后、项侧缺盆、两腋结核；或小腹内股、玉茎、阴囊、睾丸肿溃，小便不调或出白津；或咬指甲，摇头侧目，白膜遮睛，羞明畏日，肚大筋出，口干下血；或雀目昏暗，遍体汗流，合面而卧，肉色青黄，发竖筋青，脑热羸瘦，宜天麻丸、生熟地黄汤、地黄丸、芦荟丸主之或黄连肥儿丸。若双目经月闭合者，名曰疳眼，用风疳丸。胁硬，眼角见黑气者难治。茅氏治法，先匀气散夹醒脾散及镇心丸，病退食进，以青金丹通积。眼多白膜者，因肝被虚涎所裹也，通下虚涎则积尽，再用匀气散、醒脾散使脏腑调和，而后常服镇心丸夹芦荟丸、牛黄膏。[批] 肝疳。

脾经之疳，又名食疳，由于叠伤乳食，脾气虚弱，或乳母恣食生冷油腻，醉饱后即乳儿，久而变为乳癖，腹胁结块，亦称奶疳。外证面黄身热，肚大脚弱，中满吐逆，乏力啼叫，头不生发或生疮痂或发成穗；或人中、口吻赤烂，腹痛吐逆，胸膈壅闷，乳食不化，口干常吐，泻下酸臭，小便白浊；或合目昏睡，喜暗憎明，恶闻木声，用肥儿丸主之，或加莪术、青皮、陈皮，或灵脂丸。面黄腹大，好食泥土，钱氏益黄散；肚大有青筋见者，小胡连丸。茅氏治法，先匀气散、醒脾散调理二三日，粪色已黄，以槟榔散先下虫尽；再用匀气散、调中饮夹醒脾散调理二日。又用青金丹取疳积，再用匀气散调补，后常服芦荟丸、健脾散。[批] 脾疳。

　　肺经之疳，又名气疳，因伤寒伤风，汗后劳复，更加乳食不调，壅热伤肺，肺主乎气，通乎鼻，其气不和则风湿乘虚，客于皮毛，入于血脉，故鼻下两旁，生疮赤痒，又名鼻疳。咽喉不利，颈肿齿痛，咳嗽寒热，皮肤皱错，欠伸少气，鼻痒衄血，目黄口臭咬牙，腹中气胀，小便频数，用清肺饮主之。若鼻流臭涕，内生息肉，涕所流处随即成疮，名曰疳䘌，宜先服清肺汤，次服化䘌丸，其鼻常用熊胆泡汤，小笔蘸洗。俟前药各进数服，用青黛、当归、赤小豆、瓜蒂、地榆、黄连、芦荟各等分，雄黄少许为末，入鼻敛疮。若至疳哑不能发声，用黄连肥儿丸十五粒，苏合香丸一粒，朱砂、五灵脂各少许为末，菖蒲煎汤乘热调服。茅氏治法，先以调中饮夹醒脾散、雌黄丸、龙涎膏调理二三日渐退，而后以青金丹通积，匀气散补气，后常服芦荟丸、调中饮。钱仲阳云：口鼻生疮当补脾肺，主于益黄散。[批] 肺疳。

　　肾经之疳，又名急疳，言五疳惟肾为最急也。多因痘后余毒未尽，更加乳食不调，好食甜物，积滞于脾，而致蕴热上熏于口，齿焦黑烂，间出清血，血聚成脓，脓臭成虫，侵蚀口齿。

外证脑热吐痰，手足逆冷，寒热往来，滑泄肚痛，口臭干渴，爪黑面黧，泻利频并，谷道不合，肛坠不收，身耳生疮或耳中出水，或好吃自发，用地黄丸主之。甚则天柱骨倒，宜肾气丸。口齿之溃，延及腮颊，透孔穿穴，面色光浮，气喘热作，名曰走马疳，言为害之速也，宜芦荟丸主之，外敷烧盐散、铜青散。若经久不愈，传于唇之上下，乃成崩砂证，或齿落骨露，饮食减少，气促痰鸣则危矣。茅氏治法，先以沉香睡惊饮夹镇心丸、调中饮、龙涎膏、朱砂膏服二三日，待神思渐清，用青金丹通积，再用匀气散调补，后常服芦荟丸、金铃散、朱砂膏。[批] 肾疳。

以上五疳初发之时，人未瘦怯，但脸赤口臭，唇焦烦渴，潮热如火，大便秘涩，即前之所谓肥热疳也，宜胡黄连丸主之，或黄连丸。[批] 热疳治法。

病久目肿，面黧体瘦，烦渴多汗，腹胀滑泻无常，或青或白，或如垢腻，即前之所谓瘦冷疳也，宜至圣丸或木香丸主之。有好卧冷地，烦躁啼叫，证似热疳，而大便滑泻，亦宜用木香丸。[批] 冷疳治法。

冷热疳相兼者，非新非久，不内外因，宜消积和胃，滋血调气，淡薄饮食，久则自然见效，宜通神丸、如圣丸主之。若有耳鼻疮，俱敷兰香散，诸疮敷白粉散。此五疳之证，分久近而为冷热也。[批] 冷热疳治法。

危证有六：

一曰疳干，乃五脏不平之候也。心疳舌干多啼；肝疳干啼眼珠不转；脾疳搭口痴眼，口干作渴；肺疳声焦皮燥，大便干结；肾疳身热肢冷，小便干涩，古方通用连胆丸。如五疳俱见，皮肤上起如粟米，色斑黑者死。[批] 疳干。

二曰疳渴，乃脏中夙有疳气，乳母恣食五辛及炙煿酒面，以致儿心肺壅热，日则烦渴引饮，乳食不通，夜则渴止，宜连胆丸。如饮水不止，舌黑者死。[批] 疳渴。

三曰疳劳，五心潮热，盗汗咳嗽泄泻，肚硬如石，面色如银，断不可治，宜黄芪汤、鳖血煎主之。古方用八物汤去白术，加黄芪、柴胡、陈皮、半夏、使君子、虾蟆灰、鳖甲各等分，姜枣煎服，连胆丸或香连猪肚丸加虾蟆灰救之。气促者，即死。[批] 疳劳。

四曰疳泻，毛干唇白，额上青纹，肚胀肠鸣，泄下槽粕，忌用热药，宜香蔻丸。如滑泄、脱肛、呃逆者，死速。[批] 疳泻。

五曰疳痢，见有疳疾，复至下利五色，里急后重，宜香砂丸。如人中平满者，死。[批] 疳痢。

六曰疳肿，虚中有积，积毒与脾气相搏，故肚腹紧张，头面手足浮肿，宜退黄丸、肥儿丸。胀甚者，褐丸子。腹皮紧者，大异香散加五灵脂为末，紫苏煎汤下，仍少吞紫霜丸。[批] 疳肿。

死证有六：

一曰蛔疳，由乳哺不调，食肉太早，停畜甜腻，化为蛔虫。其证皱眉多啼，呕吐清沫，腹痛唇紫，肚大筋出，肠头及齿俱痒，蛔从口鼻出者难治。凡疳积既久，莫不有虫，形状不一，黄白赤者可治，青黑者死。[批] 蛔疳。

二曰脑疳，因胎中素挟风邪，生下乳食越常，或临产又犯房事，以致满头饼疮，脑热如火，发结作穗，腮肿囟高，遍身多汗，宜龙胆丸。或用鲫鱼胆滴入鼻中者，须连滴三五次方效。或用生附子去皮脐，天南星共为末，生姜自然汁调摊患处，次服防风丸并泻青丸亦可愈。[批] 脑疳。

三曰脊疳，虫蚀脊膂①，骨如锯齿，以手拍背，犹如鼓鸣，指背生疮，频咬爪甲，烦热黄瘦下利，宜芦荟丸。[批] 脊疳。

四曰无辜疳，脑项边有核，动软而不疼，核中有虫如米粉，不速治之则虫随热气流散脏腑，侵蚀脂膏，以致肢体痈疮，便利脓血，壮热羸瘦，头露骨高。初起即宜针破，以膏药贴之。此因晒衣檐下，至夜不收，为雌鸟落羽所污而致，极宜慎之，服蟾蜍丸为妙。[批] 无辜疳。

五曰丁奚疳，手足与项极小，其腹甚大，尻高肉削，脐突号哭胸陷，或生谷癥，爱吃生米。[批] 丁奚疳。

六曰哺露疳，虚热往来，头骨分开，翻食吐虫，烦渴呕哕。若骨瘦棱层，露形者死。[批] 哺露疳。

盖丁奚、哺露二疳皆因脾胃久虚，不能消化米谷，以致荣卫气弱，肌肉消烁，肾气不足，复为风冷所伤，形体瘦露；亦有胎中受毒，脏腑少血所致，皆无辜疳之种类也，甚属难治，俱宜十全丹、大芦荟丸主之。然疳疾日久，饮食素减，其体虚甚，诸候虽退而天柱无力，状若五软，宜用地黄丸及黄柏、龟板之类。或用真白僵蚕，炒去丝为末，每服五分或一钱，薄荷酒调下，一日三服。外用木鳖子三个，蓖麻子三十粒同研烂，每以一钱，津调烘热，贴之自愈。

大抵婴儿之疾，多有犯五疳者，药不瞑眩，疾不能瘳②，若过于攻击，岂弱质之所利。茅氏治法庶几合宜，故并其方亦录之，习儿医者其深玩焉。

---

① 脊膂（jǐ lǚ 几旅）：脊骨。
② 瘳：（chōu 抽）：病愈。

茯苓丸

治心疳。

赤茯苓　芦荟　琥珀　黄连　茯神各三钱　远志黑豆水煮,去骨　钓藤皮　虾蟆灰各二钱　石菖蒲一钱　麝香少许

上为末,粟米糊丸,麻子大,每服十丸,薄荷煎汤下。

大温惊丸

治心热烦啼、夜啼,常用安神定志去惊。如惊风已退,神志未定者,加琥珀、远志。

人参　白茯苓　白术　辰砂　麦门冬　木香　代赭石各五钱　甘草　酸枣仁各一两　僵蚕　桔梗尾各二钱五分　全蝎五个　金银箔各六片

上为末,蜜丸绿豆大,量儿大小服之。急惊潮热,薄荷竹茹汤;慢惊,冬瓜仁汤;夜啼,灶心土汤;搐搦,防风汤;伤风,荆芥汤;痘疹,蝉蜕汤,常服金银薄荷汤下。

茅氏匀气散

桔梗五两　甘草炙,二两　白姜二钱五分　缩砂仁　陈橘皮　茴香洗,各一钱

上为末,或五分或一钱,霜木瓜煎汤调服,紫苏盐汤亦得。实童多厚朴、苍术、良姜、桂、乌梅,名养脾汤。

茅氏醒脾散

木香　白术俱湿纸裹煨　人参　白茯苓　草果子　炙甘草　陈皮　厚朴硇砂水煮　紫苏子

上等分为末,每服一钱,水六分,姜一片,枣半个,煎四分,通口服。

茅氏朱砂膏

治惊热、惊积。

朱砂五钱　硼砂　马牙硝各三钱　真珠一钱　玄明粉二钱　脑麝各一字

上各研，拌久自成膏。如诸惊，黄豆大，金银薄荷汤化；潮热，甘草汤；狂躁恶叫，生地龙自然汁。月内儿，调涂乳头令吮。

茅氏活脾散

全蝎四个　朱砂一钱　白附子二钱　白僵蚕直者八条，麸炒

上为末，脑麝少许，金银薄荷汤下一字或五分。如呕，用楠木汤下。

茅氏青金丹

治诸积。

滑石　白丁香　天南星　青黛　轻粉　水银各二钱，焙化成砂
川巴豆七十二粒，不损者浸一宿，悬当风干

上为末，软饭丸，梧子大。伤寒后，取积，淡葱汤下；取疳虫，牛肉煮汁。惊风，肚中紧硬，面青黑，金银薄荷葱汤。肚中伤及肚皮热，肚胀夜热似疳，面青黄色，眼微黄，腹中有积，皂角子十四粒，灰内煨熟，水一盏煎半盏下。积泻，鱼鲊汤下；气积，炒茴香汤下。周岁十四丸，三岁十八丸，七岁二十四丸，年大量加，四更时服，天明积尽，依证药补，临吃先吐下些涎不妨。

茅氏芦荟丸

治一切疳。

黄连　木香　槟榔　丁香各五钱　腻粉一钱　芜荑二钱五分

青黛三钱，留一半衣　麝少许　芦荟①

上为末，猪胆五枚，巴豆二十粒，同入盏内，饭上蒸三五次，去巴豆，将胆拌药，丸如黍米大，每服十粒或十四粒，米饮下。

天麻丸

治肝疳、风疳、疳眼，又名风疳丸。

青黛　川黄连　天麻　五灵脂　夜明砂微炒　川芎　芦荟各二钱　龙胆草　防风　蝉蜕去足，各一钱五分　全蝎二钱　麝香少许　干蟾头炙焦，三钱

上为末，猪胆汁浸糕，丸麻子大，每服十丸，薄荷汤下。

生熟地黄汤

治小儿疳眼。

生干地黄　熟地黄各一钱　川芎　赤茯苓　枳壳制　杏仁水浸，去皮　川黄连　半夏曲　天麻　地骨皮　甘草炙，各二分

上加姜三片，黑豆十五粒，水煎，临睡服。

九味芦荟丸

治小儿疳气，腹胀骨热。

芦荟　木香　槟榔　虾蟆酒浸，炙黄去骨　黄连各一两　芜荑去皮　青皮　陈皮各五钱　巴豆三十一粒，去壳与油

上为末，猪胆汁丸，小豆大，三岁儿三十丸，米饮下。

黄连肥儿丸

治诸疳及疳眼。

黄连　神曲各一两　麦芽　使君子各五钱　芜荑　青皮各二钱

---

① 芦荟：剂量疑脱。

上为末，猪胆汁浸糕，丸麻子大，每服三十丸，米饮下。

茅氏镇心丸

治惊睡不稳，喉中涎声，梦中狂叫，精神烦闷。又兼醒脾，百日后睡不稳，常服半丸。

白附子二钱五分　白僵蚕面炒，五钱　朱砂飞，一钱五分，为衣　脑麝少许　金银箔各十片　牛黄五分

上为细末，面糊丸，芡实大，薄荷汤临卧服一丸或半丸。

肥儿丸

治诸疳多因缺乳吃食太早，或因病久脏腑虚而虫动，目渐羸瘦，肚大筋出，不能行立，发竖发热。

黄连　神曲各一两，炒　麦芽炒　肉豆蔻炮　使君子酒浸，去皮，各五钱　木香二钱五分　槟榔二个

上为末，面糊丸，麻子大，每服二十丸，米饮下。

灵脂丸

治脾疳、食疳。

白豆蔻　麦芽炒　五灵脂　砂仁　蓬莪煨　青皮　橘红　使君子焙，各二钱　虾蟆炙焦，三钱

上为末，米糊丸，麻子大，每服十丸，米汤下。

小胡连丸

治肚大青筋见者。

胡黄连五分，去果积　阿胶一钱五分，去肉积　神曲二钱，炒，去食积　黄连二钱，去热积　麝香一粒

上为末，猪胆汁为丸，黍米大，每服三十丸，白术汤下。

茅氏调中饮

肉豆蔻　白术炒　人参　陈皮去白　诃子炮　茴香　缩砂仁

甘草炙，各五钱　藿香　桂心　槟榔各三钱

上为末，每服五分或一钱，姜枣汤调服。

茅氏健脾散

白茯苓　人参各一两　厚朴姜炙，三两　苍术米泔浸一宿，四两　陈皮五两　甘草二两，各半生熟　草果去皮，二两

上为末，每服一钱，姜枣水煎服。

清肺汤

治不时咳嗽气逆，寒热唾红，泄泻多啼，抹鼻咬甲，与痨证相似。

黄芩　当归　麦门冬　连翘　防风　赤茯苓　桔梗　生地黄　紫苏　甘草　前胡各五分　桑白皮一钱

上水煎。

化䘌丸

治鼻下两旁疮痒不痛，或鼻流臭涕，内生息肉，涕所流处随即成疮，名曰疳䘌。

芜荑　芦荟　青黛　川芎　白芷　胡黄连　川黄连　虾蟆各等分

上为末，浸糕丸，如麻子大，每服二十丸，食后临卧杏仁煎汤下。

茅氏雌黄丸

雌黄　鸡内金　延胡索　半夏生

上等分为末，枣肉丸如米大，每服七丸，加至十丸，灯心汤下。

茅氏龙涎膏

阴林下大螺，去壳烂研入画粉①如螺大，脑少许，滴水丸梧子大，悬当风，愈久愈妙，枇杷叶炙去毛，浓煎汤，吞十丸或十四丸此必蜗牛也。

肾气丸

熟地黄四两，酒煮，杵膏　白茯苓三两　川牛膝　肉桂　泽泻　车前子　山茱萸　干山药　牡丹皮各一两　附子五钱

上为末，蜜丸梧子大，每服五十丸，淡盐汤下。

铜青散

治小儿走马疳及口内生疮，牙龈溃烂，齿黑欲脱，或出紫血。

白芷五钱　牙硝一钱　铜青一分　麝香一字

上为末，干敷口角及擦牙齿上，甚妙。

茅氏沉香睡惊饮

沉香　丁香各一分　槟榔　炙甘草各五钱　肉豆蔻一两

上为末，每服五分或一钱，枣子半个，水五分煎三分，通口服。

茅氏金铃散

治心痛。

金铃子炮去皮核　蓬莪茂炮，各一两　茴香　木香炮　京三棱炮，五钱

上为末，或一钱或五分，热酒调下。

---

① 画粉：白垩的别名。

胡黄连丸

治小儿热疳。

胡黄连　川黄连各五钱　朱砂一钱五分，另研　芦荟　青黛各二钱五分　虾蟆灰一钱　麝香少许

上各自为末，二连和朱砂入猪胆内系定，以竹棍一条虚悬于砂铫水中煮一饭时取出，拌芦荟等药研匀，入粳米饭，丸麻子大，每服十丸，米饮下。

黄连丸

治疳劳。

黄连五钱，胆汁浸晒　瓜蒌根　乌梅肉　杏仁浸去皮，焙　石连各二钱

上为末，牛胆汁浸糊为丸，麻子大，每服一二十丸，煎乌梅姜蜜汤下。

至圣丸

治疳病日久，日肿面鳖，体瘦烦渴，多汗腹胀，滑泻无常，或青或白，或如垢腻者，此名冷疳。

丁香　陈皮各一钱　木香　厚朴　使君子　青皮　肉豆蔻各二钱

上为末，神曲糊丸，麻子大，每用七丸，米饮送下。若果证对，其效如神。

木香丸

治冷疳。

木香　青黛　槟榔　肉豆蔻　麝香各一钱五分　续随子一两，去油　虾蟆三只，烧存性

上为末，蜜丸绿豆大，每服三五丸，煎薄荷汤下。内槟榔、

续随子导损真阴，克伐阳气，用宜审之。

通圣丸

治冷热疳。

胡黄连　川黄连各二钱　木香　芜荑炒　丁香　肉豆蔻生用
使君子焙肉，各一钱　大虾蟆一只，锉碎，水煮烂研膏

上为末，虾蟆膏和丸，麻子大，每服十丸，米饮下。

如圣丸

治冷热疳泻。

使君子取肉，一两　胡黄连　川黄连　白芜荑炒，各二两五钱
麝香五分，另研　干虾蟆五只，酒煮，杵膏

上为末，以虾蟆杵膏，丸麻子大，每服一二十丸，人参汤
下。此药清热治疳，当佐以六君子汤。

兰香散

治鼻疳赤烂。

兰香叶二钱，烧灰　铜青　轻粉各五钱
上为末，干敷。

白粉散

治诸疳疮。

海螺蛸三分　白及二分　轻粉一分
上为末，先将浆水洗拭，干敷。

连胆丸

治疳干，或舌干多啼，或干啼眼珠不转，或口干作渴，或
声焦皮燥，或大便干结，或身热肢冷，小便干涩，病属五脏，
均谓之疳干。疳渴、疳痨并宜用此。

黄连五钱，猪胆汁浸　瓜蒌根　乌梅肉　莲肉　杏仁各二钱

上为末，牛胆汁浸糕，丸如麻子大，每服十五丸，乌梅、姜、蜜煎汤下。

黄芪汤

治疳痨，又治手面、手足、跗背、腿脚或遍身麻木不仁，及两目羞明，隐涩睛痛。

黄芪　人参　白芍药各一钱　蔓荆子四分　陈皮　甘草各六分

上水煎，热服。

鳖血煎

治小儿疳痨。

芜荑　柴胡　川芎各一两　人参五钱　使君子二十枚　胡黄连　川黄连各二钱

上用鳖血一盏，吴茱萸一两，拌和二连一宿，次早炒干去茱萸、鳖血，只用二连和诸药作末，粟米糊丸，梧子大，每服二十丸，食前白汤送下。

八物汤

人参　白术　白茯苓　甘草　当归　川芎　白芍药　熟地黄

上水煎。

香连猪肚丸

治骨蒸、疳痨、羸瘦及痨痢等证。

木香五钱　黄连　生地黄　青皮　银柴胡　鳖甲各一两

上为末，入猪肚内缚定，于砂锅内煮烂，取出捣丸梧子大，小儿黍米大，每服三十丸，米饮下。

香蔻丸

治疳泻，毛干唇白，额上有青纹见，肚胀肠鸣，泻下糟粕。

黄连三钱　木香　肉豆蔻　诃子　砂仁　白茯苓各一钱

上为末，饭丸黍米大，每用五丸，米饮下。

香砂丸

治素有痔疾加之以痢，泻下五色，里急后重。

黄连三钱　木香　厚朴　夜明砂　砂仁各二钱　诃子一钱

上为末，粳米饭丸，麻子大，每服十五丸，姜艾煎汤下。

退黄丸

治疳肿肚腹紧胀，头面手足浮肿及黄肿水肿，腹胀溏泄等证。

青矾四两，锅内熔化，入陈黄米四升，用醋拌匀，慢火炒令烟尽，加入平胃散六两同炒少顷，去火毒为末，醋糊丸，梧子大，每服五十丸，空心临卧陈米饮下，忌糯米油面、生冷硬物。若治水肿，合四苓散一料同炒。

褐子丸

治小儿乳食不消，心腹胀满，呕逆气急，或肠鸣泄泻，腹中冷痛，食癥乳癖，疝气痞结，积聚肠胃，或秘或利，头面浮肿。凡五疳八痢，肌瘦腹大者，无不如神。

萝卜子一两　陈皮　青皮　槟榔　黑丑　五灵脂　赤茯苓　莪茂各五钱　木香二钱五分

上为末，糊丸绿豆大，每服十五丸，桑白皮、紫苏煎汤或萝卜煎汤下。

大异香散

治疳肿腹皮紧及谷胀、气胀。

三棱　莪茂　青皮　陈皮　半夏曲　藿香　桔梗　益智仁　香附　枳壳各五分　甘草五厘

上姜枣水煎。

龙胆丸

治满头饼疮，脑热如火，发结作穗，腮肿囟高，遍身多汗。

龙胆草　升麻　苦楝根　防风　赤茯苓　芦荟　头发灰
青黛　黄连各等分

上为末，猪胆汁浸糕，丸麻子大，每用二十丸，薄荷、紫苏煎汤下。

蟾蜍丸

治无辜疳证。一服虚热退，二服烦渴止，三服泻痢愈。

蟾一只，夏月在沟渠中不跳不鸣、腹大身多疠者

上取粪蛆一大碗置桶中，以尿少许浸之，将蟾剖破，饲蛆一昼夜，将蛆盛于布袋中在急流水内浸一宿，取出瓦上焙干为末，入麝少许，粳米饭丸麻子大，每服二三十丸，米饮下，其效如神。

十全丹

治无辜、丁奚、哺露三疳。

青皮　陈皮各去白　川芎　五灵脂　白豆蔻仁　槟榔　芦荟
木香　使君子焙　虾蟆灰各五钱

上为末，猪胆汁浸糕作丸，麻子大，每服一二十丸，米饮下。有热者，薄荷汤下。一方去五灵脂、豆蔻、使君子、芦荟、虾蟆、川芎，用香附、砂仁、丁香、三棱、枳壳，称神效。

大芦荟丸

治小儿肝脾疳积，体瘦热渴，大便不调，或瘰疬结核，耳内生疮。

胡黄连　黄连　白芜荑　芦荟　木香　青皮　白雷丸破开、

赤者不用　　鹤虱微炒，各五钱　　麝香二钱，另研

上为末，粟米饭丸，绿豆大，每服一二十丸，米饮下。凡食积发热，目生云翳，肚腹膨胀，牙龈蚀落，颊腮腐烂，或阴囊玉茎生疮，胸腹小腹作痛者，服此皆效，但以龙胆草代青皮，不用麝香尤效。

朱砂安神丸

方见急惊条。

安神丸

地黄丸

益黄散

清肺饮

泻青丸

方俱见保婴条。

苏合香丸

方见初生条。

紫霜丸

方见变蒸条。

五疳保童丸

治五脏疳干。

鳗鱼头　　蟾头　　熊胆　　麝香　　夜明砂　　天浆子　　黄连　　龙胆草　　青皮　　五倍子　　苦楝根皮　　雄黄　　青黛　　芦荟　　胡黄连各等分

上为末，粳米糊丸，麻子大，每用一丸，米饮送下。一方有白芜荑、蝉蜕去嘴爪、猪胆五个拌各药，无鳗鱼头、熊胆、

麝香、天浆子、青皮、雄黄、胡黄连。

大芜荑汤

小儿脾疳食少，发热作渴，大便不调，发黄脱落，面黑便青，鼻下生疮，能乳吃吐等证。

山栀仁 柴胡各三分 黄柏 炙甘草 羌活各二分 大芜荑 白术 白茯苓各五分 当归四分 黄连 麻黄根 防风各一分

上水煎。

麝香丸

治小儿一初惊疳等病。

草龙胆 胡黄连各五钱 木香 蝉蜕去头足，洗净 瓜蒂 龙脑 麝香 牛黄各一钱，俱另研

上为末和匀，猪胆汁为丸，绿豆大，每服五七丸至一二十丸，惊疳，或秘或泻，清米饮下；眼疳，猪肝汤下；疳渴，爆猪汤下，或猪肉汤下。惊风发搐眼上窜，薄荷汤下一丸，仍以一丸水研滴鼻中。牙疳及口疮，研贴患处。虫痛，苦楝根煎汤下，或白芜荑煎汤下。百日内小儿大小便不通，水研封脐中。虫证，干漆、麝香各少许煎汤，入生油一二滴，化服一二丸。惟慢惊勿服。

睡惊丸

治小儿一切惊疳、食积、风痫之证。

使君子五十个 香墨枣大一块 金银箔各七片 腻粉二钱，即轻粉

上以使君子烧存性，同墨研细，入金银箔研匀，次入腻粉并麝少许，研令极细，稀糊丸，梧子大，阴干，每服一丸，薄荷汤磨下，一岁以下半丸。又名青金丹，极效。

鳖甲散

治疳劳骨蒸。

鳖甲九肋者，汤浸，用童便涂炙　黄芪蜜炙　白芍药各四分　生地黄　熟地黄　地骨皮　当归　人参各二分

上水煎。

鳖甲散

治无辜疳。

鳖甲醋炙，三钱　槟榔三个　沉香一钱　诃子炮，去核　漏芦　甘草炙　牛蒡子炒　使君子各四钱　赤芍药五钱

上为粗末，每服一钱，水煎。

龙粉丸

治疳渴。

草龙胆　定粉微炒　乌梅肉焙　黄连等分

上为细末，蜜丸麻子大，每服一二十丸，米饮下。

胆矾丸

治疳消癖，进食止泻，和胃追虫。

绿矾二两　胆矾一钱　大枣四十枚，去核

以上三物用醋一升同熬，候枣烂听候。

使君子去壳，二两　枳实炒，三两　诃子去核　黄连各一两　巴豆二十七个，去皮破之

以上各为粗末，同炒黑，约三分干，入后药。

虾蟆烧存性　夜明砂各一两　苦楝根皮五钱

上三味入五味内同炒，候干，杵和为末，入前煮枣膏内和匀，入臼中杵千下，如未成量入熟枣，不可太多，恐至难化，如干，少加温水，丸如绿豆大，每服二三十丸，米饮或温水下。

芦荟丸

治小儿疳积秘方。

芦荟　荆芥　黑丑　青皮等分

上为末，面糊丸粟米大，一岁儿一丸或二丸。

大胡连丸 [批] 杂方

治一切惊疳，腹胀虫动如吃泥土生米，多睡吼哕，脏腑或泻或秘，肌肤黄瘦，毛焦发黄，饮水，五心烦热，杀虫进食兼治疮癣，常服不泻。

胡黄连　黄连　苦楝子各一两　白芜荑去扇，五钱，秋初三钱　干蟾头烧存性　麝香　芦荟各一钱　青黛一钱五分，四味俱另研

上前四味为细末，猪胆汁和丸，如核桃大，每个入巴豆一粒于中，用油纸一层裹之，同米一升蒸熟为度，去米，入后四味，少入面糊，丸如麻子大，每服十丸或十五丸，食后清米饮下，一日三服。

一方：治鼻疳，先用甘草、白矾洗净，以芦荟、黄连、黄柏研细末，一日三傅。

附虚羸

钱仲阳曰：虚羸者，脾胃不和，不能食乳，以致肌瘦，亦因大病或吐泻后脾胃虚弱，不能传化谷气。冷者时时下痢，唇口青白，木香丸主之，夏月少服；热者身壮热，肌肉微黄，胡黄连丸主之，冬月少服。二方并见本条。

解颅第一百十四

小儿周岁以后囟骨不合，或至十余岁囟骨忽开者，谓之解颅。此由禀赋肾亏，脑髓不足而骨不合也。人之脑髓不足犹木之无根，终成废人，治法以补肾为要。盖肾主骨，肾气实则脑

髓充而囟早合，肾气怯则脑髓虚而囟不合也，宜服地黄丸、玉乳丹，外敷柏子仁散、三辛散，或以南星微炮为末，米醋调敷，绯绢烘热贴之，或用贴囟法皆可。但其所因由于父母肾气不足，父母亦宜服地黄丸、虎潜丸，则再生子女方无此患也。

玉乳丹

治解颅。

钟乳粉如法制　熟地黄自蒸，杵膏　柏子仁研膏　当归各五钱
防风　补骨脂各一钱

上各另为末，入二膏，加炼蜜丸，黍米大，每服一二十丸，煎茴香汤送下。

柏子仁散

治囟门不合。

防风一两五钱　柏子仁一两

上为末，乳汁调涂囟门，十日自合。

三辛散

治脑角骨大，囟门不合。

细辛　桂心各五钱　干姜一钱

上为末，乳汁调涂囟上，干则再涂。

虎潜丸

黄柏　知母三两　龟板四两　熟地黄　陈皮　白芍药各二两
锁阳一两五钱　虎骨一两　干姜冬月方加五钱

上为末，蜜和猪脊髓为丸，梧子大，每服五六十丸，盐汤下。

地黄丸

方见保婴条。

贴囟法

方见胎惊条。

傅顶一方[①]

一方：用蛇蜕炒焦为末，取猪颊车中骨髓调傅项上，一日三四度，以帛遮护，久而自合。

囟填、囟陷第一百十五

囟填者，囟门肿起也。脾主肌肉，乳哺失常，饥饱无度，或寒或热乘脾，以致脏腑不调，其气上冲，囟胀而突，毛发短黄，自汗时出。若为寒气所冲者，则所突坚硬，宜用温剂；而热气所冲者，则所突柔软，宜用凉剂，俱兼补气。若肝盛而风热交攻，囟亦有突起者，用泻青丸治之。囟陷者，始因脏腑有热，恣饮水浆，致成泻利，久而元气下陷，不能上充脑髓，故囟陷成坑，宜以黄狗头骨炙黄为末，鸡子清调敷可愈。二者无非所禀肾气不足，继以乳哺失宜，脾胃亏损所致，俱宜用补中益气汤、地黄丸。若手足俱冷者，前汤中加姜桂。如或不应，则虚寒甚矣，急加附子，缓则不救。

补中益气汤

泻青丸

地黄丸

方俱见保婴条。

秃疮第一百十六 附癞头

小儿白秃疮，经岁不愈则成秃子，虽无大患，但丑陋一生，

---

① 傅顶一方：据目录补。

诚不可忽之于微也。方其未甚时，惟以天麻散浸油敷之，十愈八九，若至于甚，则敷洗皆不足以宣蕴积之毒矣，宜以防风通圣散为末，用醇酒①三浸三焙，每日三食后及临卧各以白汤调一服，至头汗出为效，此丹溪之妙法也。

天麻散

治白秃疮及风毒疥疮。

天麻　藜芦　狼毒　白芷　莴草　钓藤根　草乌头　贯众　细辛各五钱　雄黄二钱　轻粉一钱

上为细末，用薄绵纸作袋盛药，以香油三两浸于磁碗内，三日后蘸油擦患处，一日两次，油干再添一两，添油三次，然后换药。

防风通圣散

方见胎惊条。

白秃四方②

一方：治白秃疮，以鲫鱼重二三两者一尾，去肠，实以乱发填满，湿纸裹，烧存性，与雄黄等分为末，先以熟水洗净拭干，后以生麻油调敷。

一方：桑榆白皮为末，醋调敷。

一方：蛇皮烧存性为末，猪膏调敷。

一方：甜瓜蔓不拘多少，河水浸一宿，砂锅内熬极苦汁，去渣火熬成膏盛磁器中，先剃头去尽疮痂，流去死血，河水洗净，用膏一盏加半夏末三钱，生姜汁二匙，狗胆一枚同调，不过二三上立愈。忌猪、鸡、鱼、兔及发风之物。[批] 杂方。

---

① 醇酒：味醇的酒。
② 白秃四方：据目录补。

龙尾散

松香一两,溶倾石上,候冷研细　黑龙尾即梁上挂下之尘　黄丹各三钱　白芷五钱　松皮灰　水银　雄黄　枯白矾各二钱

上为末,以血余在麻油内煎化滤清,调敷患处。

癫头五方①

一方:治癫头,以炭烧红,在长流水内淬至水热,洗疮净,而以芜荑子在猪脂内煎,去子用脂,傅患处。

一方:治癫头,以芜荑子、伏龙肝、黑龙尾、黄连、枯白矾为末,油调敷。

一方:治癫头,以松皮灰、白胶香、枯矾、大黄、黄柏等分为末,油调敷。

一方:治癫头,以笋壳灰、腻粉,生油调敷。

一方:治癫头,以鸡子壳烧灰,猪脂调敷。

生发二方②

一患秃癫疮后疮愈而发不生,以陈香薷二两,水一钟煎三分,去渣入胡糊一两,猪脂五钱,每日频敷。

一白秃疮后发不生,摘椿楸树叶心,捣汁敷之,大效。

耳证第一百十七 _{附耳眉、面疮}

夫耳者,窍通心肾,经属肝胆,故心肾之精血不足则肝胆之风热有余,或为聋聩,或为虚鸣,皆属禀赋之虚;或为胀痛,或为脓痒,皆属邪气所客。汤氏以流黄脓者为聤耳,流红脓者

---

① 癫头五方:据目录补。
② 生发二方:据目录补。

为脓耳，流白脓者为缠耳疳，臭者为五耳，虚鸣时出青脓者为震耳，其名虽异，莫不由积热上壅而成，虽因水灌入耳而致流脓血者，亦莫不如是也。

治禀赋不足者，宜地黄丸；肝经风盛者，宜柴胡清肝散；肝经血燥者，宜栀子清肝散，未应，佐以六味丸，间服九味芦荟丸。若因肾肝疳热，朝用六味丸，夕用芦荟丸；因食积内热，用四味肥儿丸；因乳母膏粱积热，脾经郁结，肝经怒火，致贻于儿者，必兼治其母，儿斯愈矣。若专泥于外敷之药，未有不至于反闭耳窍者也。

栀子清肝散

即柴胡栀子散。

四味肥儿丸

地黄丸

方俱见保婴条。

柴胡清肝散

方见察色条。

九味芦荟丸

方见五疳条。

红玉散

治小儿聤耳。

枯矾　麝香　干胭脂

上为末研匀，先以绵杖捻脓净，掺入少许。

龙黄散

治聤耳。

枯矾　龙骨　黄丹等分　麝香五之一

上为末研匀，捻净脓吹入。

聤耳三方①

一方：治聤耳，以硫黄末日夜掺一次。

一秘方：治聤耳，以蚯蚓烧灰为末吹入，立效。

一方：治聤耳及耳中痛，以蛇皮烧灰吹入，立效。[批] 杂方。

耳疮三方②

一方：治耳上疮，竹叶灰、猪脂调傅，妙。

一方：治耳上疮，鸡子清和胡粉调涂。

一方：治小儿冻耳成疮，以雀脑涂之，效白蔹、黄柏为末，洗疮净，生油调涂，效。[批] 耳上疮。

眉疮二方③

一方：治小儿眉丛中生疮，名炼银疮，以穿山甲前膊鳞炙焦，入轻粉少许为细末，麻油调敷。

一方：治炼眉疮，用白胶香一两，轻粉五钱，青黛二钱五分，研细傅。如不愈，烧小麦存性，研细，香油调涂。[批] 眉疮。

青金散

治小儿疥癣眉炼，或延及遍身瘙痒，或脓水淋漓，经年不愈。

松香二两　真蛤粉五钱　青黛二钱五分

上为末，用柏油调搽。湿者，干掺或加轻粉、枯矾各三钱，并治胎毒疥癫。

---

① 聤耳三方：据目录补。
② 耳疮三方：据目录补。
③ 眉疮二方：据目录补。

面疮三方①

一方：治小儿面疮无完肤者，以多年腊猪油不入盐敷，效。

一方：治面疮，不拘大人小儿，以槐皮晒干捣碎，同松香、枯白矾和匀，草纸卷条，蘸麻油燃火，以磁器接下所滴之油，研轻粉调敷一次即愈，屡用如神。

一方：治头面烂疮，以木耳舂细蜜调涂。[批] 面疮。

月蚀疮三方②

一面耳生疮，一月一发，名为月蚀，以胡粉和年久东壁土为末敷之，神效。

一治月蚀疮，以虾蟆烧灰存性为末，和猪脂傅。

一治月蚀疮，以蚯蚓粪烧灰，猪脂傅。[批] 月蚀疮。

牛黄解毒散

治胎毒头面生癞或延及遍身，痛痒不安，浸淫不愈，及眉炼疮。

生甘草　金银花各一两　牛黄五钱，膏粱子之所必用

上各为末，每服二三分，乳汁调服，或用甘草煎膏为丸，如芡实大，每服一丸，白汤化下，外敷青金散。

拔毒散

治证同上及疥癞、疮癣。

黄芩　黄连　白矾三味俱生用　雄黄各五钱　铜绿二钱，痒甚加之　松香三钱

上各另为末，干掺患处，或用油搽疥疮，加枯矾三钱。

---

① 面疮三方：据目录补。
② 月蚀疮三方：据目录补。

卷之九

怀幼考索

目证第一百十八

婴儿目患，多属胎毒，内宜服败毒散，外宜洗解毒汤，切勿轻施针灸。若初生之时双目红而胞弦赤烂，至三四岁不愈，名为胎风，宜桑白皮煎汤调服消风散。若欲看左而反见右，振掉头脑，其睛方转，名为通睛，因肝受惊风所致，宜服牛黄丸。眼珠不能归中者，名辘轳转关，宜服天门冬饮子。若眼暴发而赤甚，心经实热也，宜导赤散；赤微者，心经虚热也，宜生犀散；青甚者，肝经实热也，宜泻青丸；淡青者，肝经虚热也，宜地黄丸；黄甚者，脾经实热也，宜泻黄散；淡黄者，脾经虚热也，异功散；目无精光及白睛多黑睛少者，肝肾俱不足也，宜地黄丸加鹿茸、牛膝；晓明晚暗者，雀目也，血虚有火所致，宜决明夜灵散；阳气衰弱者，冲和养胃汤。至于痘后目翳，又惟活血解毒为主，则脏腑和而疼痛自止，翳膜自去。若误用点药，则内出之毒为外药攻逼，反至为害矣。若翳膜已成，用生鳝鱼刺取其血，点于眼上，内服兔屎汤，其翳自消。或眼目昏而无光，曾服热药食者，须与清解，服过通利药者，则补肝脾，自能万全也。

败毒散

人参　白茯苓　羌活　独活　柴胡　前胡　枳壳　桔梗　川芎　甘草等分

上水煎。

解毒汤

治小儿害眼。

防风一钱　地骨皮　生黄芪　白芍药　荆芥穗　鼠粘子炒，各五分

上水煎，洗眼。

消风散

治眼胞皮肉有似胶凝，肿如桃李，时出热泪，及变风牵引，两睑赤烂，经年不安，此药神效。

石膏　甘菊花　防风　荆芥穗　羌活　羚羊角　川芎　大豆黄卷　当归身　白芷　牙茶各五分　甘草二分五厘

上水煎。

又方：用荆芥、甘草、人参、白茯苓、僵蚕、川芎、防风、藿香、蝉蜕、羌活各二分五厘，陈皮、厚朴各一分五厘，并附之。各书所载，多系此方。

牛黄丸

治小儿通睛。

牛黄一两　犀角二两　金银箔各五十张　甘草一钱

上为末，蜜丸绿豆大，每服七丸，薄荷汤下。

又牛黄丸

治肝受惊，遂至两目斗睛，名曰通睛。

牛黄　白附子　肉桂　全蝎　芎䓖　石膏各二钱五分　白芷藿香各五钱　辰砂　麝香各少许

上各另为末，蜜丸梧子大，每服三丸，临卧薄荷汤下，乳母忌热物。

天门冬饮子

治眼不能归中，名辘轳转关。

天门冬　茺蔚子　知母各一钱　白茯苓　羌活各七分五厘　五味子　防风各五分

上水煎。

决明夜灵散

治雀盲。

石决明二钱，另研　夜明砂二钱，另研　猪肝一两，生用

上二味和匀，以竹刀切肝作二片，置药于中，麻皮缠往，切令药得漏出，用淘米泔一大碗，砂锅内煮至小半碗，临睡连汁饮尽。不食猪者，以白羖羊肝代。

冲和养胃汤

脾胃元气虚热，心火与三焦火俱盛，饮食不节，形体劳役，心不宁息而成内障。

黄芪一两五钱　人参　当归酒浸　甘草炙　白术　葛根　升麻各一两　羌活一两五钱　柴胡七钱　白芍药六钱　防风五钱　白茯苓三钱　五味子二钱　干生姜一钱

上每服六钱，水三盏煎至二盏，入芩连各一钱，再煎至一盏，稍热服。

兔屎汤

治痘疮入眼及昏睛内障。

兔屎焙干为末，每服二钱，茶调服。

导赤散

生犀散

泻青丸

地黄丸

泻黄丸

异功散

方俱见保婴条。

煮肝丸

治疳眼，翳膜羞明及雀目。

夜明砂　青蛤粉　谷精草等分

上为末，每服二钱，以猪肝批开，摊药在内，以麻缚定，米泔水半碗煮熟取出，用汤熏眼。汤温分肝作三次嚼吃，原汤送下，一日二服。

龙胆饮子

湿热为病致成疳眼，流脓生翳。

青蛤粉五钱　羌活　龙胆草各三钱　麻黄二钱五分　黄芩炒，二钱　蛇蜕　谷精草各五分

上为末，每服二钱，茶清调下。

黄白丹

治小儿赤热肿眼。

大黄　白矾等分

上为末，冷水调作饼子贴眼，立效。

茯苓燥湿汤

治小儿易饥而渴，腹胀生疮，目痛生翳不开，眵泪如脓，俗谓疳毒眼。

白术　人参　甘草炒　枳壳麸炒　白茯苓　蔓荆子　薄荷各

二分　苍术　前胡　独活各三分　川芎　羌活各三分五厘　柴胡四

分　泽泻一分五厘

上每服二钱，水煎。

升麻龙胆饮 [批] 杂方

治婴儿目闭生翳，眵泪如糊，日久流脓。

升麻二钱　羌活　龙胆草　黄芩炒　青蛤粉各三钱　麻黄一钱

五分　甘草炙　谷精草　蛇蜕　川郁金各五分

上为细末，每服二钱，热茶清调服。

飞丝入目二方①

一治飞丝入目，以头垢点入即出，神效。

一治飞丝入目，磨浓墨涂眼中。

稻芒入目一方②

一治稻芒入眼，以乳汁点入即出。

附目睛瞤动

目者，肝之窍也，肝与胆为表里而属风木二经，俱有相火，肝则藏血者也，血不足则风火内生，故目睛为之瞤动。经曰：曲直动摇，风之象也，宜用四物汤以益其血，加柴胡、山栀以清其肝，阴血内荣，虚风自息矣。若眼眶瞤动者，肝木乘脾土也，宜用抱龙丸。愈后惊悸不寐或睡中发搐咬牙，目睛瞤动者，血虚不能荣筋脉也，用补中益气汤或归脾汤加白茯苓、五味子。盖有余者，邪气实也；不足者，真气虚也，凡病气有余，当认作不足，况此兼属肝脾，多为急慢惊风之渐，宜母忽其微焉。

---

① 飞丝入目二方：据目录补。
② 稻芒入目一方：据目录补。

口证第一百十九

手少阴经通于舌，足太阴经通于口，故心脾二经有热则口舌生疮。若膀胱移热于小肠，膈肠不便，上为口糜，乃心胃壅热也，治宜察面部见色及经络虚实药之，内拯其本，外疗其标，庶不误也。若口舌齿龈如生疮状，发热作渴饮冷，额间赤色，左寸脉洪数，此属心经，先用导赤散清心火，次用地黄丸滋肾水。若寒热作渴，左颊青赤，左关脉弦洪者，属肝经，先用柴胡栀子散清肝火，次用地黄丸生肝血。若两腮黄赤，牙龈腐烂，大便酸臭，右关脉洪数，按之则缓者，属脾经，用四味肥儿丸治脾火，五味异功散补脾气。若发热咳嗽，右腮色赤，右寸脉洪数，按之涩者，属肺经，先用清肺饮治肺火，次用五味异功散补脾胃。若发热作渴，两颊黧色，左尺脉数者，属肾经不足，先用地黄丸以生肾水，次用补中益气汤以生肺气。若元气亏损，曾服寒凉之药，或兼作呕少食者，虚热也，用五味异功散加升柴；泄泻作渴者，脾胃虚弱也，七味白术散；腹痛恶寒者，脾胃虚寒也，用六君子汤加姜桂。若因于母食酒面炙煿者，用清胃散；母饮食劳役者，用补中益气汤；母肝脾血虚者，用加味逍遥散；母郁怒内热者，用加味归脾汤，俱母子并服。若口生白屑，以乱发缠指，蘸井水揩擦，有泡及肿胀者，俱宜刺破，敷柳花散或搽青黛。唇吻裂破者，用当归膏调柳花散敷之，必不可泥于降火，过服寒凉而至酿成慢脾危证也。至于走马疳，多因病后脾胃气血伤损，虚火上炎，或痘疹余毒上攻，其患甚速，宜急敷铜绿散及服大芜荑汤，轻则牙龈腐烂，唇吻腮肿，重则牙龈蚀露，颊腮透烂，甚至饮食不入。喘促痰逆，脾胃虚而肺气败也；颊腮赤而不知痛，胃气虚甚肉死也，并不治。

柳花散

治热毒口疮。

黄柏炒　蒲黄　青黛　人中白煅，等分

上为末，敷。

当归膏

当归　生地黄　黄蜡各一两

上用麻油六两，煎当归、地黄至黑，去渣入蜡熔化即成膏矣。

柴胡栀子散

导赤散

地黄丸

补中益气汤

异功散

清肺饮

四味肥儿丸

六君子汤

白术散

方俱见保婴条。

加味逍遥散

加味归脾汤

清胃散

方俱见内钓条。

大芜荑汤

铜绿散

方俱见五疳条。

甘露饮

小儿胃中客热，齿龈溃烂，时出脓血，及目赤肿痛，口疮喉肿，或身面皆黄，大便不调，小便黄涩。

熟地黄　麦门冬焙　枳壳炒　茵陈　甘草炙　枇杷叶　石斛　黄芩炒　天门冬去心，炒　生地黄等分

上为末，每服二钱，水煎。

清热消毒散

治实热，口舌生疮及一切疮疡肿痛，形病俱实者。

黄连炒　山栀炒　连翘　当归各五分　川芎　白芍药炒　生地黄各六分　金银花一钱　甘草二分

上水煎，母子同服。

白矾散

治口疮。

枯矾一两　黄丹微炒，一钱五分　乳香一钱

上为末，用箸头点。

真黄散

治口疮。

鸡肫内黄皮，油灯上烧存性，研细，入黄柏、枯矾、麝香细末共一字，米泔水拭口掺上。

立效散

治口疳。

青黛淘净　黄柏末　枯矾　五倍子等分

上为末，敷患处。

阴华散

治口疳。

净桶白垢真正寡妇或室女者佳，一钱，煅　铜绿三分　冰片一分

上为细末，干掺。

红铅散 [批] 杂方

治口疳。

绿矾鲜明者，不拘多寡

上入干锅内炭火烧锅赤，倾出绿矾，以好酒洒拌匀，再入锅内，如前数遍，以色红为度，研作细末，入麝香少许，先以温水漱洗净，以指头蘸药贴患处。

口疮五方①

一方：治小儿口烂不能吮乳者，用巴豆二粒，入朱砂或黄丹或土朱少许同捣烂，剃去囟门发，贴之。如四边起粟米泡，急煎菖蒲汤洗之，立效，温汤洗亦可。

一方：治口疮，以天南星去皮，取中心如龙眼大一块为末，醋调贴脚心。

一方：治口疮，以吴茱萸末醋调贴脚心。

一方：治口疮，以白矾如鸡子大一块置醋中，涂足心，十四次即愈。

一方：治口疮，巴豆一粒去壳，黄丹少许捣成饼贴眉心，效。

---

① 口疮五方：据目录补。

乳香丸

治走马牙疳，如神。[批] 走马牙疳。

乳香　轻粉　砒各五分　麝香少许

上将乳香研细，入轻粉、砒、麝再研匀，以薄纸一韭叶阔在药内按过，揉纸少许，丸如黄米大，临卧填在患处，至明日即愈，忌食酱、醋、盐。

龙骨散

治口疳，走马疳。

龙骨一钱　定粉　蟾酥各一钱五分　粉霜五分　砒霜一字　龙脑半字

上先研砒粉极细，次入龙骨等研，次入定粉等研，每用少许敷之。

走马疳二方①

一方：治小儿走马疳，蚀透损骨，以天南星一枚当心掏空，入雄黄一块，用面裹烧，候雄黄作汁，以碗合定，出火毒，去面，研为末，入麝香少许，敷疳神效。

一方：治走马疳，以干姜、白矾、枣子烧焦存性为末傅患处，神效。

附唇口蠕动

唇为脾之华，口乃脾之窍，胃脉则环唇口而交人中，是以脾胃虚者则唇口多蠕动，脾虚至甚则不能摄涎，顺口流出，误作痰治则津溢益枯，不能滋养筋脉，抽搐之病必继作矣，治宜于大补脾胃药中加升柴，勿误用青皮、龙胆草也。

---

① 走马疳二方：据目录补。

附咬牙

牙乃骨之余，肾之标也，上下齿龈属手足阳明经，其所以咬牙者，因肝经虚热生风，风热传于脾胃，故睡中常有证证，宜先用柴胡清肝散，次用异功散、地黄丸，次第调摄。若病中咬牙，当即其外所见证，参以保婴总论而辨夫脏腑之所属治之。大抵咬牙之证均属于虚，心虚则上窜咬牙，肝虚则呵欠咬牙，痘证咬牙则变痒塌，惊邪入于肾则面黑啮乳咬牙，治者宜熟察也。

喉痹第一百二十 附鼻息、腮肿

小儿喉痹，非禀赋之偏热则乳母之欲火也，当察其面部之色以分别治之。如左腮色青赤者，肝胆经风热也，用柴胡栀子散；右腮色赤者，肺经有热也，用泻白散。额间色赤者，心与小肠经热也，用导赤散；若兼青色，风热相搏也，用加味逍遥散。鼻间色黄，脾胃经有热也，用泻黄散；若兼青色，木乘土位也，用加味逍遥散；兼赤色，心火乘脾也，用柴胡栀子散。颏间色赤，肾经有热也，用地黄丸，此治法之大略也。

若积热内蕴，二便不通，则疏利之；风邪外客，而发寒热，则发散之；外感风邪，大便闭结，烦渴痰盛者，则内疏外解。若因乳母膏粱积热，母服东垣清胃散；乳母怒动肝火者，母服加味逍遥散；儿之禀赋阴虚者，儿服地黄丸，惟宜轻和之剂以治本，切不可遽用峻厉之药以伤真气。若肝脾虚羸，变证杂出，至有鼻中长出息肉一二寸者，女子阴中亦有挺出一条长二三寸者，大法皆当以清肝火为主，加味逍遥散、龙胆草汤之类，佐之以四味肥儿丸、九味芦荟丸，及用异功散健脾自愈。若误用清肺及腐烂之药，其患可胜言哉。然或至于腮颊发肿，或项间作核者，亦莫非肝脾所致，当审而治之。如脾经实热也，用泻黄散；胃中实热也，用加味清胃散；脾经虚热，用五味异功散；胃经虚热用七味白术散；属肝火者，用柴胡栀子散以清肝，六味地黄丸以滋肾，慎勿涂贴寒凉之药，反致气血凝滞，过服寒剂而致脾胃损伤也。

加味逍遥散

加味清胃散

方俱见内钓条。

九味芦荟丸

方见五疳条。

龙胆汤

方见脐风条。

四味肥儿丸

柴胡栀子散

异功散

泻黄散

白术散

地黄丸

方俱见保婴条。

犀角地黄汤

方见察色。

牛蒡子汤

治风热上壅，咽喉肿痛，或生乳蛾。

牛蒡子炒, 杵　玄参　升麻　桔梗炒　犀角镑　黄芩　木通　甘草等分

上每服一二钱, 水煎。

拔萃桔梗汤

治热肿喉痹。

桔梗炒　甘草炒　连翘　栀子炒　薄荷　黄芩等分

上为末, 每服一二钱, 水煎。

碧霞丹

治小儿喉痹危极。

石绿　附子尖　乌头尖　蝎稍等分

上为末研细, 用薄荷汁入醋调, 以鸡翎蘸药送入喉内, 徐徐导引痰出。

玉钥匙

风热喉闭及缠喉风。

焰硝一钱五分　硼砂五分　片脑少许　白僵蚕一分

上为细末, 以五分吹入喉中, 即愈。

矾皂散 [批] 杂方

生白矾　猪牙皂角去皮弦子　黄连

上等分, 研极细, 姜汁稀调, 直灌喉内, 牙关紧者, 从鼻灌入, 临死亦救, 屡试屡效。

喉痹一方①

一方: 治喉痹牙关紧闭, 以巴豆去壳, 纸包压油染纸, 捻纸作条, 点灯吹灭, 烟熏其鼻, 顷刻口鼻流涎, 口开矣。

---

① 喉痹一方: 据目录补。

升麻防风汤

治胃经实热，咽痛、口燥、腮痛等证。

升麻　防风　黄柏炒　白茯苓　白芍药炒　陈皮各五分　连
翘　当归各七分

上每服二钱，水煎，量儿大小加减。

清咽利膈汤

治心脾蕴热，或咽喉、腮、舌肿痛。[批] 腮肿。

玄参　升麻　桔梗炒　甘草炒　白茯苓　防风　黄芩炒　黄
连炒　牛蒡子炒，杵　白芍药炒，等分

上每服一二钱，水煎。

鼻证第一百二十一

鼻为肺之窍，肺受风寒则塞而不通，以川芎膏治之；肺中
风寒则津液不收而多清涕，以细辛散治之。冷气不散，久则脓
涕结聚，不闻香臭，以万金膏治之；久而肺壅鼻干者，以牛黄
犀角丸治之。亦有因母睡熟，鼻息吹儿囟门而致鼻塞者，亦以
川芎膏治之。

川芎膏

治小儿鼻塞。

川芎　细辛　薰本　白芷　甘草炙，各三钱　杏仁去皮尖，七
个　龙脑　麝香各五分

上为极细末，曰蜜丸，梧子大，灯心煎汤研化服。体弱者，
用新绵包一丸，塞男左女右鼻孔。

细辛散

治小儿气塞多涕。

细辛　防风　川芎　前胡　人参　甘草各一钱

上为极细末，乳香煎汤调化服。

万金膏

治小儿齆鼻①。

羌活　川芎　细辛　石菖蒲　木通　麻黄各一钱　龙脑　麝香各五分

上为极细末，蜜丸梧子大，用新绵包一丸，塞男左女右鼻孔中。

牛黄犀角丸

治小儿肺壅鼻干。

牛黄　朱砂　龙脑各五分　犀角末　川芎　升麻　细辛　麻黄　甘草炙，各一钱五分　麝香一字

上极细末，蜜丸芡实大，荆芥煎汤研化服。

二黄散

治小儿赤鼻。

雄黄　黄丹等分

上为末，以碗盛雨水调傅。

二辛散

治小儿赤鼻。

辛荑叶焙干，一两　细辛　木通　白芷　木香各五钱　杏仁去皮尖，一钱

上为细末，以杏仁泥、羊骨髓、猪脂各一两，同药和匀，瓦器内熬成膏，赤黄色为度，地下放冷，入脑、麝各一钱拌匀，每用少许涂囟上并鼻中，神效。

① 齆鼻（wèngbí 瓮鼻）：因鼻孔堵塞而发音不清。

血证第一百二十二

人之一身气血周流则充养百脉，阳生阴长，气平血和，何疾之有哉。一有所乘，或气盛血虚，而致热乘于血，血得热则妄行，兼以气逆，所以或吐或衄。若心肺积热注于大肠，则大便下血；热结膀胱，血渗入胈，则小便出血，此血证之大概也。

若婴儿者，有因禀赋之积热，有因乳母之郁火，有因厚味之过伤，乃火炎气逆，或血出口鼻，或血出二便，治须审之。若肝经血热，宜小柴胡汤加山栀、龙胆草。肺胃积热，用济生犀角地黄汤。乳母善饮与夫厚味所伤，用清胃散。乳母有郁热，用加味归脾汤、加味逍遥散；气虚者，用补中益气汤；血虚者，用四物汤加参术；脾肺虚者，用黄芪芍药汤；肾虚者，用地黄丸，要之必以补脾为主，使血有所归，清热次之，使血不得妄行，兼之顺气，则血自和矣。比之大人七情交作、怖幙戕贼者，自是不同也。

黄芪芍药汤

治多年鼻衄，面黄眼涩，多眵手麻。

黄芪一钱五分　甘草炙　升麻　葛根　白芍药炒黄，各五分

羌活三分

上水煎。

小柴胡汤

方见咳嗽条。

加味清胃散

加味归脾汤

加味逍遥散

方俱见内钓条。

四物汤

方见初生条。

地黄丸

补中益气汤

方俱见保婴条。

济生犀角地黄汤

方见察色条。

辰胶散

治小儿吐血。

阿胶炒　蛤粉等分　辰砂少许

上为末，和作粉红色，三岁儿服一钱，藕汁和蜜调下。

柏枝饮

治小儿衄血、吐血。

柏枝干者　藕节干者，等分

上为末，三岁儿服五分，藕汁入蜜，沸汤调下。

龙胆丸

治小儿衄不止。

黄连　龙胆草等分

上为末，糊丸小豆大，三岁儿服三十丸，浓盐汤送下。

蘗皮汤

治小儿衄血。

黄柏　栀子各五分　甘草炙，三分五厘

上水煎。

胶黄散

治小儿鼻衄，口耳俱出血。十五六岁者，阳盛多此病。

阿胶一两　蒲黄五钱

上为末，每服五分，生地黄汁微煎调下。

地黄汤

治荣中热及肺壅，鼻血生疮，一切丹毒。

生地黄　赤芍药　当归　川芎等分

上水煎。如鼻衄，药热时加生蒲黄少许；生疮，加黄芪；丹毒，加防风，屡验。

五倍丸

治小儿大便下血。

五倍子洗去泥，晒干

上为末，蜜丸小豆大，每服三十丸，米汤下。

诃灰散

治小儿因疳，大便有血。

诃子

上烧灰存性为末，米汤调下一钱。

桃胶丸

治小儿小便出血，阴茎中痛。

桃胶

上枣大一块，水煎，日三服，下石子如豆，下尽，止服。

火府散

治小儿小便出血。

木通　生地黄　甘草　黄芩等分

上水煎。

清肝益胃丸

治风邪侵于大肠，以致便血。

犀角屑　甘草　全蛇蜕炙黄　钓藤钩　麻黄去节，一钱　黄芪蜜炙　羌活　防风　白芍药　天花粉各五钱

上为末，枣肉杵丸，梧子大，每服五十丸，薄荷汤下。《海藏食疗》云：蛇蜕，主去风邪，明目，治小儿一百二十种惊痫寒热等证，又治风痫弄舌摇头。

平胃地榆汤 [批] 杂方

治结阴便血。

白术　陈皮　白茯苓　厚朴　葛根　干姜各五分　地榆七分　炙甘草　当归　神曲炒　白芍药　人参　益智仁各三分　升麻　附子炮，各一钱

上每服一钱，水煎。

治衄四方①

一方：治小儿鼻衄，以白及研末，水调涂鼻上并囟门，立止。

一方：小儿春冬衄者，用生地黄研汁，加生蒲黄少许，砂糖井水调服，立愈。

一方：小儿夏秋衄者，用车前草一握洗净，同生姜一处研取汁，入生蜜一匙，先拌渣塞鼻，后用新汲水和汁饮，即愈。

一方：治衄，取萝卜根汁仰头滴入鼻中即止，次以新汲水和蜜与萝卜汁饮之，甚效。

---

① 治衄四方：据目录补。

汗证第一百二十三

小儿元气末充，腠理不密，其汗易出，世每忽之，殊不知内脏先虚方至外阳不固，失而不治，害岂胜言。《内经》曰：阴虚而阳必凑，则发热而自汗，阳虚而阴必乘，则发厥而自汗。丹溪曰：汗者，心之液也。自汗之证，末有不由心肾俱虚而得者。故治婴儿之汗，必当内察脏腑，庶药称对证也。

凡溅溅然汗出而不止者，谓之自汗，盖人身津液随其阳气所在而生，亦随其火扰之处而泄。大法：用参芪甘温益气之药使阳气外固，则津液内藏，汗自止矣。若元气虚者，夏月用六君子汤加山药、山茱萸，冬月用加减八味丸、十全大补汤；血虚者，四物汤加参芪；有热者，当归六黄汤；气血俱虚者，十全大补汤；心肾虚热者，六味丸；虚寒者，八味丸；心经血虚者，团参汤；热伤元气者，清燥汤；暑干心胞络者，清暑益气汤；肝经湿热者，龙胆泻肝汤。

若醒时无汗，睡熟有汗，醒则又止者，谓之盗汗，乃属心虚，宜敛心气，益肾水，使阴阳调和，水升火降，汗自止矣。钱仲阳用止汗散。遍身汗出者，香瓜散。肾经虚热者，地黄丸；血虚气弱者，人参养荣汤；虚火内动者，当归六黄汤。

额上独有汗出者，谓之喜汗，属心经血热者，导赤散；心经血虚者，团参汤。

上至项，下至脐汗出者，谓之胃虚汗，宜补脾，用六君子汤或益黄散，或以白术一味炒为末，另用浮麦炒熟，浓煎汤调服。

上至头，下至颈汗出者，谓之六阳虚汗，乃禀气不足，钱仲阳称为难治，用参附汤亦有得生者。

若泄泻而遍身皆冷，汗出有时，遇泻则无，泻毕仍有，谓之脾虚汗，此为大虚之候，急当补脾，用益黄散、参苓白术散、附子理中汤之类。久因咳嗽，右脸色多皎白，右寸脉无力而汗出者，乃肺经气上壅所致，谓之肺虚汗，痰少者不治，宜藿香饮补脾，益母救子之义也。若原无疾病但睡中遍身汗出如水，醒而经久不干，谓之积证盗汗，脾冷所致也，宜三棱散，次益黄散主之。

若时时冷汗自出，发根如贯珠，面额上溅溅然者，谓之惊汗，用镇惊丸、琥珀抱龙丸及茯苓汤加麻黄根。若因病困睡，卧中身体汗流者，乃阳虚所致，久而不已令人瘦瘠，此心气不足，津液妄出也，用茯神汤加黄芪治之。若慢惊自汗，遍体俱有，其冷如冰，证已危矣，急服金液丹、固真汤，可救二三。手足冷而出汗者，用补中益气汤；胸腹汗者，四君子汤；当心一片有汗者，茯苓补心汤。有相火逼肾水上行，乘心经之虚而入手少阴，心火炎上入肺而致腠理不密，玄府不闭，汗出不已，宜先泻相火以凉膈散，次泻心火以三黄丸。若至汗出如油，汗出如珠而不流，均为不治。

加味八味丸

即六味地黄丸加肉桂、五味子各一两。

当归六黄汤

治血气不足，虚火内动，盗汗不止。

当归　熟地黄　黄芪　黄柏炒黑　黄芩　黄连　生地黄
上等分，每服二钱，水煎。

团参汤

治心血虚，热，自汗盗汗。

人参　当归等分

上每服三钱，猪心一片，水煎。

清燥汤

治小儿自汗，或因热伤元气，大小便秘涩。

黄芪炒　苍术各五分　白术　陈皮　泽泻　人参　白茯苓
升麻　麦门冬　当归身　生地黄　神曲炒　猪苓　黄柏酒拌，炒，
各三分　五味子五粒，杵　黄连炒　甘草炙，各二分

上姜一片，水煎。

清暑益气汤

治暑邪干卫，身热自汗。

黄芪　苍术泔浸去皮，各一钱　升麻七分　人参　白术　陈皮
炒　神曲炒　泽泻各五分　甘草炙　黄柏酒浸，炒　当归身　麦门
冬　青皮炒　葛根各三分　五味子九粒，杵

上水煎。

龙胆泻肝汤

治肝经湿热，或囊痈下疳便毒，小便涩滞，或阴囊作痒，
小便短少。

龙胆草酒炒　车前子炒　木通　当归尾　泽泻各五分　甘草
黄芩　生地黄　山栀各三分

上水煎。

止汗散

治睡而多汗。

破蒲扇烧灰

上为末，每服三钱，温酒下。

香瓜丸

治遍身汗出。

胡黄连　川大黄　柴胡　鳖甲醋炙黄　黄柏　黄连　芦荟
青皮等分

上为末，以王瓜①一个，去瓤入药煨熟，杵和面糊，丸绿
豆大，每服三五丸，新汲水下。

人参养荣汤

治病后自汗，或发潮热，口干食少，心虚惊悸，咳而下利。

白茯苓　白芍药　人参　陈皮　黄芪蜜炙　炙甘草　当归
白术炒　桂心各一钱　熟地黄　五味子炒, 杵, 各七分　远志五分

上每服二三钱，水煎。

参附汤

治禀赋不足，上气喘急，自汗盗汗，或病久阳气脱陷，宜
急服。

人参五钱　附子炮, 一两

上为末，每服一字，姜水煎。

附子理中汤

人参　白术　附子　干姜各二钱　甘草一钱
上水煎。

茯苓汤

治脾虚浮肿，喘急尿涩。

赤茯苓　泽泻　香附　陈皮　桑白皮　大腹皮　干姜等分
上水煎。

茯神汤

治神不守舍。

---

① 王瓜：黄瓜。

茯神一钱五分　白术　当归各一钱　酸枣仁八分　人参　黄芪

黄柏各五分　甘草二分

上加灯心水煎，先以朱砂末二分点舌上，以药送下。

茯苓补心汤

治心气不足，善悲愁怒，衄血面黄，五心烦热，或咽喉疼痛，舌体作强。

茯苓四钱　桂心　甘草炒　紫石英煅　人参各一钱　大枣二枚

麦门冬去心，一钱

上水煎。

又茯苓补心汤

参苏饮除木香，与四物汤对匀和。治女人心气虚耗，不能主血，又不能制肝，而至金乘乎木，肝经亏损，所以血不能藏，精血枯涸，月事不调。

凉膈散

治上焦实热烦渴，面目赤热，头昏咽燥，咽痛口疮，便溺赤涩，狂言谵妄，睡卧不安。

大黄　朴硝　甘草各二两　连翘一两　栀子仁　薄荷叶各二钱

上为末，每服一钱，加竹叶蜜些少，煎服。

补中益气汤

六君子汤

六味丸

导赤散

益黄散

四君子汤

方俱见保婴条。

十全大补汤

方见胎惊条。

四物汤

方见初生条。

八味丸

方见泄泻条。

参苓白术散

方见胎热条。

藿香饮

三棱散

方俱见呕吐条。

琥珀抱龙丸

方见夜啼条。

镇惊丸

方见惊搐杂方。

金液丹

方见吐泻条。

三黄丸

方见盘肠气痛条。

百解散

治感冒风邪，发热自汗者。

荆芥　白芷　麻黄去节　陈皮　苍术　甘草炒，各三分上姜葱水煎。

牡蛎散

治血虚自汗，或病后暴虚，津液不固自汗。

牡蛎　黄芪　生地黄等分

上每服二钱，加浮麦，水煎。

通神丸 ［批］杂方

治小儿夜间通身多汗。

龙胆草

上为末，醋糊丸，绿豆大，每服五七丸，米饮下。

盗汗二方①

一方：治小儿盗汗不止，以郁金为末涂两乳下，立效。

一方：汗出不止，以黄连、牡蛎粉、贝母各五钱，米粉一升，为细末，扑之。

语迟第一百二十四

妊妇卒然受惊，惊气乘于心包络以贻于儿，乃致心神不足，舌本不通，四五岁尚不能言，宜服菖蒲丸。有禀父之肾气不足不能言者，宜服羚羊角丸。有因乳母五火遗热，闭塞气道而不能言者，宜服加味逍遥散。有病后津液内亡，会厌干涸而不能言者，宜服白术散、鸣蝉丸。有脾胃虚弱，清气不升而不能言者，宜服补中益气汤。若寻常之病而不能言，乃邪入阴经也。内经云：邪搏阴则为瘖。又云：邪入于阴，搏则为瘖。所谓邪者，或痰涎、或血虚、或风热、或风寒皆可以致不语。

盖足少阴脉挟舌本，足太阴脉连舌本，手少阴别系舌本，

---

① 盗汗二方：据目录补。

三脉虚则痰涎乘虚闭塞脉道，则舌不能转运语言也。治法用人参五钱，白术、当归、陈皮各一钱，入竹沥姜汁，服久方愈。若三脉亡血，则舌失荣养，亦能致瘖。经云：刺足少阴脉，重虚出血，为舌难以言。又云：刺舌下中脉太过，血出不止为瘖。亦宜用前方加补血药自愈。若三脉为风热中之，其脉弛纵则舌亦不能转运而瘖；为风寒客之，其脉急缩则舌强舌卷而瘖，均谓之舌瘖。若气壅于上，声不得发而喉无音者，谓之喉瘖。用香附一味，童便浸透，焙干研末，汤调服之，以疏通上焦则能言矣。

凡遇语迟之儿，必伺其所因，若在惊风之后或曾患重舌、木舌，刺血即当于三阴经求之，失而不治，酿成终身之患者有矣。

菖蒲丸

治心气不足，不能言语。

石菖蒲　丹参　天门冬各一两　人参五两　赤石脂三两

上为末，蜜丸麻子大，每服二三十丸，米饮下。一方无丹参、赤石脂、天门冬，有麦门冬、远志、川芎、当归、乳香、朱砂，二方大异，用者酌之。

羚羊角丸

治语迟、行迟。

羚羊角镑　虎胫骨醋炙黄　生地黄　酸枣仁　白茯苓各五钱肉桂　防风　当归　黄芪各二钱五分

上为末，蜜丸皂子大，每服一丸，白汤化下。

鸣蝉丸

治小儿诸病后不能言。

鸣蝉三个，炙焦　雄鸡头晓将明时取一个，炙　大黄锦纹者，湿纸裹煨　甘草炙，各一两　木通　人参各五钱　当归　黄芪　川芎　远志姜汁制，略炒　麦门冬各三分

上为末，蜜丸小豆大，平旦米饮下五丸，儿大量加，一日三服，久而得效。

加味逍遥散

方见内钓条。

补中益气汤

白术散

方俱见保婴条。

通关散

治惊风愈后，瘖不能言。

大南星一个，炮为末，每服二分，猪胆汁调下，便能言语。

密佗僧散 [批] 杂方

治惊气入心络，不能语。

密佗僧研极细末，茶调服一钱即语，此最神效者。

齿迟第一百二十五

夫齿者，肾之标也，肾气不足则髓脉不充，所以不能上荣于齿，宜服肾气丸，或地黄丸，或十全大补汤加知母、黄柏，外用当归、川芎、白芍药、山药、沉香、甘草等分为末，掺齿龈上，仍以白汤调服，及服芎劳散，则齿自渐生也。

芎劳散

治齿生迟，或嚼物少力。

芎劳　生地黄　干山药　当归　白芍药炒　甘草等分

上各另为末，和匀，每服二钱，白汤调服，仍搽齿龈。

十全大补汤

方见胎惊条。

肾气丸

方见五疳条。

地黄丸

方见保婴条。

生齿二方①

一方：治齿不生，正旦日刮尿坑中竹木屑涂之即生。

一方：治齿生迟，取雄鼠屎二十粒，每日用一粒揩齿龈上，二十一日即生。[批] 杂方。

发迟第一百二十六

发者，血之余也，小儿发稀不能生长者，盖所禀血气不足也，宜服苁蓉丸。

苁蓉丸

治小儿发生迟。

肉苁蓉　川芎　当归　白芍药　熟地黄等分　胡粉减半

上为末，蜜丸黍米大，每服十丸，黑豆煎汤下，仍磨化抹头上。

鹤膝、行迟第一百二十七

钱仲阳治鹤膝者，乃禀受肾虚，血气不充，致肌肉瘦薄，关节呈露，如鹤之膝，故名。宜用地黄丸加鹿茸、牛膝以补其

---

① 生齿二方：据目录补。

气血，气血既充，肌肉自生也。行迟者，乃禀受肝肾气虚也，盖肝主筋，肾主骨，肝藏血，肾藏精，血不足则筋不荣，精不足则骨不立，用地黄丸加牛膝、五加皮、鹿茸以补其精血，精血既足，则筋骨自坚也。若虚而热者，用六味丸；虚而寒者，用八味丸。手拳挛者，用薏苡仁丸；足拳挛者，用海桐皮散。脾胃亏损，肾脏虚弱，寒邪所乘而膝渐肿者，宜补中益气汤、大防风汤。

薏苡仁丸

治禀受肝气怯弱致两膝挛缩，两手伸展无力。

当归　秦艽　薏苡仁　酸枣仁　防巳　羌活等分

上为末，蜜丸芡实大，每服一丸，麝香荆芥汤下。

海桐皮散

治禀受肾气不足，血气未荣，脚指拳挛，不能伸展。

海桐皮　牡丹皮　当归酒浸　熟地黄　牛膝酒浸，各一两　山茱萸　补骨脂各五钱

上为末，每服一钱，葱白煎汤，食前服。

大防风汤

痢后脚弱缓痛，不能行履，名曰痢风。

熟地黄　防风　杜仲　当归　黄芪　白芍药各一钱　附子炮川芎各七分五厘　羌活　人参　牛膝酒浸　甘草炙，各五分　白术一钱五分

上姜枣水煎。

补中益气汤

地黄丸

方俱见保婴条。

八味丸

方见泄泻条。

五加皮散

治四五岁不能行。

真五加皮　川牛膝酒浸二日　木瓜干等分

上为末，每服二钱，空心米汤调下，一日二服，服后宜饮好酒半杯。

羊角丸 [批] 杂方

治五六岁不能行。

羚羊角　虎胫骨醋炙黄　生地黄　酸枣仁　白茯苓各五钱

桂心　防风　当归　黄芪各二钱五分

上为末，蜜丸皂子大，每服一丸或三丸，温酒化下。

五软第一百二十八

五软者，头、项、手足、肉、口也。头为诸阳之会，脏腑骨脉皆虚则诸阳之气不足，故头软也。肾主骨，足少阴、足太阳经虚，故天柱骨弱而头软。然亦有肝胆伏热所致者，面红、唇红、肌热乃是，宜羊角散或凉肝丸。有风气入肝以致筋舒头项软者，宜天柱丸，通用健骨散，外敷生筋散及用贴项方。脾主四肢，若中州之气不足不能荣养四肢，故肉少皮宽，饮食不为肌肤而手足软，手软用薏苡仁丸，脚软用肾气丸、五加皮散、羊角丸，肉少皮肤自离者，用四君子汤、紧皮丸；遍身筋软者，鹿茸四斤丸加当归、青盐。口乃脾之窍，脾胃气虚，舌不能藏而常舒出，口不能言，均谓之口软，治法已见前条。夫心主血，肝主筋，脾主肉，肺主皮毛，肾主骨，若五脏无亏则血肉皮毛筋骨皆强，一有所亏则肢体必弱，此理之必然也。然诸脏腑莫不禀受脾胃之气以滋养，治此者俱宜用补中益气汤以滋化源，犹宜兼服地黄丸也。

羊角散

治肝胆伏热，项软。

羚羊角　白茯苓　虎胫骨　酸枣仁　桂心　熟地黄　防风

甘草等分

上为末，每服一钱，酒调服。

凉肝丸

治肝胆伏热，项软。

防风二钱　人参　赤茯苓各一钱五分　黄芩　茺蔚子　玄参

大黄　知母各一两

上为末，蜜丸绿豆大，食后茶清下十五丸。兼治痘后目赤肿痛。

天柱丸

治风气入肝，舒筋头项软。

蛇含石一块，火煅、醋淬七次　郁金　麝香各少许

上为末，饭丸芡实大，每服一丸，荆芥煎汤化下。

健骨散

治久患痿疾，体虚不食及诸病后天柱骨倒。

僵蚕炒为末，每服三五分，薄荷泡酒调服。

生筋散

治项软。

木鳖子六个　蓖麻子六十粒

上俱去壳捣烂，先摩儿项热，后用唾津调贴，甚效。

贴项方

生附子　南星等分

上为末，生姜汁调敷颈项软处。

紧皮丸

治身软肉少，皮肤自离，饮食不为肌肤。

荜澄茄三钱　干漆二钱　枳壳四两　苍术　乌药　香附　三棱　莪茂　木香　砂仁　红豆蔻　草果　白茯苓各一两

上为末，醋糊丸，绿豆大，每服二十丸，白汤下。

鹿茸丸

治肝肾虚损之极以致筋骨痿弱，不能自持，起居无力，足膝酸疼，肌体瘦悴，血气不生。

肉苁蓉　天麻　菟丝子　牛膝　熟地黄　杜仲　鹿茸　木瓜等分

上为末，蜜丸梧子大，每服三十丸，空心米汤下。

薏苡仁丸

五加皮散

羊角丸

方俱见行迟条。

补中益气汤

四君子汤

地黄丸

方俱见保婴条。

肾气丸

方见五疳条。

龟胸背第一百二十九

小儿胸前突起者，谓之龟胸。由于在妊时其母多食五辛炙煿以致肺热胀满，攻于胸膈，行动喘之。若遇风寒或多食，则痰喘气急，肢体瘦悴，久而不治则成疳劳，当用龟胸丸或松蕊丹、百合丹之类治之。若脊背突起者，谓之龟背。由于护背不密为客风吹脊，入于骨髓，或令坐早而致柔嫩之骨伛偻不直，多成痼疾，亦宜服松蕊丹，而以龟尿点背间骨节及炙肺俞、心俞、膈俞三穴可愈。

此二证，一则外因腠理不密，风邪乘之也；一则内因痰饮蕴结，风热交攻也，均宜调理脾胃为主，佐以清热消痰之剂，仍察乳母之所伤而兼治焉。

龟胸丸

大黄一钱，煨　天门冬　百合　杏仁麸炒　木通　枳壳麸炒
桑白皮蜜炙　甜葶苈炒　朴硝各五钱

上为末，蜜丸芡实大，每服一丸，食后温水化下。

松蕊丹

治龟背。

松花　枳壳　防风　独活各一两　麻黄　大黄　前胡　桂心
各五钱

上为末，蜜丸黍米大，每服数丸，粥饮下。

百合丹

治龟胸背。

百合一两　木通　朴硝　桑白皮蜜炙　杏仁去皮尖、双仁，炒
天门冬　大黄煨，各五钱

上为末，蜜丸绿豆大，每服十丸，食前温酒化服。

枳壳防风丸

治龟胸。

枳壳麸炒　防风　独活　大黄煨　前胡　当归　麻黄去节，
各一钱

上为末，面糊丸，黍米大，每服十丸，食后米汤下。

丹溪苍术丸 [批] 杂方

治龟胸。

苍术　黄柏酒炒　白芍药酒炒　陈皮　防风　山楂　威灵仙
加当归，利后加生地黄

上为末，炼蜜丸，食后温水下。

大便不通第一百三十

《婴童百问》云：小儿大便不通，乃肺与大肠有热，故致秘
结不通，宜用清凉饮之类；若饮食夹惊及积滞而不通者，用大
连翘饮之类；惊风积热而不通者，用掩脐法，此皆实热之为病
也，非若年老气虚、病后失血之比。然婴儿之所异者，多有因
乳母膏粱积热及六淫七情郁火之相传而致贻患于儿，宜清邪解
郁，其便自通，不求其源则谬矣。

掩脐法

连须葱二茎，带土生姜一块，淡豆豉二十一粒，盐二匙，
同研烂捻作饼子，烘热掩脐中，以帛扎定，良久气透自通，未
通再换一饼。

清凉饮

方见初生条。

大连翘汤

方见撮口条。

郁李仁丸

治襁褓小儿大小便不通，并惊热、痰热，欲得溏动者。

握宣丸

治小儿便难燥结，或服涩药，腹胀闷乱，命在须臾，手握此丸不移，时大小便自利。

二方俱见初生条。

脱肛第一百三十一

小儿气虚，或久泻久痢后，或呼叫气耗，而致大肠头脱下，治法宜升举，宜兜涩。然大肠者，肺之腑也，肺寒亦能致大肠头脱出，用补中益气汤加诃子、樗皮之类，是升举之中而兼兜涩也，以是而消息之，自能得其意。

龙骨散

治大肠虚弱，肛门脱下。

龙骨煅　诃子肉煨，各一两　没石子大者，二枚　罂粟壳醋涂，炙，二钱

上为末，白汤点服，仍用葱汤先熏后洗，使肠头和软，缓缓托入。以新砖一块烧红，浇之以醋，即用粗布叠数层压定，使热气上透，然亦不可过热，令病者坐于布上，逐渐减布，使常得温暖为度，须常服前药。

五倍子散

治小儿脱肛。

五倍子　地榆等分

上为细末，每服五分或一钱，空心米饮调下。

赤石脂散

治小儿因痢后努躯气下，推出肛门不入。

赤石脂　伏龙肝等分

上为细末，每用五分，敷肛门头上按入。

脱肛四方①

一方：治脱肛，炼猪脂二两和蒲黄成膏，涂肠头即缩入。

一方：治脱肛，以浮萍草杵为细末，干贴患处。

一方：脱肛，以东北方陈壁土煎汤，先洗下，后熏上。

一方：脱肛，用熊胆五分，孩儿茶二分，冰片一分，共研为末，乳调涂肠头上，热汗自出而肛收矣。

疝气第一百三十二

小儿疝气，间有之证也，所因不同，要皆禀父之肾气不足，或母之怒郁肝火，或多啼吸入寒气流于肾经，或坐卧湿地而致寒邪湿冷之气侵入膀胱，留而不散所得，其证阴核肿硬沉坠，治法先宜疏利，次用逐寒温脏之药。若肝经热者，用栀子清肝散；儿啼躁怒者，用匀气散；乳母恚②怒者，用柴胡清肝散；肝火气逆者，用加味逍遥散；小腹作痛、小便涩滞者，用龙胆泻肝汤；久坐冷地，小便不利者，用四苓散加柴胡、山栀、车前子；若便闭，小腹阴囊牵引痛甚者，归牛散；痛时曲腰干啼，脚冷唇干额汗，或外肾钓上，阴囊偏大者，金铃散。

金铃散

治疝气时曲腰干啼，脚冷唇干额汗，或外肾钓上，阴囊偏大。

金铃肉一两　砂仁七钱五分　荜澄茄　木香各五钱

上为末，每服一钱，或盐汤或酒调服。

---

① 脱肛四方：据目录补。

② 恚（huì会）：恨，怒。

柴胡清肝散

方见察色条。

加味逍遥散

归牛散

方俱见内钓条。

栀子清肝散

方见保婴条。

匀气散

方见胎寒条。

四苓散

龙胆泻肝汤

方见汗证条。

桃仁丸

治小儿啼叫，怒气闭紧于下，结聚不散，加以水窦不行而致阴肿。

桃仁浸去皮尖，微炒，三钱　辣桂　牵牛微炒，取仁　白蒺藜炒香，捣去刺　牡丹皮　大黄各二钱

上为末，蜜丸麻子大，每服五丸或七丸，青皮、木香、葱白入盐少许，煎汤灌下。

芫花丸

治小儿疝气妙方。

芫花醋浸，炒　木香　槟榔　三棱各五钱　白茯苓　青皮　全蝎　桂枝　附子　硇砂各一钱

上为末，硇砂澄去土，汤锅内顿成膏子，和糖醋打面糊为

丸，如豆子大，每服三十丸，空心温酒下，未效再服。

蜘蛛散

治小儿狐疝，睾丸大小，时有上下。

蜘蛛十四枚，炒焦　桂枝五钱

上为丸，每服八分，酒调下，一日再服，蜜丸亦可。

海蛤散

治小儿阴肿，由于啼叫以致怒气闭纵于下而成疝。

海蛤三钱　茴香炒，三分　薏苡仁　白术　槟榔各五分

上为末，食前温酒调下，大小加减。

蒺藜散

治小儿阴肿因污血。

白蒺藜炒，去刺　牡丹皮　桂枝各五钱　桃仁去皮尖及双仁者，炒，三分　郁李仁汤浸去皮，三分

上为末，酌量多寡，煎服。

木连散 [批] 杂方

小儿阴肿因热。

木通　黄连　甘草　当归　黄芩等分

上水煎。

阴肿二方①

一方：小儿阴子肿大，以干蚯蚓为末，煎葱椒汤在避风处熏洗拭干，唾津调末傅，累效。

一方：小儿囊肿如升，煎甘草汁调地龙末，涂之立消，累效。

---

①　阴肿二方：据目录补。

五淋第一百三十三

小解茎中涩痛者谓之淋，其名有五：一曰膏淋，小便中有脂如膏，乃肾虚不能制水，故肥液下行也；二曰冷淋，小解时必先战栗，乃肾虚而下焦受冷，冷气入胞与正气交争也；三曰热淋，三焦有热流入于胞，小便赤涩也；四曰血淋，心热血散，失其常经，渗溢入胞也；五曰石淋，肾为热乘，化为砂石，阻塞茎中，不得流利，痛引小腹也。五者虽分，要皆肾气不足，热入膀胱所致，并宜用五淋散下龙脑鸡苏丸及香芎丸疏导，地黄丸补益，仍察乳母脏腑贻热以治之。如因父服下部药而贻热于子之命门者，即丹溪治郑宪使子之意，以紫雪和黄柏末作丸，晒极干，服二三百丸，后以陈皮一两，桔梗、木通各五钱作汤服，下如漆如粟恶物而愈。若肝之湿热滞于下焦而淋者，用龙胆泻肝汤。

五淋散

治膀胱有热，水道不通或小腹肿胀。

赤茯苓　赤芍药各五分　山栀炒　当归各三分　甘草二分

上加灯心十根，水煎。

龙脑鸡苏丸

治心中郁热烦渴，及诸血发寒热，惊悸劳顿，咳嗽诸淋，胃热口臭，肺热喉腥，脾热口甜，胆热口苦。此丸能凉上膈，解酒毒。

薄荷一斤　麦门冬四两　蒲黄　阿胶各二两　甘草一两五钱

人参　黄芪各一两　生地黄六两

上前七味共为末，生地黄另为末，以银柴胡、木通各二两作咀片，汤半碗浸二宿取汁，又用蜜二斤炼数沸，入生地黄末搅匀，后入柴胡、木通汁，慢火熬成膏，与前药和匀为丸梧子大，每服二十丸。五淋者，车前子煎汤下。

香芎丸

治小儿诸淋证，若治风闭尤妙。

香附　川芎　赤茯苓各五钱　海金砂　滑石各一两　枳壳　泽泻　石韦　槟榔各二钱五分

上为末，糯米粉煮清糊为丸，麻子大，每服三十三丸或五十五丸、七十七丸，俱麦门冬煎汤送下。若小便涩痛滴三五点者，取顺流水，用火微温，入盐少许下。

龙胆泻肝汤

方见汗证条。

地黄丸

方见保婴条。

金砂散

治小便淋涩不通。

郁金　海金砂　滑石　甘草等分

上为末，每服一钱，煎地肤子汤调下，灯心、木通亦可。

立效散

治小儿诸淋不通，茎中作痛。

木通　甘草　王不留行　胡荽　滑石　海金砂　山栀子　槟榔等分

上每服一钱，水煎。

螵蛸散

治小儿血淋，神效。

海螵蛸　生地黄　白茯苓

上等分为末，柏叶、车前草煎汤调下。

车前汤

治小儿血淋，如神。

紫草　连翘　车前子

上等分，水煎。

二圣散 [批] 杂方

治小儿气淋。

赤芍药一两　槟榔面裹煨，一枚

上为末，每服三钱，灯心同枣子煎汤调服。

小便不通第一百三十四_{附遗溺}

小便不通，渴者热在上焦气分，宜黄芩清肺饮之类；不渴者，热在下焦血分，宜滋肾丸之类，是治小便不通之大概也。但小儿有禀父之肾气不足者，又宜用六味地黄丸。因乳母心肝二经有热者，宜柴胡栀子散；因乳母肝经怒火者，亦宜柴胡栀子散；因乳母厚味酒面积热者，宜清胃散。若为冷湿乘虚入里而不通，名曰阴闭，宜白芍药汤加木香，及用炒盐以绢帕包熨脐之四围，并投五苓散入灵砂末，温盐汤调服，其效尤速；若因暴热所逼，涩而不通，名曰阳闭，或内脏气虚，受热壅滞，宣化不行，非涩非痛，但闭而不通，腹胀紧满，俱宜五苓散加车前子、灯心及投木通散、益元散皆可，姜豉饼贴脐亦甚效，但阴阳必须分明白也。

栀子仁散

治小便不通，脐腹胀闷，心神烦热。

栀子仁五枚　茅根　冬葵子各五钱　甘草炙，二钱上为末，每服一钱，水煎。

益元散

滑石六钱　甘草炙，一钱

上为末，每服一钱，温水调服。

木通散

方见初生条。

柴胡清肝散

地黄丸

方俱见保婴条。

滋肾丸

黄芩清肺饮

清胃散

五苓散

方俱见察色条。

白芍药汤

方见胎寒条。

捻头散

治小便不通。

玄胡索　川苦楝等分

上同为细末，每服五分或一钱，沸汤中滴油数点，谓之捻头汤，以之调下。

冬葵散

治小儿小便不通，小腹急闷。

冬葵子一两　木通五钱

上为末，每服一钱，煎服。

附遗溺

鸡肠散 ［批］杂方

小儿小便不禁，睡中遗出。

鸡肠草一两　牡蛎粉三钱　龙骨煅　麦门冬　白茯苓　桑螵
蛸炙，各五钱

上为末，每服一钱，枣水煎。

遗尿四方①

一方：治小儿遗尿，以破故纸为末，每服一钱，热汤调下。

一方：治小儿遗尿，以五倍子炒焦为末，每服五分，白汤
调下，或糊丸米汤送。

一方：治小儿遗尿，以桂末、雄鸡肝等分捣为丸，小豆大，
温水下二三十丸，日三服。

一方：治小儿遗尿，以羊肚盛水，紧系两头，煮熟，开取
其水，一气饮之。

便白第一百三十五

小儿有隐然之疾，父母不知而忽之，疾成而后告医，不既
晚乎。故不但寒热痛痒之宜谨，每日所下二便，常宜嘱乳母验
之。《全婴方》云：小便初溺微赤，良久白浊者，热疳之候也；
初溺黄白，良久白浊者，冷疳之候也。冷者，益黄散；热者，
牛黄丸；冷热相兼者，芦荟丸；纯下白浊者，君朴丸。大凡小
儿失津液欲成疳证而小便白者，宜用茯苓散；亦有脾虚食积，

---

① 遗尿四方：据目录补。

湿热下注而小便白者，先用茯苓散五七服，次服四味肥儿丸。若大便色白而频或焦黄酸臭，宜先用大安丸及异功散加炒黑黄连，次服四味肥儿丸。凡此皆由乳哺失节致伤于脾，或心膈伏热所致。若心膈热，以山栀一枚，灯心二十茎，煎汤呷之。久则成疳，不可不慎于微也。

君朴丸

治小儿小便白浊，久则黄瘦，不长肌肉。

使君子煨　厚朴制　黄连各一两　木香三钱

上为末，蒸饼糊丸，梧子大，每服一二十丸，米汤下。

茯苓散

治乳食伤脾，或心经伏热，小便白浊。

三棱煨　蓬茂煨　砂仁　赤茯苓各五钱　青皮　陈皮　滑石甘草各一钱五分

上为末，每服一钱，灯心汤调下。

四味肥儿丸

益黄散

异功散

方俱见保婴条。

牛黄丸

方见五痫条。

芦荟丸

方见五疳条。

大安丸

方见察色条。

三棱丸

方见呕吐条。

诸热第一百三十六

小儿气禀纯阳，脏腑生热，阴阳气变，熏蒸于外，乃至身体发热，有心肝脾肺肾五脏之不同，虚实表里温壮六者之不一，欲知其内先察乎外，其未病之先也。心热则额上先赤，肝热则左颊先赤，脾热则鼻上先赤，肺热则右颊先赤，肾热则颏下先赤，因以药之，则其效甚速也。

逮夫病成，心热则口内生疮，小便赤肿，淋涩不通，心烦掌热，巳午时益甚。睡时视其口中气温，或合面而卧及上窜摇头咬牙者，导赤散、生犀散主之；仰面而卧者，泻心汤主之，或安神丸。[批] 心热。

肝热则两眼赤痛，流泪羞明或生翳障，便难转筋，寻衣捻物，多怒多惊，四肢困倦，寅卯时益甚。抽搐力大，以泻青丸、柴胡饮子主之；咬牙呵欠，抽搐力小，地黄丸主之。[批] 肝热。

脾热则涎沫常流，嗜卧饮水，热在肌肉，至夜益甚。四肢不收，泻黄散主之；睡而露睛者虚也，白术散主之。[批] 脾热。

肺热则鼻衄不止，壮热便秘饮水，手摇眉目，日西热甚。喘咳寒热，甘桔汤主之；若肺虚热，唇色深红，轻者泻白散主之，重则用凉膈散、地骨皮散。[批] 肺热。

肾热则耳内出脓，两足热甚，骨中苏苏如有虫蚀，甚则不能起坐，滋肾丸主之。肾虚则下窜畏明，地黄丸主之。[批] 肾热。

若心脾俱热则生重舌、木舌；胃热则口中气臭，此五脏之热也，又当以虚实分之。虚则面色青白，恍惚神缓，口中虚冷，嘘气软弱，喜热恶寒，泄泻多溺，或乍凉乍温，怫郁惊惕，上盛下泄，夜则虚汗，屈体而卧，睡而露睛，手足指冷，宜用调补之剂。实则面赤气粗，口燥唇肿，作渴饮凉，大小便难，或掀衣露体，烦啼暴叫，伸体而卧，睡不露睛，手足指热，宜用表下之剂。仍察其在表在里也，以手轻扪之则热，重按之则不热，此为皮毛血脉之热，热在表也；按至筋骨则热，轻手扪则不热，此为筋骨之热，热在里也；不轻不重按之而热者，此肌肉之热，热在半表半里也。

若肢体大热，热不已则发惊痫，谓之壮热，宜导赤散；肢体微热，热不已则发惊搐，谓之温热，宜泻黄散。若壮热恶风寒，乃元气不充，表之虚热也；壮热不恶风寒，为外邪所客，表之实热也。壮热饮汤，为津液短少，里之虚热也；壮热饮水，为内火消烁，里之实热也。若诊其脉，尺寸俱满者为重实，尺寸俱弱者为重虚。若夫表里遍身俱热，颊赤口干，小便赤，大便焦黄，谓之积热，先以四顺清凉饮子，利动脏腑则热去。若热既去而复热者，乃里热解而表热未解也，当用惺惺散、红绵散加麻黄微发汗。表热已去而仍发热者，乃表里俱虚，气不归源，以致阳浮于外，所以发热，非热证也，用六神散加粳米煎汤，和其胃气则收阳归内，身体便凉，热重者用银白散，苟误用凉药，或再解表，必至夭折矣。然亦有气血虚而发热者，如发热恶热，大渴不止，烦躁肌热，不欲近衣，其脉洪大，按之无力，或兼目痛鼻干者，此血虚发躁也，当补其血。若不能食而热，自汗者，气虚也，当补其气。昼则安静，夜则发热烦躁，阳气下陷入阴中也；昼则发热烦躁，夜则安静，重阳无阴也。《脉经》云：小肠有宿食，当暮发热，明日复止，此宿食热在夜也。风痰亦热在晚而早凉，惟饮水无时而别，宜下以金星丸。气弱者，宜夺命散以控涎，次服惺惺散加南星、白附子。

但小儿发热病，节目甚多，潮热者，作止有时，每日应时而发也。胸满气短者，桃枝丸。减食蒸瘦者，秦艽散。钱仲阳谓：日中发热是心之虚热，法当先补肝母，肝实而后泻心，心得母气则平，潮热自愈；惊风热者，发搐悸痫，脉数烦躁，治法见急惊条；风温热，身不热而口中气热；伤寒热，口热呵欠，顿闷项急；痘疮热，喷嚏悸动，耳尖冷；变蒸热，唇上白泡珠起耳冷，此不必治也。疳热，面黄吃炭土羸瘦，鼻下赤烂，及夜热、余热、食热、烦热、风热、虚热、客热、癖热、寒热、血热之类，各各不同，岂能执一定论，当从所重而治之。

若寻常肢体热，轻则止用惺惺散，重则用羌活散。大便秘者，二黄犀角散。余热不退者，地骨皮散。肝火内动者，龙胆草汤。肝经血虚生风而搐者，用四物汤加天麻、钓藤钩。若热蕴便秘者，四顺清凉饮。热而大便调和，乃风邪蕴结于表也，宜惺惺散加麻黄汗之。汗后血虚而热益甚者，亦用六神散加粳米；汗后气虚而恶寒发热者，补中益气汤；汗后阴虚，阳无所附而热者，用四物汤加参芪；汗后阳虚，阴无所附而热者，用四君子汤加芎归。随证用药，在人之活泼耳。[批] 胃热。

秦艽散

治潮热、减食、蒸瘦。

秦艽去头，切，焙　甘草炙，各一两　薄荷切，焙，五钱

上为粗末，每服二钱，水煎。

二黄犀角散

治温壮热，心神不安，大腑秘结。

犀角屑　大黄酒蒸　钓藤钩　栀子仁　甘草炙　黄芩等分

上为末，每服五分，热汤调下，量儿加减。

红绵散

治小儿风热，头目不清。

南星切薄片，油浸黄　白僵蚕炒，各四分　苏木节五分　天麻生用，二分

上入红绵少许，水煎服。若伤寒有表证者，入去节麻黄五分；有里热心躁渴者，入滑石末五分同煎。

银白散

干山药　白术　白茯苓　人参　白扁豆　知母　炙甘草升麻等分

上姜枣水煎。

导赤散

生犀散

泻心汤

安神丸

泻青丸

泻黄散

白术散

泻白散

甘桔汤

补中益气汤

四君子汤

地黄丸

方俱见保婴条。

羌活散

即人参羌活散。

地骨皮散

桃枝丸

方俱见急惊条。

柴胡饮子

滋肾丸

方俱见察色条。

龙胆草汤

方见脐风条。

四顺清凉饮

四物汤

方俱见初生条。

六神散

方见夜啼条。

凉膈散

方见汗证条。

夺命散

治急慢惊风痰潮壅盛塞于咽喉，其响如潮，百药不能过咽，命在须臾，用此药入喉，痰即坠下，功收万全，诚夺天地之造化，故曰夺命散。

青礞石一两，同焰硝一两入倾银罐内，炭火煅红，硝尽为度，候冷，石如银色取用上为细末，以生薄荷自然汁入蜜调，微温服之，良久其药自裹痰坠下，从大便出。

金星丸

治风热结聚喉内，痰鸣喘粗，咳嗽面红腮肿，咽膈壅塞，发热狂躁渴。

郁金末　雄黄另研，各一钱　腻粉　巴豆七枚，去油

上为末，米醋糊丸，麻子大，薄荷汤、腊茶下。

栀子豉饮

治小儿畜热在中，身热狂躁，昏迷不食。

栀子仁七枚　豆豉五钱

上用水三盏煎至二盏，多少任意，或吐或不吐，立效。

柴苓散

治壮热来去。

柴胡　麦门冬　人参　赤茯苓　甘草各五钱　黄芩一两

上为末，每服二钱，入小麦二十粒，青竹叶三片，水煎。

牛黄散

治温壮常热，或寒热往来。

牛黄研　甘草各五钱　柴胡　栀子酒炒　龙胆草酒炒　黄芩炒，各二钱五分

上为末，每服五分，金银薄荷汤调下。

黄龙汤

治发热不退，或寒热往来。

柴胡　黄芩炒　甘草炒，各五钱　赤芍药三钱

上每服一钱，姜枣水煎。

牛黄膏

治壮热，咽喉涎响，或不省人事，或左右手偏搐，或唇口鼻颤动，此热涎内畜，风邪外感也，宜急服之。

蝎尾四十九枚　巴豆霜一钱五分　脑麝各五分　辰砂研，二钱　郁金三钱，皂角水煮　牛黄少许

上为末，每服一匙，蜜水调下，量儿虚实用之。

栀子仁汤

治阳毒壮热，百节疼痛，下后热不退者。

栀子仁酒炒　赤芍药　大青　知母各一两　升麻　黄芩酒炒　石膏各二两　柴胡一两五钱　甘草五钱　杏仁二两，浸去皮，面炒微黄

上每服三钱，姜水煎。

六物黄芩汤

治壮热，腹大短气，往来寒热，饮食不化。

黄芩酒炒　大青　甘草炙　麦门冬　石膏各五钱　桂三钱

上每服一二钱，水煎。

五物人参汤

治壮热咳嗽，心腹胀满。

人参　甘草各五钱　麦门冬　生地黄各一两五钱　茅根半握

上每服一二钱，水煎。

益智丸

治脾肾虚热，心气不足。

益智仁　白茯苓　茯神等分

上为末，蜜丸梧子大，每服五六十丸，空心白汤下。

四物二连汤 [批] 杂方

治血虚劳，五心烦热，昼则明了，夜则发热，胁肋并一身

尽热，日晡肌热。

　　当归　生地黄　白芍药　川芎　胡黄连　黄连

　　上水煎。

伤寒第一百三十七

　　大人患伤寒而至于传经，有证有脉，故能知其宜汗、宜和、宜温、宜下。婴儿患是者，口不能言，何以知其头疼、脊强、恶寒、目痛、鼻干、不眠、口苦、胁痛、耳聋、腹满、咽干、舌干、口燥、烦满、囊拳；脉不能诊，何以得其浮沉、紧缓、弦长，以别夫三阳三阴；且变蒸杂患、痘疹将作，证俱相似，投剂一差，死在反掌。

　　惟于初发热时辨虎口纹红色为验，童稚则以一指按三关，左手人迎紧盛为是。又可别者，男面色黄而体重，女面色赤而喘急，口中气热，中指亦热。惊风亦有表证，但男左女右手五指俱冷。痘与疹两腮皆赤，目胞亦赤，呵欠烦闷，乍热乍凉，咳嗽喷嚏，足稍冷，多睡，时发惊悸，中指与耳鼻尖及尻足俱冷，耳后有红筋赤缕。变蒸则唇上有白泡。又可辨者，伤寒之热，热在皮肤；痘疹变蒸，俱自内发外，热在肌肉也。

　　若其恶寒，必偎人藏身，缩体引衣，鼻塞多涕，是为表证，宜微汗之，用解肌汤、败毒散之类；恶热内实者，必出头露面，扬手掷足，掀衣气粗，烦渴粪燥，是为里证，宜疏利之，大柴胡汤、四顺饮、洗心散之类。若头额冷，手足凉，口气冷，面色暗淡，泻利清白，是为阴证，宜温之，五积散、理中汤之类，重则四逆汤。若因惊而又感寒邪，或因伤风热，热极生风，心主血脉，为热所乘，额心中有青纹，面色青红，手掌心有汗，时作惊惕，夜睡不安，是为夹惊，慎勿用治惊之剂，宜疏利之，用王氏薄荷散，或人参羌活散加僵蚕、蝉蜕、南星、全蝎、白附子、麻黄。便闭者加大黄，煎送朱砂安神丸，甚则用抱龙丸。若先伤于食后伤于风，或先伤于风后伤于食，发热气粗，口中嗳气，肚热腹胀，上热下冷，或大便酸气，右额角有青筋，是为夹食，并宜解散，次与消导，甚则推荡之，先用败毒散，后用藿香正气散加神曲、麦芽、山楂、砂仁、香附之类。内实者加枳实、青皮；不解者，加软柴胡、芩、连；如不愈，以大柴胡汤下之。

汤氏曰：小儿伤寒，周岁以前，热轻者服惺惺散，周岁以后，须微汗解表为妙，恐五六日不除，入于经络，搏于血气，传变多证，或生惊风，甚至伤害。王节斋云：小儿八岁以下无伤寒，虽有感冒风寒，鼻塞流涕，发热咳嗽之证，以降痰为主，或用轻和之剂微与解肌，轻者不必药，二三日多用自愈者。若必欲用药，不过橘皮、半夏、桔梗、川芎、白茯苓、桑白皮、甘草、防风、薄荷、枯芩、白术之类而已。夫寒邪之伤经络也，不散不已，但小儿气血与大人不同，过于发表，正气不免被伤。故二说皆云微汗，临证者宜斟酌焉。

解肌汤

治天行瘟病，头痛壮热，春感风邪，发热而渴不恶寒。

葛根　桂枝各一钱　黄芩　甘草各五钱　白芍药　麻黄各七分

上加枣水煎。

大柴胡汤

治阳明证，身热汗出而不恶寒。

柴胡二钱五分　黄芩　枳实各一钱五分　白芍药　半夏各一钱

大黄三钱，量人虚实

上姜枣水煎。

洗心散

心经积热，风壅痰滞，口苦唇燥，眼涩多泪，大便秘结，小便赤涩。

白术七分五厘　麻黄不去节　当归　荆芥穗　白芍药　大黄面裹煨，去面，切，焙　甘草生，各四分

上加生姜、薄荷各少许，水煎。

五积散

治感冒寒邪，头疼身痛，项强拘急恶寒，呕吐腹痛及伤寒发热，头疼恶风，内伤生冷，外盛风寒，并寒湿客于经络，腰脚酸疼等证。

白芷　川芎　白芍药　甘草　白茯苓　当归　肉桂各三分
陈皮　麻黄各六分　厚朴　干姜各四分　桔梗一分五厘　枳壳五分
半夏二分　苍术七分五厘

上姜葱水煎。若胃寒，用煨姜；腹痛或挟气，加吴茱萸；体薄有汗，去苍术、麻黄；气虚，去枳梗加参术。若除白芷、肉桂二味，余十三味炒至色变而与芷、桂同用，谓之熟料五积散。

理中汤

人参　干姜炮，各二钱　白术三钱　甘草炙，一钱五分
上酌量多寡，水煎。

四逆汤

甘草二钱五分　干姜一钱五分　附子一钱五分，去皮
上水煎。

藿香正气散

方见食积条。

败毒散

方见目证条。

人参羌活散

朱砂安神丸

方俱见急惊条。

抱龙丸

惺惺散

方俱见保婴条。

四顺饮

即顺清凉饮，方见初生条。

卷之十

怀幼考索

疟疾第一百三十八

疟之所因，风暑食痰也，其名曰寒、曰温、曰瘅、曰湿、曰牝，虽异其名，而所致则一也，小儿患此，多属伤食兼有外邪而发，医治无异于大方脉，有风暑则解，有停滞则消导，但发散消导后，便当以扶持胃气为本。丹溪曰：无汗要有汗，散邪为主；有汗要无汗，固正气为主。骤发之疟宜解表，久发之疟宜补脾。寒疟宜温，温疟宜和，瘅疟宜清。挟痰则行痰，兼食则消食。劳疟宜安，暑疟宜解，鬼疟宜祛，瘴疟宜散。若热多寒少者，宜小柴胡汤；寒多热少者，宜清脾饮子。无汗者，桂枝麻黄各半汤；有汗者，柴胡桂枝汤。渴而小便不利者，五苓散。热多汗出，腹满便闭者，大柴胡汤。痰疟者，二陈汤加柴胡、黄芩，甚者加枳实。食疟者，先用大安丸，次用异功散。劳疟、痰疟，并固补中益气汤。暑疟者，十味香薷饮。鬼疟者，鬼哭散。瘴疟者，四兽饮。疟母者，木香丸、鳖甲饮，甚则以神佑丸消之。若用药太早变作浮肿，外肾肿大，或食伤于脾胃，浮为脾之外应，宜大腹皮汤、草果饮之类治之，慎勿投以砒、丹之毒药，致伤脆薄之肠胃也。

清脾饮子

治因食伤脾，停滞痰饮发疟，热多寒少或但热不寒，膈满能食，口苦舌干，心烦而渴。

柴胡　半夏　黄芩　草果　白术　白茯苓　厚朴　青皮等分
甘草减半

上姜枣水煎。一方倍茯苓加常山、姜，煎露一宿，五更服以截疟，令人不吐。

桂麻各半汤

治疟疾发热，自汗或无汗。

桂枝　白芍药　生姜　甘草炙　麻黄各一钱　杏仁十粒，炮去皮尖

上加大枣，水煎。

柴胡桂枝汤

治疟身热多汗。

柴胡八分　桂枝　黄芩　白芍药　甘草各三分　半夏二分五厘

上姜枣水煎。

二陈汤

白茯苓　橘红　半夏　甘草

上姜水煎。

十味香薷散

香薷一钱五分　厚朴　扁豆　黄连以上四味姜汁拌和炒香　人参
白术　白茯苓　甘草　黄芪　木瓜不见铁，各七分

上为末，热汤、冷水任意调服或水煎。

鬼哭散

治久疟不愈。

常山　大腹皮　白茯苓　鳖甲醋炙　甘草炙，等分

上每服二钱，加桃柳枝各七寸，水煎。

四兽饮

治阴阳相胜，结聚涎饮为疟，兼治瘴疟，神效。

半夏　白茯苓　人参　白术　草果　橘红各等分　甘草减半

上加去核乌梅、姜、枣等分，与药拌和，纸包渍水，在慢火内炮令香熟，每服五钱，水煎，未发之前连进数服。

鳖甲饮

治疟久不愈，腹中结为癥痕，名曰疟母。

鳖甲醋炙　黄芩　白术　白芍药　川芎　甘草　草果仁　厚朴姜汁炒　槟榔　橘红等分

上姜枣水煎。一方无后四味。

神佑丸

甘遂　芫花　大戟俱醋炒，各一两　青皮　陈皮　木香　槟榔各五钱　黑牵牛头末，四两　大黄二两　轻粉一钱

上为末，水丸，酌量多寡，空心服。

大腹皮汤

治小儿疟疾用药退热太早，变作浮肿，外肾肿大，饮食不进，宜服之。

大腹皮　槟榔　三棱　蓬茂　甘草各三分　枳壳　苍术各二钱

上分二服，入生姜皮、萝卜子、椒目同煎。

草果散

治小儿疟疾，寒多热少或遍身浮肿。

草果仁　厚朴　青皮　藿香　半夏　甘草　丁皮　神曲　良姜等分

上锉散，每服三钱，姜枣水煎。

小柴胡汤

方见咳嗽条。

大柴胡汤

方见伤寒条。

五苓散

方见察色条。

补中益气汤

大安丸

异功散

方俱见保婴条。

木香丸

方见五疳条。

露星散

治小儿久疟。

秦艽　柴胡　白术　白茯苓　槟榔　常山　黄芩　甘草炙
半夏曲　官桂等分

上酒醋各半煎成，露一宿，次早再温，去渣服。

青皮汤

治小儿疟疾浮肿，兼寒热不退，饮食不进。

白术　白茯苓　厚朴　青皮　陈皮　半夏　大腹皮　槟榔
三棱　蓬茂　木通　甘草各等分

上每服三钱，水煎。

截疟丹

治疟母结痞，寒热无已。

阿胶　雄黄各二钱五分　辰砂一钱五分

上为末，稀糊丸，梧子大，每服一丸，人参汤候冷，空心服；瘴疟，桃枝汤冷服，临发时磨一丸，涂鼻与口畔，甚效。

断疟如圣丹

砒二钱　大蜘蛛三个　雄黑豆四十九粒

上为末，滴水为丸，如芡实大。若遇来日疟发，今晚将一丸在北斗下献过，次早以纸裹塞男左女右耳中，立愈如神，一丸可治二人。又云：单日塞左耳，双日塞右耳。

一小儿疟疾，多有厌药者，不拘桃杏梨枣一枚，于发之前一日，避鸡犬妇人，沐手执果，咒曰：我从东南来，路逢一池水，水里一条龙，九头十八尾，问伊食甚的，只食疟疾儿。念毕吹果上气一口，如此七次，以纸包裹收藏。临发日五更不闻鸡犬时，患者面东而立，将果吃之，随于净室中安卧，勿食瓜果荤腥杂物，十治可愈八九。

痢疾第一百三十九

小儿之痢俱同于大科，惟惊痢、疳痢，则小儿有之，其致病之因多由于食积。纯白者，以感应丸推去其毒，后用参苓白术散温和脾胃；纯赤者，积热毒也，宜导滞汤；赤白相兼，腹痛后重，肠胃虚滑，食少困倦，宜小驻车丸或白附香连丸。若阴阳不调，腹痛肠鸣，不拘赤白，宜豆蔻香连丸。久不止及脓痢者，没石子丸、鸡子煎。食积痢，其便必臭甚，宜进食丸，积消痢止，而后用四君子汤加豆蔻、诃子调补，次服厚肠香连丸。疳痢之色黄白或见五色，下无时度，宜香砂丸。惊痢色青不臭，宜青金丸、使君子丸。若热痢初发，以黄连、黄芩、大黄、甘草，赤加红花、桃仁，白加滑石末下之。体弱难下与病困不胜下剂者，麻子一合，炒令香熟为末，每服一钱，蜜浆水和服。若误补而至脱肛，热者用黄连阿胶丸、薄荷煎。服凉药过度或久痢脏寒脱肛者，宜钓肠丸，木香煎汤下，或真人养脏汤。若在褓襁，须察其母之膏粱厚味与夫六淫七情而兼治之，庶无遗法矣。

感应丸

治男妇小儿停积宿食冷物，不能克化，有伤脾胃，或泄泻臭秽，或下痢脓血，肚热心腹疼痛。

百草霜　丁香　干姜各一两　木香二两　杏仁四十九粒　肉豆蔻二十一枚　巴豆七十二粒，取霜

上为末，以黄蜡数两滤去渣，又用酒煮，取浮者四两，春夏用清油一两，秋冬一两五钱，熬熟，入前蜡溶化。候温入前末和匀，油纸包裹，旋丸梧子大，小儿麻子大，每服二十丸，空心米汤或姜汤下。

导滞汤

治下痢脓血，里急后重，腰痛作渴，日夜无变。

白芍药一钱　当归　黄芩　黄连各五分　大黄三分　肉桂二分五厘　木香　槟榔　甘草各二分

上水煎。一方无肉桂、甘草，有枳壳。

加减法：

此方以芍药、甘草和中止腹痛，若恶热，痛加黄芩；恶寒，痛加姜桂；以木香、槟榔行气除后重。气分加枳壳、滑石宽肠，血分加桃仁、当归和血。加秦艽、皂子则祛肠风，倍黄芩、黄连清热毒，白术、陈皮调胃，茯苓、泽泻渗湿，山栀、枳实消积。呕吐加石膏、陈皮、姜汁；痢已止而后重不解，去槟、枳，换芩、连，加升麻提之。虚者减芩、连、大黄，气虚加白术、

黄芪、砂仁，血虚加芎、归、阿胶、侧柏叶炒干姜，此行气和血之大要也。

小驻车丸

黄连六两　干姜一两　当归二两　阿胶三两

上为末，醋糊丸，黍米大，每服三十丸，米饮下。

白附香连丸

治肠胃暴伤乳哺，冷热相杂，痢色赤白，里急后重，腹痛扭撮，昼夜频并，乳食减少。

白附尖二个　木香　黄连各一钱

上为末，饭丸粟米大，每服十丸至二三十丸，米饮送下。重者日夜各四五服。

没石子丸

治痔痢、脓痢久不止。

没石子一个　白豆蔻五个　诃子二个　木香　黄连各一钱

上为末，饭丸麻子大，每服十五丸，米饮下。

黄连阿胶丸

治热泻血痢及肺热咯血。

黄连三两　赤茯苓二两

上为细末，水调阿胶一两，和丸梧子大，每服三十丸，米饮下。

钓肠丸

治诸痔久漏，脱肛肿痛，或生疮时有脓血，及肠风下血虚寒，经久不愈。

瓜蒌　猬皮各二个　核桃肉十五两　鸡冠花五两　青矾煅　白矾煅　附子生，各一两　白附子　天南星　枳壳　半夏　诃子各

卷之十

四三一

上瓜蒌、猬皮、核桃肉俱烧存性，与各药共为末，醋糊丸，梧子大，每服二十丸，空心温酒下。

养脏汤

治小儿冷热不调、下痢赤白，或如脓血鱼脑，里急后重，脐腹绞痛，脱肛坠下，并皆治之。

粟壳去蒂，蜜炙，一钱八分　人参　当归　白术各三分　诃子六分　肉豆蔻煨，二分五厘　木香七分　白芍药八分　干姜　肉桂各四分

一方有甘草九分。

上水煎服。脏寒者，加附子。

参苓白术散

方见胎寒条。

进食丸

方见癖块条。

四君子汤

方见保婴条。

豆蔻香连丸

方见吐泻条。

香砂丸

方见五疳条。

薄荷煎

方见夜啼条。

厚肠丸

方见腹胀条。

使君子丸

青金丸

方俱见惊积条。

小香连丸

治冷热腹痛，水谷利，肠滑。

木香　诃子肉各一钱　黄连五钱

上为细末，米饮和丸，绿豆大，每服十丸至三五十丸，食前频服。

黄柏丸

治小儿热利下血。

黄柏去皮，五钱　赤芍药四钱

上为末，饭和丸，麻子大，每服一二十丸，食前米饮下。

六神丸

治小儿赤白痢。

黄连解暑毒、清脏腑、厚肠胃，赤痢倍之　枳壳宽肠胃　木香温脾胃、逐邪气、止下痛，白痢倍之　白茯苓利水　神曲　麦芽消积滞，各等分

上为末，神曲打糊为丸，梧子大，每服五十丸。赤痢，甘草煎汤；白痢，干姜煎汤；赤白痢，甘草、干姜煎汤下。

小连丸

治小儿泻痢赤白，脾胃虚弱，糟粕不聚，腹胀不食，时作阵痛，烦渴身热。

黄连三两　干姜炮　当归　阿胶炒为珠，煎成膏，各一两五钱

上三味为末，以阿胶膏为丸，如小豆大，三岁者三十丸，

米汤化下。

石莲散

治小儿禁口痢，呕逆不食。

莲肉炒，去心

上为末，每服一钱，米饮调下。

香脯

治小儿下痢，禁口不食至闭口合眼之重。

精猪肉一两，劈薄片　腻粉

上将肉片在炭火上慢炙，旋铺腻粉匀成脯，每以少许与吃。如未知，且放鼻边，自然要吃。此方治胃口有毒者，服之神效。

禁口痢酿乳法

木通　陈皮　甘草　厚朴　枳壳各五分　白术　白芍药各五钱　滑石一两

上分四贴，每贴用桃仁七粒细研，入药水煎，乳每挤尽宿乳方服，候乳满饲儿。

涩肠散 [批] 杂方

治小儿久痢，肠头脱出。

诃子炮　赤石脂制　龙骨等分

上为末，腊茶少许，和药掺肠头上，绢帛揉入。

休息痢一方①

一方：治休息痢及疳痢诸药不效者者，以鸡子一枚打破，熔黄腊如指大一块，和鸡子同炒，空心吃尽，屡试屡效。

---

① 休息痢一方：据目录补。

疳痢一方①

一方：治疳痢垂死者，以益母草炙熟，食之可愈。

赤痢一方②

一方：治小儿赤痢，捣青蒿二升，分四服。

黄疸第一百四十 附黄胖、黄肿

《内经》曰：中央黄色，入通于脾。故黄疸者，脾之色，治法以固脾为主。若专用克伐及淡泄利水，未有不至于危者也。钱仲阳曰：小儿身皮目皆黄者，黄病也。身痛膊背强，二便涩滞，一身与面目指甲俱黄者，黄疸也。小便褐色者难治，二病多发于大病之后。若不因病而身黄者，胃热胎黄也。

腹大食土，则为脾疳。兼作渴饮冷者，用泻黄散；小便不利者，茵陈汤。若发于大病后，肢体浮肿者，用白术散；清便自调，肢冷嗜卧者，益黄散。身淡黄白者，调中丸及补中益气汤加茵陈。身热膈满，肌肤面目皆黄者，加减泻黄散。若闭目壮热，多哭不已，大小便赤涩，口中热气，乃胎毒之候，母子俱服生地黄汤。误伤脾土，急则变为惊风吐泻，缓则肢体浮肿、小便不利、眼目障闭，多成疳疾矣。张洁古分为阴阳二黄：凡阴黄则清便自调，身与面目俱黄，四肢冷，是脾虚不能制肾水也，当用益黄散下使君子丸；阳黄则大小便赤涩身热，是脾土与心火相搏，当先利小便后下大便，用茵陈蒿汤调五苓散，利小便则去大黄，若下大便则加大黄之类。《全婴方论》云：发黄者，皆由寒湿之气蕴结于脾胃蒸发而成也。阳明无汗，小便不利，心中热壅必发黄。若小便自利，四肢不沉重，渴而引饮者，

---

① 疳痢一方：据目录补。
② 赤痢一方：据目录补。

栀子柏皮汤；小便不利，四肢沉重，似渴不欲饮者，大茵陈汤。大便自利而黄者，茵陈栀子黄连三物汤。往来寒热，一身尽黄者，小柴胡汤加栀子汤。若季夏之热，加以湿热之蒸搏于经络，入于骨髓，脏气不平，脾土乘心，湿热相合，皮肤如橘之黄，乃有余之气侮所不胜，故肾肝受邪而致筋骨痿弱，不能行立。经曰：脾热者，色黄而肉蠕动。又言：湿热成痿，宜加减泻黄散主之。

　　若黄胖、黄肿者，则宜大温中丸；嗜茶者，宜二术薄荷丸；嗜生米者，二术厚朴汤，通用南星槟榔丸及紫金丹之类治之。夫黄者，脾土之色也，脾主湿，湿郁而成热，热蒸而为黄，所以固脾渗湿为治疸之要法。然非面赤饮水，则茵陈、五苓亦宜慎用也。[批] 黄胖黄肿。

茵陈汤

治黄疸寒热在里，郁蒸不散，饮食头晕，心胸不安，遍身发黄。

茵陈四钱五分　大黄二钱二分　山栀八分
上水煎。

加减泻黄散

退脾土，复肾水，降心火。

黄连　茵陈各五分　栀子　黄柏　黄芩　白茯苓各三分　泽泻二分

上作一服水煎，稍热服。其病减半，五日再服。

栀子柏皮汤

治小儿身黄发热。

栀子仁十个　甘草炙，一两　黄柏二两

上水煎。

三物汤

茵陈　栀子　黄连等分

上水煎。

大温中丸

治黄胖。

香附　针砂各一斤　青皮六两　厚朴姜汁炒黑　白芍药　山楂
苍术各五两　陈皮　白术　白茯苓各三两　甘草二两　苦参春夏二
两，秋冬一两

上为细末，醋糊丸，梧子大。面黑筋骨露、气实者，米饮
下五六十丸；面肥白与气虚羸弱者，白术汤下三四十丸。恶一
切生冷油腻，鸡鹅羊鸭，生硬糍粽难化之物。服过七日后，便
觉手掌心凉，口唇内有红晕起，调理半月愈。

二术薄荷丸

治黄病喜吃茶。

白术　苍术各三两　石膏　白芍药　黄芩　南星　陈皮各一
两　薄荷七钱

上为末，砂糖水煮神曲为丸，梧子大，每服四十丸，糖
水下。

二术厚朴汤

治黄病喜吃生米。

白术一钱五分　苍术一钱三分　陈皮　白芍药　神曲　麦芽
山楂　白茯苓　石膏各一钱　厚朴七分　藿香五分　甘草三分

上水煎成，入砂糖一匙，调服。

南星槟榔丸

使君子二两　南星姜制　槟榔各一两

上为细末，好吃生米，用麦芽一斤炒过；好吃茶叶，用茶叶一斤炒过；好吃黄土，用壁土一斤火焙；好吃炭，用炭一斤，各为细末，随所好之病用以入药。蜜丸梧子大，每服五十丸，空心砂糖汤送下。

紫金丹

治男妇患食劳气劳，遍身黄肿，欲变成水，及久患痃癖，面目忽黄。

胆矾三钱　黄腊二两　大枣五十枚

上以砂锅或银石器内，用好醋三升，先下矾枣慢火熬半日，取出枣去皮核，次下腊，再慢火熬一二时，如膏已好，入腊茶末二两，和丸梧子大，每服二三十丸，茶酒任下。如久患肠风痔漏，陈米饮下，日三服，一日见效，治下血屡效如神。

泻黄散

白术散

益黄散

补中益气汤

调中丸

俱方见保婴条。

生地黄汤

方见初生条。

小柴胡汤

方见咳嗽条。

犀角散

治小儿黄疸，一身尽痛。

犀角五分　茵陈　干葛　升麻　龙胆草　生地黄各二分五厘
寒水石四分

上水煎。

连翘赤小豆汤

治小儿伤寒，发热身黄。

麻黄　连翘　甘草　生姜　赤小豆　生梓白皮　杏仁二粒
大枣一枚

上水煎。

茯苓渗湿汤

治小儿黄疸，寒热呕吐，渴欲饮水，身体面目俱黄，小便
不利，不得安卧，不思饮食。

白茯苓　泽泻三分　茵陈六分　猪苓　黄芩　黄连　山栀
防己　白术　苍术　陈皮　青皮　枳壳各二钱

上一服水煎，徐徐服。

丹溪二术散

治小儿吐泻黄疸。

白术　蓬莪　三棱　青皮　陈皮　神曲　麦芽　黄连　甘
草　白茯苓等分

上为末，温水调服。若伤乳食吐泻，加滑石；发热，加
薄荷。

瓜蒂散

治小儿忽心满坚硬，脚手心热，变为黄疸，不急治则死。

瓜蒂七个　赤小豆　秫米各七粒

上为末，以一字吹两鼻孔内，令黄水流出，余以水调服之，得吐黄水即愈。[批] 黄疸杂方。

面目干黄一方①

一方：治小儿忽面目皮肉尽干黄，以干葛汁和蜜调服。

伤寒身黄一方②

一方：治小儿伤寒，发热身黄，以生小麦苗捣汁，服之立效。

水肿第一百四十一

水肿之证，因脾虚不能制水，胃虚不能传化，以致肾水泛溢，浸渍脾土，于是而三焦停滞，经络壅塞，其水渗于皮肤注于肌肉而成。初必目胞上下微肿，盖脾虚则气上附肺而行，脾肺母子俱虚，不能通调水道。肺主目胞腮，脾主四肢，故目胞先肿，渐及四肢也，肢体重着，喘咳怔忡，股间清冷，小便黄涩。古方有十水，又有阴水、阳水，五肿、七胀之目，在小儿则惟脾虚为多也。

钱仲阳曰：肿病乃肾热传于膀胱，热盛逆于脾胃，脾虚而不能制肾水，反克脾土，脾随水行，脾主四肢，故流走而身面皆肿也。若加喘为重，缘肾水胜而克退脾土，肾气上行，傍侵于肺，故大喘难治。张子和则独谓：小儿无房室无留饮，其肿者乃风水，宜置暖室，又不宜见火，服胃风汤而浴之，衣覆取汗，隔一二日又如此法，三汗全愈。如未能食，以槟榔丸调之，即张仲景之治腰以上肿者发汗之意；若腰以下肿者，又必宜利小便也。若因湿气、毒气、伤寒后、泻痢后气血虚之五肿，皆

广嗣全决

四四〇

---

① 面目干黄一方：据目录补。
② 伤寒身黄一方：据目录补。

宜先调胃气而后治肿。若因疳气、癥积、锁肚、胸膈作膨、回气、虚冷、积之七胀，则宜先调荣卫，分别阴阳，俱以补中行湿利小便为主。身有热者，水气在表也，宜汗。身无热者，水气在里也，宜下。遍身皆肿，烦渴，小便赤涩，大便秘结，谓之阳水，兼阳证脉必浮数；不渴而小便清利，大便溏泄，谓之阴水，兼阴证脉必沉迟，大法以甘草、白术、人参、陈皮补中气为君，木通、滑石、郁李仁、海金砂行水为臣，厚朴、大腹皮、苏梗通滞气为佐使。如气下陷，加升提之药或探吐以提之。头面先肿，加麻黄微汗之。挟积气者，佐以保和、温中、抑青等丸磨之；挟热者，佐以黄芩、麦门冬之类清之；挟疮痈者，佐以连翘、犀角之类散之。气不运加木香、木通；气陷加升麻、柴胡；壅满加半夏、陈皮、香附监之，自能使大便润而小便长也。若朝宽暮急，属阴虚，朝用四物汤加参术，夕用加减肾气丸；朝急暮宽，属阳虚，朝用六君子汤，夕用加减肾气丸；朝暮皆急，阴阳俱虚也，用八珍汤主之。真阳虚者，朝用八味地黄丸，夕用补中益气汤。若肚腹痞满，肢体肿胀，手足并冷，饮食难化，或大便泄泻，呼吸气冷者，此真阳衰败，脾肺肾虚寒，不能司摄而水泛行也，急用加减肾气丸，否则不治，惟调补脾土，多有生者。

胃风汤

方见偏风条。

加减肾气丸

治脾肺虚损，腰重脚肿，小便不利。

附子炮，一两　白茯苓　泽泻　官桂不见火　牛膝　车前子酒蒸　干山药炒　山茱萸　牡丹皮各一两　熟地黄五钱

上为末，蜜丸梧子大，每服七十丸，空心米饮下。

补中益气汤

六君子汤

方俱见保婴条。

槟榔丸

方见腹胀条。

八味地黄丸

方见泄泻条。

四物汤

方见初生条。

八珍汤

即八物方，见五疳条。

退肿散气汤

赤小豆　陈皮　萝卜子　甘草炙，各五钱　木香炮，七分

上为粗末，姜枣煎服，大小加减。

丹溪通滞散

治小儿身面皆肿，尿多。

山栀炒　桑白皮炒，各一钱　黄芩二钱五分　白术　苏梗各一钱五分

上㕮咀作三贴，水煎。

青皮散 [批] 杂方

治小儿水肿。

白术炒　木香炮　甘草炙　茴香炒　青皮巴豆三十粒，去膜，同炒，去巴豆不用，各五钱

上为末，量儿大小为多寡，米饮调下。

水肿一方①

一方：治小儿水肿，以益黄散去丁香、诃子，易木香、萝卜子为末，量大小米饮调下。

丹毒第一百四十二_{附阴湿毒、惊丹、赤疹}

小儿丹毒皆因母食五辛，致儿心火独盛；或以烘焙湿衣未干即衣其儿，湿侵于外，热蕴于内而成；亦有因伤乳食不能运化，以致畜热达于肌表而成者。

《内经》曰：赤紫丹瘤皆心火内郁而发。盖心主血而火性热，血热相搏即发丹毒。其始在于手足或头面胸背，令人烦闷腹胀，其热如火。实热则不胜其痛，虚寒则不胜其痒。自腹生出四肢者易治，四肢生入腹者难疗。先用百解散解表，次服当归散加连翘、荆芥；又次服牛蒡汤加炒麻仁，研碎同煎，宣热拔毒；其次则服赤葛散或初用化丹汤亦可；通用则宜五福化毒丹，犀角消毒饮，四顺清凉饮，败毒散加紫草，升麻葛根汤加白术、白茯苓、木香、枳壳，大要以清心火，去湿热为主。若至毒陷，害岂胜言。

然有不可服凉药者，则用惺惺散，仍令人口呵患处，砭去其血，最为良法，但百日以内则不可砭，头项处须卧针挑破乃可，而后分别起处涂药。从头项上起者，名飞灶丹，用葱汁涂；从头项上红肿痛者，名古灶丹，用赤小豆为末，鸡子清调涂；从面上赤肿者，名鬼火丹，用灶心土为末，鸡子清调涂；从背起者，名天火丹，用桑白皮为末，羊脂调涂；从两肾赤肿黄色者，名天灶丹，柳叶烧灰水调涂；从两胁虚肿者，名水丹，用

① 水肿一方：据目录补。

生铁锉末，猪粪水调涂；从脐上起黄肿者，名胡火丹，用槟榔为末，米醋调涂；从两脚赤肿起者，名野火丹，用乳香为末，羊脂调涂；从两脚赤白点起者，名烟火丹，用猪槽下土为末，清油调涂；从阴上起黄肿者，名胡漏丹，用屋漏处土为末，羊脂调涂。钱仲阳用朴硝、土朱为末，蓝叶浮萍、水苔同研绞汁调涂；或用朴硝一两，大黄五钱为末，新汲水调，时时涂扫；或用红内消散亦可。此证父母多有忽之者，三日不治，攻入脏腑腹胀而死。若饮食厚味所致，行或缓慢；或乳母饮烧酒而致遍身赤晕，其行甚速，惟有饮冷米醋一二杯，为解烧酒毒神妙之法。若因乳食停滞，先用保和丸消之；大便秘结，量加大黄；乳食消而丹尚未退，用清中解郁汤；丹已退而乳食不思，用五味异功散。若至发热作渴，以白术散补之。

又有发之于身者，不甚躁痒，但出浮遍体，神昏不悦，名阴湿毒证，先以冲和饮加南木香，姜水煎服，次用当归散。此与前证，不问赤白，入腹入肾，多至为害。又有惊丹者，婴儿在半岁以上，忽两眼胞红晕微起，面带青黯色，至夜烦啼或脸如胭脂，此伏热在内也。亦有脸不红者，因在胎之时其母受惊，邪传于胎，诞生之后复受热毒，或再有惊热，热气内蕴，形之于外。初时散生满面，状如水痘，根脚微红而不壮热，出没休息无定，次到颈项，赤如丹砂，名曰惊丹。先以四圣散洗目，次以百解散解惊热，丹毒甚，则以四物汤加黄芩。若至胸膈乳间，微有痰喘作痛，急宜用五和汤加生干地黄、升麻、灯心之类以救之，否则毒流于内，害亦不浅。有赤疹如霞片者，但取剪刀草汁，调晚蚕沙敷之即消。移入肾囊，发肿，或至囊裂丸露出清水者，以紫苏叶盛杂木炭细末托之，旬余自合。

赤葛散

赤葛二两　甘草三钱

上为末，每服一钱酒煎。不饮酒者，用水入酒一匙煎。

化丹汤

川独活　射干　麻黄　青木香　甘草　黄芩　薄荷各五钱
石膏末

上为末，每服一钱，水煎。

犀角消毒饮

牛蒡子一两　炙甘草二钱五分　防风二钱二分　荆芥穗　山楂
酒黄芩酒洗　紫草各五钱

上为细末，糯米芫荽汤调服二钱。

升麻葛根汤

升麻　甘草　白芍药各五分　葛根七分五厘
上水煎。

红内消散

红内消　当归　茄片或茄蒂　甘草　羌活　黄芩各五钱　麝
香五分

上为末，每服二钱，生地黄煎汤调服。

清中解郁汤

治脾气虚弱，饮食停滞，郁热生痰，或身发赤晕。

白术炒　白茯苓　陈皮　山栀炒　山楂　神曲炒　麦芽炒
川芎　桔梗　甘草炙, 各五分

上每服二三钱，水煎。

百解散

方见夜啼条。

当归散

方见胎动条。

牛蒡汤

方见胎热条。

四顺清凉饮

四圣散

四物汤

方俱见初生条。

五福化毒丹

方见急惊条。

败毒散

方见目证条。

五和汤

方见口证条。

惺惺散

异功散

白术散

方俱见保婴条。

神功散

丹毒未砭者可用。

黄柏炒　草乌生用

上各另为末等分，用漱口水调敷，常用漱口水润。

白玉散

治赤游丹肿。

白芷一两　寒水石二两

上为末，米醋调敷患处，有破处只用水调。一方以白土易白芷，又有以滑石易白芷者。

防己散

治小儿伏热毒之气，遍身赤肿，入腹入肾，防其杀人。

汉防己　朴硝　犀角　黄芩　黄芪　升麻各二钱五分

上每服三钱，加竹叶，水煎服。

漏芦散

治五肿丹毒。

漏芦　麻黄去根节　连翘　升麻　芒硝　黄芩各二分五厘　白蔹七分五厘　甘草二分五厘　大黄一钱

上分二服，水煎。

葛根白术散

治小儿赤白丹毒。

白术　枳壳各一钱　木香一钱五分　白茯苓二钱　甘草二钱五分　葛根三钱

上水煎。

犀角解毒散

治小儿丹瘤，壮热狂躁，睡卧不安，胸膈闷满，咽喉肿痛，遍身丹毒。

牛蒡子一钱五分　荆芥穗五分　甘草　防风各二分五厘　犀角一分五厘

上水煎。

防风升麻汤

治小儿丹瘤赤肿。

防风　升麻　山栀仁　麦门冬　木通　甘草节各一钱

上加淡竹叶三片，水煎。

木鳖散

治丹毒。

木鳖子　赤小豆　橡斗子　南星　大黄　朴硝等分

上为末，用慈菇、靛青、薄荷煎浓汁，和蜜水调前药，涂患处，以雄黄围之，服荆芥、解毒二散。

荆芥散

防风　天花粉　羌活　生地黄　当归　蝉蜕等分

上水煎。

解毒散 [批] 杂方

寒水石　滑石　石膏　辰砂

上三石等分为末，入辰砂少许，量儿大小，灯心汤下。

治丹十一方①

一治赤游丹，芭蕉根汁涂，立效。

一治赤丹，以葫荽汁傅，效。

一治赤游丹，以芒硝入汤中取浓汁涂。

一治赤游风，用针刺破，以鲜鱼血涂，效。

一治天火丹，脐腰起者，用蚯蚓泥炒研细，香油敷。

一治赤丹，牛膝一两，甘草五钱，水煎去渣，调伏龙肝末涂。

---

① 治丹十一方：据目录补。

一治赤丹，取芭蕉油，调伏龙肝末涂。

一治赤丹，以花蕊石为末，生姜、薄荷汁调涂，一夜消尽。

一治丹痒，用韭菜入些盐与香油，手摩热，丹上擦之，立愈。

一治丹瘤，蓖麻子五粒，去皮研，入面一匙，水调涂之，甚效。

一治丹瘤，蒴藋①煎浓汁洗，效。

以上各方，或地不出产，或时不常有，故并附之。

赤白游风第一百四十三

游风者，游走不定之谓也，乃风热、血热所致，盖血得热则妄行，赤者属血分，白者属气分，因腠理不密，风热相搏，怫郁而成，或乳母膏粱厚味，亦可致也。

若风热者，用小柴胡汤加防风、连翘；血热者，四物汤加柴胡、山栀、牡丹皮；风热相搏者，用败毒散；气虚弱者，补中益气汤加羌活、防风或消风散；血虚者，用加味逍遥散；若乳母素多厚味者，以清胃散治其母。

人参消风散

治赤白游风，或风热隐疹搔痒，或寒热作痛。

人参三钱　荆芥穗　甘草炙　陈皮各五钱　白僵蚕　白茯苓
防风　芎䓖　藿香　蝉蜕　厚朴姜制，各三钱　羌活二钱

上每服一二钱，水煎。

补中益气汤

方见保婴条。

---

①　蒴藋（shuòzhuó 朔浊）：全草入药，亦称"陆英"、"接骨草"。

小柴胡汤

方见咳嗽条。

四物汤

方见初生条。

加味逍遥散

方见内钓条。

败毒散

方见目证条。

清胃散

方见察色条。

魅病①第一百四十四

乳下婴儿，母复怀妊，致儿羸瘦，或寒热如疟，或壮热发黄，大便不调，泻下青色，此盖既妊之乳停积于脾胃所致，宜紫霜丸下之，益黄散补之。须断其乳，又服消乳食丸、异功散乃愈。若未可断乳者，必另易乳母，否则为疳为癖，纵能长养，终成劳怯。有佩伯劳羽者，恐不能却脏腑之积，亦附其说，以俟用者。

紫霜丸

方见变蒸条。

益黄散

---

① 魅（bá 拔）病：乳母有妊娠时，即不宜以乳哺儿，如以此乳哺儿，能令儿生羸瘦之疾，即魅病。

异功散

方俱见保婴条。

消乳食丸

方见食积条。

龙胆汤

治小儿魁病，时时下利，寒热往来，毫毛发鬤，鬤鬤①不悦。

龙胆草　柴胡　黄芩　桔梗　钓藤皮　白芍药　炙甘草　白茯苓各二钱五分　蜕螂二枚　大黄煨，一两

上药兼治婴儿初出腹，血脉盛实，寒热温壮，四肢惊掣吐现。若已能进哺而致中满食不消，壮热及变蒸、不解、客忤、惊痫等证，非止治魁病也。其药锉散作一剂，以水一升煮取五合，十岁以下小儿皆可服。凡儿生一日至七日者，一合分三服；八日至十五日者，一合分二服；十六日至二十日者，二合分三服；三十日者，每服一合，均以得下即止，一二岁者以此类推。若客忤鬼气，加人参、当归各二钱五分。一百日儿，加一钱一字；二百日儿，加至二钱五分；一岁者加至一两，余药仿此。

魁病一方②

一方：治魁病，以伏翼烧灰细研，粥饮调下五分，一日四五服甚效。若炙成香哺嚼与儿食，又效。

注夏第一百四十五

小儿禀赋强弱不同，元气未足者，而遇少阳相火用事之时，

---

① 鬤鬤（zhēngníng 征宁）：头发或胡须散乱的样子。

② 魁病一方：据目录补。

则元气益为热气所伤而致肢体怠惰不收，两足痿弱，嗜卧发热，精神不足，饮食少思，呼吸气促，小便赤数，大便不调，南方谓之注夏，以夏月方有此证，故名也。盖长夏之时，身热大胜，虽壮人感之亦多困倦痿弱，况幼儿乎。宜服清暑益气汤，或补中益气汤去升柴加炒黑黄柏。血虚脉大者，当归补血汤；气血两虚者，八珍汤；肝肾阴亏者，地黄丸，勿误服香薷汤而致反损元阳，大泻真气。若夫脾胃不和困倦者，四君子汤加木香、砂仁；脾胃虚弱多困者，四君子汤加半夏曲、没石子及冬瓜子少许，煎服。手足心热者，川栀附丸，神妙。

当归补血汤

黄芪一两　当归二钱

上水煎。

栀附丸

治手足心热。

栀子　香附　苍术　白芷　半夏　川芎

上用神曲糊丸。

清暑益气汤

方见汗证条。

地黄丸

四君子汤

补中益气汤

方俱见保婴条。

八珍汤

即八物方，见五疳条。

生脉散

人参　五味子　麦门冬

上水煎，代茶汤用。孙真人曰：夏月必服五味子，以补五脏之气。东垣曰：生脉散加黄芪、甘草，令人气力涌出。一云加黄芪、黄柏。

清肺生脉散

治暑气入肺咳嗽，脾肺虚弱，气喘气促。

黄芪二钱　当归　生地黄　人参　麦门冬各五分　五味子十粒

上水煎，充茶汤用。

瘰疬第一百四十六附结核及遁毒风

小儿初生以至四五岁而患瘰疬者，乃禀母之肝胆经郁大滞气所致也。在乳下者，必以治母为主。有寒热，先与小柴胡汤加当归、芍药；寒热退，而后与加味逍遥散。若肝脾血虚有热者，与加味归脾汤，儿亦与服数匙，自然渐愈。甫至成童而患，乃手足少阳、足厥阴三经风热，或肝疳、食积所致，当审其所因所属而治之。若赤肿而痒者，肝经热毒也，用人参败毒散；作痛寒热者，肝火内作也，用加味小柴胡汤；不痛而小便黄，肝血虚也，用六味地黄丸；隐于肉里而色不变者，肝疳内作也，用九味芦荟丸；脓成而不溃，已溃而不敛者，脾气虚弱也，用益气养荣汤。

大凡赤肿痛痒、寒热作渴者，俱属病气有余形气不足，治宜清肝火、生肝血；若肿硬不溃，溃而不敛，属病气形气俱虚，治宜补肾水、实脾土，未可便用必效散、立应散之类，二散虽有去毒之奇能，朱丹溪亦曰：治瘰疬以必效散与瓜蒌散相间而服，神效，但非王道之剂，施之于肠胃脆薄之小儿，未有不至于反伤也。故在乳下者，必兼治其母；已成童及已断乳者，因其见证而药之。苟禀赋壮实，毒盛难退，而后以二散酌量用之，必先服人参养荣汤可也。

至于因惊而项间结核，乃风热血燥不能养筋，故筋挛结核，累累如珠；或胃患惊风，服过朱砂等药，亦能使肝经血燥以致前疾，但宜滋肾水、清肝火、养阴血、壮脾土，勿误认为瘰疬也。若至痰盛发搐、手足筋挛，宜用加味小柴胡汤加钓藤钩、山栀、芎、归，及用地黄丸料加五味子、麦门冬以治之。若目扎、唇动、摇头、抽搐，此风木凌于脾土也，用皂角子丸、补中益气汤，渐愈又须用九味芦荟丸以全痊。

若因惊风后毒气畜于皮肤流结而为肿毒或成顽核，多在腮颊之间或耳根骨节处，重则成痈，谓之遁毒风。宜用百解散，当归散倍加枳壳、大黄或皂角刺、薄荷之类以治之。若结在腮颊，用乌豉膏以护咽喉，仍敷拂毒散、外消散，其肿可消。三证仿佛，故并录之。

加味小柴胡汤

治肝胆经风热，耳前后肿痛，或结核焮痛，或寒热晡热，口苦耳聋等证。

即小柴胡汤加山栀、牡丹皮各一钱，方见咳嗽条。

必效散

瘰疬气血无亏，疬核不去者，服之大有神效。虽有斑蝥，然已炒熟且有巴豆制之。弱者先服益气养荣汤数贴；壮者服后用益气养荣汤，屡试屡效。

南硼砂二钱五分　轻粉一钱　麝香五分　斑蝥四十个，去头足翅，同糯米炒，以米黄为度，去米不用　巴豆去皮心膜，五粒　白槟榔一枚上研极细末，取鸡子二个去黄留清，调药仍入壳内，以湿纸数层糊口，入饭甑蒸熟，取出晒干研细。壮者一钱，弱者五分，炒生姜煎好酒一瓯①，五鼓调服。如觉小腹痛，即用益元散，一服其毒从大便出。孕妇勿用。

立应散

连翘　赤芍药　川芎　当归　甘草　滑石各五钱　黄芩　斑蝥同糯米炒黄，去米，各三钱　土蜂房蜜水洗　饭上蒸，晒干　白牵牛各二钱五分　川乌尖七个

上为末，每服一钱，浓煎木通汤调，临卧服，毒从小便出如粉片血块是也。未效再服，继以宣热丹解其风热。且斑蝥性毒，济以乌尖，或冲上麻闷者，嚼葱白茶清下以解之。如小便涩，用灯心煎汤调五苓散服，患处用好膏药贴。若以此药宣导痈疽恶毒，去黄芩。

瓜蒌散

治乳痈未溃者即散。已溃者，去石膏、没药、皂刺、金银花，用当归、人参、黄芪、川芎、白芍药煎服。

瓜蒌仁　青皮各一钱　石膏二钱　甘草　没药　归尾　皂刺金银花各五分　青橘叶取汁，二匙

上水酒各半煎，空心服。

皂角子丸

治肝胆经风热，项胁两侧结核。

皂角子仁炒，二两　连翘八钱　当归　柴胡　白芍药炒　山栀炒　川芎各一两　桔梗炒　草龙胆酒拌，炒黑　甘草炒，各四钱

---

① 瓯（ōu 欧）：小盆、杯。

上为末米糊丸，绿豆大，量儿大小滚汤下。

拂毒散

治小儿诸风热阴毒肿核已成，未溃或方发者。

半夏一两　　贝母　大黄　五倍子各二钱五分　临用入朴硝二钱五分

上为末，用醇醋调涂，干则另涂。

外消散

大黄　牡蛎各五钱　朴硝二钱，临用入

上为末，取田螺三枚洗净，另用水浸一宿，去螺，用水调涂肿处即消。

小柴胡汤

方见咳嗽条。

百解散

方见夜啼条。

加味逍遥散

加味归脾汤

方俱见内钓条。

六味地黄丸

益气养荣汤

补中益气汤

方俱见保婴条。

当归散

方见胎寒条。

败毒散

方见目证条。

九味芦荟丸

方见五疳条。

人参养荣汤

方见汗证条。

宣热丹

服立应散后，服此以解风热。

薄荷　皂角　连翘　何首乌　蔓荆子　三棱　荆芥各一两

上为末，用热醋浸淡豆豉二两五钱，捣膏和丸，梧子大，每服三十丸，热水下，每日一服。解瘰疬风热之毒，自小便出宣毒之后，病虽已愈，犹宜常服。

柴芍参苓散

治肝火血热，遍身瘙痒，或起赤晕，或筋挛结核。

方见发搐条。

清肝益荣汤

治肝胆经风热，血燥筋挛结核或作痰子。

柴胡　山栀炒　龙胆草酒拌，炒黑，各五分　当归　川芎　白芍药各一钱　熟地黄　白术炒　木瓜不犯铁器　白茯苓　薏苡仁各五分　甘草三分

上水煎。

九味柴胡汤

治肝经热毒下注而患便毒肿痛，或小腹胁间结核，凡肝胆经部分一切疮、疡、疬、核等证。

柴胡　黄芩炒，各五分　人参　山栀炒　半夏　龙胆草炒

当归　白芍药炒，各三分　甘草二分

上水煎服。若肿痛色赤，元气无亏者，宜用；溃后肿消痛止者，不宜用。

拔毒散

治小儿毒气攻腮，赤肿可畏。

皂角去核，二两　南星生用，二钱　糯米一合

上为细末，姜汁调涂，立效。

疮疥第一百四十七

疮疥之疾患在皮肤，莫不轻视之。然有胎毒、热毒、疳积之不同，经络、脏腑部位之各异，药不按证，则不能取效，攻伐遇宜则反至为害，所以不可不慎也。

夫胎毒之疥由于在胎之禀受也，初如干癣，后则脓水淋漓，或结痂成片，当视其所患在于何经部位，母子并药，则毒可潜消。若轻用解毒或寒凉之剂，则传变之害将有甚于疮疥者矣。热毒之疥，由于脏腑之积热，其形不一，察系肝经实热，则用柴胡清肝散，虚热则用六味地黄丸。心经实热，用导赤散，虚热用补心汤。脾经实热，用泻黄散，虚热用补中益气汤。肺经实热，用泻白散，虚热用五味异功散。肾经热用地黄丸。若寒热如疟，小便频数，肝火所致也，用柴胡清肝散，又用加味逍遥散。疳积之疥，由于脾胃亏损，内亡津液，虚火妄动所致。若面青寒热或白翳遮睛，肝经之证也；面赤身热，或作渴惊悸，心经之证也；面黄体瘦，或作渴泄泻，脾经之证也；面白咳嗽，或鼻间生疮，肺经之证也；面黑体瘦，或喜卧湿地，肾经之证也。随经用药，如肝脾之证，先用五味异功散加当归、升柴调

补脾气，次用九味芦荟丸清理肝火，又用地黄丸滋肾水。若见两目生翳，小便频而大便泄，用四味肥儿丸或五味异功散加芜荑。此治疥之大概也，苟视为皮肤之轻，治而失宜，腹心之患由是作矣。

柴胡清肝散

方见察色条。

六味地黄丸

四味肥儿丸

补中益气汤

导赤散

泻黄散

泻白散

异功散

方俱见保婴条。

加味逍遥散

方见内钓条。

九味芦荟丸

方见五疳条。

牛黄解毒丸

治胎毒疮疖及一切疮疡。

牛黄三钱　甘草　金银花各一两　紫河车草五钱

上为末，炼蜜丸，量儿多寡服。

大枫膏

治疮疥。

大枫子肉研膏　蛇床子　黄连各二两　真轻粉　枯矾各一两
柏油六两

上各研细，入大枫膏和匀，又入柏捣成膏，涂患处。

六仙散

治诸疳疮疥。

苦参　独活　大枫子去壳油　蛇床子各一两　枯矾五钱

上为细末，柏油调敷。

三黄散

治脓窠疮，退热消肿止痛，收脓结痂。

黄芩　黄连　大黄各三钱　蛇床子　寒水石各三两　黄丹五分
白矾一钱　轻粉　白芷　无名异　木香各少许

上为末，先刺破，油调傅之。

疔疮第一百四十八

疔疮之毒，杀人甚速，方书有十三种之名。小儿患此多因
乳母食有毒之物，或儿自中饮食之毒，或感四时不正之气，其
形大小不一，或痛、或痒、或麻，惟隔蒜灸为第一要法，次服
活命饮，功可万全。若牙关紧急，不省人事，以夺命丹为末，
热酒调灌。慎勿食生冷之物及用凉水淋洗，而致变轻为重；妄
用攻伐，反戕生命也。

活命饮

方见痘方。

飞龙夺命丹

治疮毒，发皆脑疽疔疮。

真蟾酥干者，酒化　轻粉　枯白矾　寒水石　铜绿　乳香
没药　麝香　朱砂各六钱　蜗牛四十个，另研

上各为末，入蟾酥、蜗牛，加酒少许，糊丸绿豆大，每服一二丸，温酒或葱汤下。一方有雄黄、胆矾、冰片、蜈蚣、血竭，无枯矾。

隔蒜灸法

以大蒜切三文钱厚，独蒜更佳，安患处，用艾壮于蒜上，灸之痛者，灸至不痛。不痛，灸至痛，拔引郁毒，有回生之功，屡试神效。

流注第一百四十九

流注者，毒发于此，气流于彼也，乃元气不足，故血滞而凝气流而注。其因或闪跌致伤，或肝火气逆，或六淫内侵，或脾虚食积，结于四肢、胸腹、腰臀，或结块、或漫肿、或作痛，以固元气为主，而用葱熨之法。闪跌者，和血定痛丸；肝火者，九味芦荟丸；食积者，四味肥儿丸。若脓成而不溃者，元气虚也，先补而针之，则毒气不至内攻；脓出而反痛者，气血亏也，用八珍汤；作呕少食者，胃气虚也，用四君子汤；欲呕不食，或腹作胀者，脾气虚也，用六君子汤；口禁搐搦者，气血虚极而欲变证也，用十全大补汤；内热晡热，阴血虚也，四物汤加参、芪、白术；表热恶寒，阳气虚也，十全大补汤。此证本于元气不足，故惟宜以大补为主。赤肿脓稠，可治；赤硬脓清发渴，必至于不救也，可不慎诸。

和血定痛丸

一名黑丸子。治流注膝风，或闪跌瘀血，肢节肿痛，服之自消。若溃而发热，与补药兼服，效。

百草霜五两　赤小豆八两　川乌炮，一两五钱　白蔹八两　白及　南星炮，各二两　白芍药　当归　牛膝各五两　骨碎补四两

上为末，酒糊丸，梧子大，每服二三十丸，白汤下。

葱熨法

治流注结核，骨痈鹤膝等证。

葱白细切，捣烂炒热，频熨患处，冷则易之。

九味芦荟丸

八珍汤

方俱见五疳条。

四物汤

方见初生条。

四味肥儿丸

四君子汤

六君子汤

方俱见保婴条。

十全大补汤

方见胎惊条。

健脾渗湿饮

治疮疡初起，焮肿作痛，或湿毒下注，或环跳穴痛。

人参　白术　苍术　防己　黄柏炒　川芎　陈皮　当归
白茯苓各五分　木瓜不犯铁器　柴胡稍　甘草各三分

上姜水煎，如服三五剂后不退，加桂少许，酒煎亦可。小便涩，加生膝；身痛，加羌活。

如圣饼

治流注及一切疮疡不能消散或溃而不敛。

乳香　没药　木香　血竭　当归等分　麝香减半

上为末，酒糊和饼二个，乘热熨之。若系毒疮，加蟾酥。

天蛇毒第一百五十

手足指生疮，谓之甲疽，俗名天蛇头，小儿多有患此者，宜随经用药。盖手大指属手太阴肺经，食指属手阳明大肠经，中指属手厥阴心包络经，无名指属手少阳三焦经，小指属手少阴心经，足大指属足太阴脾经又属足阳明胃经、足厥阴肝经，次指端属足阳明胃经，四指属足少阳胆经，小指上属足太阳膀胱经，小指下属足少阴肾经。虽按剂不误，而四末之远药力难到，故治此者，用绿矾五两，置铁板上以炭火封之，火炽矾溶，流出汁尽，去火俟冷，取其赤似黄丹者，入乳香三分之一，为极细末，先用盐汤洗净拭干敷之。重者用前矾五钱，入芦荟一钱五分，麝香一字为细末，照患指做绢袋一个，盛药套在指上，以线缚住，自然渐愈。甚而爪甲俱脱，用乌梅核中仁为末，米醋调成膏，以芒硝煎汤淋洗净，渍指于膏内自愈。或以猪脂捣蚯蚓粪，敷之亦效。若疮旁开一口疼痛者，天蛇之名由是起也。宜雄黄研细，入鸡子内浸患指一宿，次早以蜈蚣烧烟熏之即消。若痛甚流血不止，用雄黄、蜈蚣、全蝎为末擦在疮上，以油少许搽软绢上包裹；或以总门草入盐少许，香油捣敷，或以霜梅、金线草、船积汗、香油捣敷，皆已试之方，第皆治之于外者。若初患肿痛，先用活命饮，次用托里消毒散。元气下陷，重坠作痛，久而不溃，用补中益气汤。慎勿误用败毒之剂，而敷寒凉之药，以致肉努色黑，变证起于意外也。

补中益气汤

方见保婴条。

托里消毒散

活命饮

方俱见痘疮方。

天泡疮第一百五十一

疮如水泡者，俗名为天泡疮，属肺胃二经风热也，当分表里治之。若发热焮痛，邪在表也，用败毒散。热渴便秘，邪在里也，用加味清凉饮。发热咳嗽，邪在肺也，用加味泻白散。此皮肤之疾，当去其毒水，敷以金黄散，或黄柏细末捣生蚯蚓敷之，疮愈不必用药。设使攻伐过度，元气反虚则变生叵测也。若遇脾肺受伤，便当调补元气，勿专泥败毒。

败毒散

方见目证条。

清凉饮

方见初生条。

加味泻白散

即泻白散加山栀、杏仁，方见保婴条。

柴芍参苓散

治肝胆经分患天泡等疮，或热毒瘰疬之类，方见发搐条。

加味解毒散

治天泡疮，发热作痛。

玄参　连翘　升麻　白芍药　当归　羌活　生地黄　牛蒡

子炒，各三钱　黄芩　甘草各二钱　金银花　漏芦各五①钱

上每服一二钱，水煎。

金黄散

治天泡疮，消毒止痛。

滑石　甘草　黄柏等分

上各另为末，和匀，傅患处。

黄水粘疮第一百五十二

黄水粘疮，由肝脾二经风热、积热所致也。邪在表而痒痛，轻则用犀角消毒散，重则用连翘防风汤。邪在内而大便秘者，轻则用九味解毒散，重则用大连翘饮。若头目不清，增寒壮热，作渴便秘者，表里俱有邪也，加味清凉饮。若至发热恶寒，肺气受伤，用四君子汤加桔梗、柴胡；发热呕吐者，胃气伤也，用异功散；发热作渴者，脾气虚也，用六君子汤俱加升麻。必审察脏腑，兼治母子，庶易取效也。

犀角消毒散

治斑疹丹毒，发热痛痒及疮疹等证。

牛蒡子　甘草　荆芥　防风各五分　犀角镑，五分　金银花三分

上水煎熟，方入犀角，倾出服。

连翘防风汤

治小儿肝脾风热时毒，头面生疮。

连翘研碎　防风　黄连　陈皮　白芍药　当归　独活　白蒺藜炒，去刺　荆芥　白茯苓　黄芩　甘草　牛蒡子炒，研，等分

---

① 五：原脱，据《证治准绳·幼科》卷三"加味解毒散"补。

上每服二钱，水煎。

九味解毒散

治一切热毒肿痛或风热搔痒。

黄连　防风　甘草各三分　金银花　连翘　漏芦各五分　山栀四分　白芷六分　当归八分

上水煎服。

大连翘饮

方见脐风条。

异功散

四君子汤

六君子汤

方俱见保婴条。

清凉饮

方见初生条。

立效散

治一切疮疖。

定粉　松香　黄柏　黄连各五钱　枯矾二钱

上为末，用清烛油调搽。

断乳方法第一百五十三

画眉膏

治儿大未曾离乳，候睡熟以之画眉，醒来自然不乳，仍以墨涂乳头。

山栀三个，炒黑　雄黄　朱砂　轻粉各少许

上为末，清油调匀用，未效再尽。

断乳一法①

一法：乳母自做小小面饼七个，置房中净桶边上，不与儿说。听其自入房中，见而食之，即不吮乳，曾试果效。

---

① 断乳一方：据目录补。

卷之十一

怀幼考索

痘证论第一百五十四

婴儿之恙莫急于痘疮，相传皆云上古原无此证，起自周末秦初，逮今议者，佥①云胎毒所致。盖以人生皆不能免，非所禀之同，何所染之不异也，因是而拟之，若近乎理，然谓太古所无，岂其时独无胎毒耶。言出无稽，未可尽信，但此虏无此证，投降入口者，无一可免，彼之禀受，固无异于华人也。而胎毒痘疹之有无，宜无不同，何在彼在此之殊如此，则胎毒之说又岂可尽信乎。或云食中国盐酱所致，然中国尝有至二十岁以外始患痘者，岂皆以先不食盐酱欤。或又云乃中华之风气，而一人止发一次，由是而知必内有胎毒，外触风气而后发。其所以致胎毒者，由诞生之初不曾去口中秽血，啼声一发随吸而下归之命门胞中。因儿真气方盛，隐而不发，偶值内伤或外感湿热之气，陷于肾中，二火交攻，荣气不从，逆于肉里，遇天行时气，秽血乃发。此足太阳膀胱克手太阳小肠，故始出先见于面，终归阳明，二火炽盛，反胜寒水，于是遍身俱出，皆足太阳传变所来。然非天行时气，其毒终于不发，故浙东人尝有避地而得免于终身者，此避一方之风气也。服稀痘药如地黄膏、油饮子、三豆饮、凤龙膏、清毒保婴丹，亦有可免者，此消所

---

① 佥（qiān 千）：众人，大家。

蕴之胎毒也。

苟服避俱失，传染所及，初起发热恶寒全类伤寒表证，又类惊风。然伤寒男面色黄而体重，女面色赤而喘急，口中气热，中指亦热。若惊风，男左女右五指俱冷。独痘与麻两腮皆赤，目胞亦赤，哈欠烦闷，乍热乍凉，咳嗽喷嚏，足稍独冷，怠惰多睡，时发惊悸，中指与耳鼻尖及尻 音考平声臀尖也 足俱冷。耳后有红筋赤缕，乃是吉兆，筋若紫色，则称难治，甚至于黑，则为逆证矣。[批] 辨痘初起。

而痘与斑疹之发，俱有潮热。巳午时热者为斑，斑属于心也；申酉时热者为痘，痘属于肺也；辰戌丑未时热者为疹，疹属于脾也；寅卯时热者为水痘，水痘属于肝也，此斑、疹、痘、水痘、潮热之分别。其痘之初起，发热烦躁，身痛头疼，皆是正病，不药可吉。若十日之内，浑身壮热，大便黄，是表里俱实也，其疮必光泽，必起发，必饱满，必易靥而不致损伤，亦不宜服药。初显斑痘之时，偶自吐利，其痘反吉，不可妄治，盖邪从上下出也，先哲禁终始不可汗下。若有里证及大便结者，酌量微下之，宜当归丸、枣变百祥丸之类。未见痘之先，宜服惺惺散、参苏饮、人参羌活散，热甚则升麻葛根汤、人参败毒散。一见红点，便忌葛根，恐致表虚也。或以丝瓜近蒂三寸，连瓤子，烧灰存性，砂糖拌服；或入朱砂末，蜜水调服，则多可少而少可无。盖痘之将出未出，毒居半表半里，若用寒药，则伤胃滞毒；用热药，则愈助火邪；汗之则阳气外泄；下之则肠胃内虚。纵有外邪，不过于宜服药中加陈皮、生姜之类，和之而已。若热毒盛者，便当解毒，解毒之后，略与温补，否则反变虚寒之证。绿痘而毒盛，虽元气充足者，不免少抑，矧禀赋有亏者乎。故解毒者，解其盛甚之气也；温补者，补其不足元气，使胜毒气也。若虚寒甚者，先当温补，补后略与解毒，否则反生热毒之证。痘家用药，妙处在此。张洁古论：斑疹初显，若使之并出，则小儿不能禁受。若遇自吐自利者，便宜安里。如不曾吐利者，亦先与安里药三五服。若能食而大便秘结内实者，宜疏利之。内虚而利者，宜用安里药一二贴，末后一服，调以微发之药。然必安里药多，发表药少，使邪气不至于壅并，则其痘自能参差而出也。安里用解毒防风汤之类。[批] 斑疹痘水痘潮热之别。

若痘未出时，而见三阳证，亦惟以清肌解毒为主。证属太阳，则恶寒身热，气急尿赤而出不快，乃身之后也，用防风荆芥甘草汤。证属少阳，则乍寒乍热而出不快，乃身之侧也，用连翘防风甘草汤。证属阳明，则身热目赤便秘，疮遍肌肉出不快，乃身之前也，用升麻葛根汤加紫草。四肢出不快者，用防风芍药甘草汤。慎勿误下误温，而致伤脾损目。[批] 三阳经证。

然痘家初证，必兼心肝脾肺四脏，如热冲于心，时作惊悸，甚则狂言谵语，宜朱砂、参、苓之类及惺惺散、消毒饮。热蒸于肝，呵欠，烦闷，甚则发搐，宜防风、羌活、天麻、全蝎、南星之类及人参羌活散。热蒸于脾，乍凉乍热，肢冷多睡，甚则目肿腹胀，便秘作渴，宜枳壳、陈皮、神曲、山楂、地黄之类及惺惺散，或保元汤加地骨皮、黄芩、荆芥；热者升麻葛根汤、如圣汤。热蒸于肺，面赤、喷嚏，甚则喘渴、咳嗽、鼻干，宜桑白皮、半夏、马兜铃之类及参苏饮加葱白、山楂根。其四脏之中，又以脾肺为主，盖脾主肌肉，肺主皮毛也。惟肾则无证焉，所以耳尻独冷。[批] 四脏之证。

若先如疟状，继而发渴，疮色黑黯，则属肾经，或初发腰疼，疮稠干枯而有几点紫黑，此属归肾，服百祥丸、牛李膏，亦可活十之四五。[批]紫黑。

若发热而痘尚未出，腰疼者，宜神解汤，汗出疼止为佳。
[批]初起腰疼。

大率治痘之要，惟识表里气血虚实寒热，则补泻温凉，不失其宜。毒盛者，以解毒为主，庶轻者自安，重者可轻也，虽至于变证坏证，亦莫不以此法治之。若有内伤外感之证，则宜先其所急，而后可以专心治痘。王海藏云：外者治外，内者治内，中外皆和，其斑自出。

至于恶寒者发之宜①防风苍术汤，表大热者夺之表者通言三阳也，阳盛者，气必上行，言夺者，治之不令上行也，渴者清之大渴者，暑月用白芦汤；小渴者，宜凉膈散，去硝黄加桔梗。[批]表热。

大便秘者下之桃仁承气汤、四顺饮子、柴胡饮子选用，察其在气在血，必内实能食而秘者可用，但微润则已，小便不通者利之导赤散、八正散之类，当求上下二焦，何经而用之。[批]二便秘。

惊者安之凉惊丸，重则泻青丸，泄者分之寒则异功散、四君子汤，热则泽泻茯苓汤，可以执一为哉。[批]惊泄。

若夫内伤乳食也，必气实壅遏，二陈汤加山楂、升麻、白术，或四君子汤加砂仁、木香、川芎、紫草，或枳术丸。宿食重者，感应丸。伤生冷或凉药者，益黄散、治中汤或神应丸。
[批]内伤。

外感风寒也，冬时五积散去麻黄加桂心、紫草，春时不换金正气散加芎芷防风。或为风邪所袭者，消风散加紫草。暑月六一散、清暑益气汤。体薄者，只用保元汤。内伤兼外感者，调解散、加味四圣汤。触污秽者，烧避秽丹，因至黑陷者，服再苏丹，病止则专治痘。若邪气在里而实热，用前胡枳壳散；

---

① 宜：原脱，据《证治准绳·幼科》集之四"初热证治"补。

元气怯而虚热，用参芪四圣散；虚弱者，用紫草木香汤；虚寒者，用参芪内托散；虚寒内脱者，用木香散。若邪气在表而实热者，用麻黄甘草汤。此治痘之大法也，虽变证不一，无非托里和荣卫解毒而已。[批] 外感。

然自始至终身温为顺，身凉为逆。若热证身温，惟宜解毒；虚证身凉，便宜温补；虚证有热，补兼解毒；热证有虚，解毒兼补。其解毒之剂，初出则消毒饮、连翘散。解毒兼温补之剂，则解毒防风汤、鼠粘子汤。温补之剂，血虚四物汤、芎归汤。气虚保元汤为主，或四君子汤。泻者暂加白术、白茯苓，烦渴者加麦门冬、五味子，虚热加黄连，湿热加陈皮，气郁不通加山楂，消毒加鼠粘子，退痈肿加荆芥穗，扶胃气加陈黄米，助阳发表加生姜。疮干者宜退火，用荆芥、升麻、葛根、连翘之类。湿者宜泻湿，防风白芷之类。色紫乃血热也，加连翘。要知连翘、鼠粘子、山楂、甘草，先后必用之药，而鼠粘子、防风、荆芥，又发痘之要剂。官桂、紫草、川芎、芍药，五七日后，须慎用之。穿山甲、麝香治黑陷，虽能通滞气不可持久为常。至于气血俱虚者，内托十宣散、托里散或保元汤加当归、芍药以活血，或合匀气散以和气。温补中略兼解毒之剂者，则八物汤加酒炒芩连，或保元汤为主，加牛蒡子、黄芩、黄连、人参、丝瓜灰、连翘、白芍药各半，以姜葱煎服。七日后毒深势重者，系气虚，则保元汤加大黄；系血虚，则芎归汤加大黄、芒硝下之；若至虚寒变证，则陈文中之十一味木香散、十二味异功散，甚至姜附汤、四逆汤，皆救危妙剂。若清肌解毒，虽硝黄亦所宜用，然必真知灼见，斯不蹈夫实实虚虚之患也。用药之大概如此，业此者，必仗眼力，以辨夫表里之孰虚孰实，气血之孰病孰积，与夫寒热之真假，则起死回生，可无难也。

［批］解毒温补。

痘家准备第一百五十五

凡痘证已明，即细切胡荽四两，好酒二盏，煎一二沸，盛磁器内，盖合少顷，待温乃漱口洁净，含酒向痘儿遍身细喷，勿及于面，能使痘疹快出。仍绕房喷之，以辟浊秽之气，另悬一枝于帐中，使痘儿常得其气可也。绿胡荽能通心窍利大肠，便滑者忌之。

护眼第一百五十六

凡痘疮初起，即以牛蒡子研为极细末，蜜调，贴囟门上，可无入眼之虞。

凡痘初起，以干胭脂蜜调涂眼眶上，则痘不入眼。

护眼膏

黄柏一两　绿豆粉一两五钱　红花二两　甘草四两

上为极细末，痘初起时，油调涂两眼四畔，则面上痘疮稀少，面上多涂更妙。

预消痘毒第一百五十七

油饮子

麻油一斤，逐口饮尽，可免终身不出。

红花饮

葫芦须五分　红花子一合，连壳炒香，石臼杵碎

上拌匀，用水一钟，生姜一片，煎半钟，空心温服。

牡鼠粪

活雄鼠不拘几只，剥皮淡煮，常与儿食，以之开荤更妙。

三豆汤

治天行痘疮，始觉即服之，多者必少，少者不出。

小赤豆　黑豆　绿豆各三合　甘草节五钱

上水煎熟，任儿食之，七次则痘不发。

凤龙膏

乌鸡蛋一枚　地龙细小者一条

上以蛋顶开一小窍，入地龙于内，以纸封之，饭锅上蒸熟，去地龙，与儿食之甚效。每岁立春日吃一枚，终身不出。

消毒保婴丹

豆根上缠绕细红八月采阴干，一两五钱　黑豆三十粒　赤豆七十粒　山楂肉　牛蒡子　生地黄　辰砂各一两　升麻　连翘各七钱五分　荆芥　防风　独活　甘草　当归　赤芍药　黄连　桔梗各五钱　丝瓜经霜者五寸，二条，烧存性

上预辨精料，听候春分、秋分、上元、七夕之日，净室内研为末，以砂糖为丸，如李核大，磁瓶内收贮。凡未出痘婴儿，春分秋分日，各浓煎甘草汤，化服一丸，一二次痘可减少，六七次终身不出。

痘家禁忌第一百五十八

凡痘疮，首尾不宜饮水，及生冷难消化之物与水梨菱橘等果。若误与之，则变生顷刻，至疮靥之时，其痂必迟落，或生疳蚀疮，或生痛肿而致血水不绝，甚则面黄唇白，经久难愈。避风寒，恐伤表也。避暑气，恐生烦躁也。避湿气，恐脓不干也。忌生冷与蜜，恐中寒也。忌用油腻，恐作泻也。忌酒葱鱼盐羊等物，恐发痒也。忌煮鸡鹅鸭蛋，恐间气伤目也。忌柿枣砂糖，恐痘疮入眼也。忌茶醋猪肝猪血，恐瘢黑也。忌烧香，

恐血燥也。忌酒醉人，忌有房室人，忌月经女人，忌腋气人，忌炙煿之气，忌对面梳头扫地，忌生人往来，忌污秽臭气，忌烧油发，凡此皆足以变吉为凶，惟宜烧苍术、乳香、枣皮，以辟恶气耳。十二三日，疮痂已落，其瘢犹黯，或凹或突，肌肉尚嫩，不可澡浴。亦不宜食炙煿酸辣五辛有毒之物，恐热毒熏袭，目生翳障。

母痘吉凶第一百五十九<small>附稠密</small>

凡痘疮未出，非大热不能发，痘已发，非微热不能成，盖热为根而痘为标也。若热后身温，徐徐而出者，谓之根多标少为上吉。随热随发，一涌而出者，谓之根少标多，七日后死。若痘少而无杂证，此吉而又吉者也。发热一日，遍身红点，如蚊蚤咬者，恐非痘疮，乃热毒为风寒所遏，不能发越之故，宜急服败毒散表之。汗后身凉，红点自退，再越二日，出痘反稀，但当细辨，不可忽略。其真正痘疮，先见之点为母，喜在口鼻上下，腮颧年寿之间，或单或双，颜色红活者顺。若先见于天庭方广、印堂两耳、太阳太阴及结喉心胸二足，三五相连，或状如蚕种，或腰缠太密，或心胸独多，急宜用消毒饮加山楂、黄芩、紫草，虚加人参，或升麻葛根汤加连翘，或败毒散、犀角地黄汤、地骨皮鼠粘子汤、丹溪解毒汤，以清内解肌。若头额多者，谓之蒙头，蒙头则视听废、气化绝。头项多者，谓之锁项，锁项则内不出、外不入。胸前多者谓之满胸，满胸则阳不清而神失守。两颊两颐，多至成片，或如涂朱，则肝盛克脾，八九日当滑泄泻青不食，而成险候。若发而稠密，又宜随其部分服药。张洁古云：一发稠密如针头者，形势重也，宜轻其表而凉其内，连翘升麻汤主之。然稠密之处，各有经络部分，额属心，面属胃，腹与四肢属脾，胁属肝，两腋主肺，下部主肾，肩背主膀胱。如心用导赤散，胃用犀角散，肝用柴胡汤之类。若面色黄，大便黑，烦躁喘渴，或腹胀者，瘀血在内也，用犀角地黄汤，或抱龙丸、生犀角汁，但根窠分明肥满者无妨。然痘之稠密者，热毒炽盛也，不痛用东垣消毒散，痛用仙方活命饮，小便不通八正散，大便不通承气汤。恶寒发热，麻黄甘草汤。肝胆火邪，柴胡栀子散。贯脓不满不红活，乃气血虚弱，八珍汤加糯米。若腰疼而有几点黑者死。口角有痘如疥之形，将来必变黑归肾而死。大都痘色淡红变白，白变黄者吉，鲜红变紫，紫变黑者凶。若初发如蚕种，顶白平软不碍指，中有清水者，此由热毒熏蒸皮肤，而生痱疮，亦名疹子，又不可不辨也。

气血寒热表里虚实论第一百六十

痘家证候，全在虚实寒热，得之真确，则用药适宜，有起死回生之妙。苟昧乎此，鲜不误人至于死者矣。大抵痘疮气血实者，则能胜毒为顺，气血虚者，则不能胜毒为逆，气血与毒相等为险。顺则不药而愈，逆则投药不效，险则必赖药扶。其发也贵先后不齐，大小不一。

形圆顶绽，如粟如黍如绿豆如珍珠，以手扪之，磊磊碍指，晕色红润，痘边皮肉，白而无红，谓之交会明白，乃气足而形满，血足而色润，毒气不能胜气血也。虽有自汗，乃湿热熏蒸而起，亦无妨碍。色若鲜红，则为血热，更兼紫色，则为大热。色若全白，则为气虚，灰白塌陷，则血里气滞也。甚至于黑，则毒滞而血干，若外黑里白者微重，外白里黑者大重。

疮端中黑如针孔者热剧，又甚而焦褐，乃气血俱结。故气不足者，形必陷伏；血有余者，则色泛溢而不凝敛；气多血少者，痘虽绽而四围无色；血多气少者，痘虽陷而四围红紫；气血俱不足者，乃不发不红。若初起黑色，状如蚊迹者，乃毒气暴出，为瘀血所搏，故血凝不行，遂成黑陷，大小便闭，腹胀喘急烦躁，宜山栀仁汤、人齿散、加味四圣散、蝉蜕汤加紫草。出不快者，宜毒膏、猪尾膏。治痘者，当以此而消息之。

若一涌齐出，干红紫疱者死。发热时，以红纸作捻，蘸香油点照心头。皮里有一块红者，或遍身有成块红者，八九日后死。朱丹溪曰：炉灰色白静者作寒看，齐涌者、燥者、焮发者，作热看。黑属血热，凉血为主，白属气虚，补气为主。中黑陷而外白，则凉血补气。至若身热无汗，痘发红活绽突，为表实，表实而补，则溃烂不能结痂。身凉汗多，痘发灰白塌陷为表虚，表虚则宜补发。外无余证，二便调和，身温能食者，为里实，里实而补，则肢体必发痈毒。吐泻少食，口渴气促为里虚，里虚则宜温补。二证相兼，则表里俱虚，必用十二味异功散送七味豆蔻丸，以助脏腑表里之气，甚至姜附灵砂，亦可暂用，但须认得真确耳。若止里虚减官桂，表虚减肉豆蔻。大凡调补之法，气虚四君子汤中去茯苓，加解毒药；血虚四物汤中加解毒药，解毒药乃酒炒芩连也。实则白芍药、黄芩为君，佐以白芷、连翘、续断之类。调解之法，则活血调气安里和中，轻清消毒温凉之剂，兼而有之。温如当归黄芪木香辈，凉如前胡、干葛、升麻辈，佐之以川芎、白芍药、枳壳、桔梗、羌活、木通、紫草之属，可以调适矣。[批]痘初发全吉状。

痘证吉凶第一百六十一

痘之逆顺，初发已见，至于不治之证，虽仲阳文中复出，亦未知之何也。若虚实之可补泻者，施之得法，危可复安。苟不守禁戒，则轻变为重，往往伤生，故医者当知始终不可汗下，病家宜晓首尾不可食生冷，自是能保令终也。

轻者：三次参差而出，大小搀杂不等，头面胸背稀少，不犯目中，根窠色红，顶满光泽，上下一色。

重者：一齐并出，状如蚕子，遍身稠密，口渴腹泻，颜色灰白，头温足冷，身温腹胀，顶陷平塌，色泽不一。

若出得丛杂，围聚细密，如蚕种堆垛，如鱼子平塌，如胖蚕，如羊眼，如冷粥结面，皮肉与眼胞口唇，上下一齐先肿者，则五七日内当出血而危。若簇簇于皮肤中，如风寒粟起之状，或隐或见，此不待长发，当啼叫烦闷而死。若正面胸背手足，肿硬成块，或青或紫，如丹瘤之状，当成黑陷破烂，挖坑而死。若红紫黑斑，如蚕啮、如蚊迹、如洒朱、如点墨如青黛，与皮肤一平，及头面一片如胭脂者，此极恶之候，五朝内必死。

轻变重：感冒风寒，误犯房室，不忌外人，醉酒熏触，秽气伤犯，饮食不忌，先曾泻利，因食生冷，误服药饵。

重变轻：谨避风寒，确守禁忌，药证相对。

不治五证：咳嗽声哑，饮食挫喉；腹胀气促，闷乱不宁；渴泻不止，咬牙寒战；疮嫩易破，痒塌不止；紫黑灰色，顶陷喘渴。

斑、疹、丹、麻杂出第一百六十二

痘疮热甚，血分受伤，里实表虚，热邪乘虚出于皮肤，或为斑，或为疹，或为丹毒，或为麻，或与痘同发，或先痘而发，或起胀时而发，或贯脓后而发，四者形色各异。

斑如锦纹，胸腹见多，先红后赤。疹如粟米，其色微红，隐隐皮肤，惟痒不痛。丹如云霞，或微见肿高。麻如麻子，顶平而软，发出之初，即有清水。所以与痘杂出者，皆热极所致也。[批] 斑疹丹麻形色。

若未见痘而先见斑者，宜服败毒散，汗后身凉，红痕自退，则痘出反轻。[批]斑光痘出。

若斑痘同见，宜透肌散加红花、黄芩、升麻，咽痛加玄参，磨犀角和服，或玄参升麻汤加减。热甚者，化毒汤加芎、归、白芍药、防风。若先发脓包而后发斑者逆，斑见黑者死。水疱脓疱后而见斑者亦危，斑少则可生。若疹则与斑异焉，水疱后出疹者为逆，脓疱后出疹者反顺。若痘疹并作，乃风邪外感，胎毒内发，谓之脏腑俱病。二者相杂，痘疮愈盛，误谓痘密，多至不救，须辨之的确，而与人参羌活散，疹毒即解，痘势亦杀，但元气亏损，不能结痂，又当以补脾胃为急。若先发脓疱，后发水疱，多者顺，少者逆。先发水疱，后发斑，多者逆，少者顺。先发疹子，后发斑者顺。先发脓疱，后发斑者逆。治疹之法，止宜消其风热，用败毒散加葛根、升麻、白芷，表退肌热，则疹自无。若痘发之后，疹出稠密，状如蚕种，惟用透肌散加柴胡、红花解之。慎勿过用凉剂，而致痘疮陷伏。[批]斑痘同见。

若见赤丹，宜用败毒散加紫草、红花、黄芩解之。如高肿红紫，宜透肌散加黄芩、地骨皮、蝉蜕。[批]丹夹痘出。

若麻夹痘出，以治痘为主，麻必先没，麻没之后，痘必起发，形色愈佳者为顺。如形色已亏，用六君子汤加芎归、黄芪；黑陷者，去茯苓加紫草、木香、糯米，入酒煎服。苟分别不明，临证错乱，何所适从，故详述焉。[批]麻夹痘出。

痘出不快至黑陷青紫第一百六十三

痘疮已出，当少与化毒汤。出太甚者，宜服人参败毒散，或犀角地黄汤。然痘疮既多，则气血周贯不足，随后就宜兼服补药，以助脓成。若出而不快者，加味四圣散、紫草饮子、紫草木通汤、紫草木香汤，或快斑散、丝瓜汤。但痘而至于出不快，各有所因，若概用发散，恐阳气太泄，疮色不能红活，反有卒然之变。

钱仲阳曰：疮疹三日不出，或出不快，即微发之，消毒散、化毒汤、鼠粘子汤之类。如疮发不多，倍用前药而又不出，乃大发之，升麻、葛根、防风、羌独活、麻黄、桂枝之类。服后又不多，盖其疮本稀，不可再发。如脉洪有大热者，当利小便，四圣散、导赤散、八正散之类；小热者当解毒。疮疹若起，能食者，大黄丸下一二行即止，此秘旨也，昧者因毒出不快，而求效于一时，反至大害者比比。

《活人书》曰：每见疹痘过服麻黄药出汗，阳气尽出肤表，遂致斑烂脏虚，而致腹痛自利，或作寒战，或作阴痛，死者多矣，故当验其荣卫。虚者必面青肌软恶寒，宜小活血散、八物汤。中气下陷者，保元汤、补中益气汤、人齿散。有因脾胃冷，或服凉药损伤，以致吐利者，须益气补中，宜益黄散、理中汤丸、木香散，甚则姜附汤。啼叫不已，神不守舍，不能上行荣卫者，匀气散、小活血散、大温惊丸。若因外感而羁绊胃气，便清自调，知在表也，量体之厚薄，微微发散，升麻葛根汤。天寒不能出者，熟料五积散、正气散或参苏饮、紫草膏。四肢出不快者，防风芍药甘草汤。背上出不快者，荆芥甘草防风汤。面前出不快者，升麻葛根加甘草汤。身之侧出不快者，连翘散。伤寒不语者，人屎散。因温毒而不发者，黑膏。炎暑烦渴昏冒者，辰砂五苓散，用生地麦门冬汤调服。身热甚者，小柴胡汤加生地黄。烦渴便实者，人参白虎汤，轻者竹叶石膏汤加生地黄。外感入里，大小便秘结，气滞壅遏者，紫草木通汤。小便赤涩者，大连翘汤、甘露饮、麦门冬五苓散。大便秘结，内烦外热者，小柴胡汤加枳壳，或少与四顺清凉饮。咽喉痛者，如圣饮子鼠粘子汤。喘满气壅者，麻黄黄芩汤。胸腹胀满者，枳壳桔梗汤、二陈加枳壳汤。烦渴者，甘草散、乌梅汤。下利呕逆者，木香理中汤、甘草干姜汤。烦躁不得眠者，水解散、麻黄黄芩汤、升麻黄芩汤。

王海藏云：莫若定其血气，用石膏栀子之类尤佳。若已出而被风复入者，加味四圣散，或快斑汤去木通加穿山甲。

《痘疹方》云：疮出迟而小便涩滞，咳嗽有痰，用仙圣散。出而不长，隐于肌肤，用人参透肌散。色赤而出不快，用紫草透肌散。出而不匀，用升均汤。出而不长不贯，用参芪四圣散。出而色不红活，用紫草快斑汤。出而小便赤涩，用紫草木通汤。出而浆水不回，用参芪内托散。若色赤而兼痒者属血虚，有热用四物牡丹皮。色白而兼痒者属气虚，有热用五味异功散加当归、木香。若发热大便秘者，用犀角消毒散。发热大便调和者，用人参麦门冬饮。寒战渴泻，饮沸汤口不知热，用十二味异功散。作渴，饮冰雪口不知寒，用四顺饮地黄丸。手足不冷，饮汤温和者，用五味异功散，或托里散。

若风寒与内热相拒，不能发出，而致发热狂搐，遍身或青或紫，如痣点，如瘾疹，俗云鬼捻青，年壮皮厚之人多有此候，宜却寒温肌透里之剂。危甚者，用经霜紫背荷叶，旧者亦可，与僵蚕等分为末，胡荽煎汤调服，或丝瓜连皮烧灰为末，沸汤调服。但见风寒表证者，惺惺散、牛蒡散。见热毒证者，透肌散。若表热如火，焦黑而陷伏，系热证，亦宜透肌散加红花、地骨皮，或犀角磨水服，或独圣散、小活血散。腹痛者，蝉蜕汤。干枯倒陷者，麻黄五钱，蜜水拌炒，水煎去沫，再煎热服，痘可复起，甚则无价散。

若痘已出，未能匀遍，色不红润者，乃毒盛血虚也，宜紫草散，外用芥子为末，白汤调如膏，涂儿脚心，干则再涂，其毒渐出，依前红活。然痘虽出不快，验其先出之痘，形色不改，此毒未发也，用药如钱仲阳前所云。若至形色渐退，则为内虚毒入，必死无疑。若出而复至陷入者，用加味四圣散，更以胡荽酒敷其身，仍厚敷其足兼喷其衣。如不应，独圣散中入麝香，以陈酒调服，如不用酒，以木香煎汤代之。若其疮已黑，用宣风散加青皮主之，或无价散。

丹溪云：痘疮黑陷二种，因气虚而毒气不能尽出者，用黄芪、人参、酒炒紫草治之。颜色正者，服紫草散。如将出或成就之际，却色淡不正者，属血虚，宜用补血药当归、川芎、酒洗白芍药之类，或加红花。如将成就之际，色紫不正者属热，宜凉血解毒，升、麻、芩、连、桔梗、连翘之类，甚者用犀角屑。至于黑陷、青紫、便秘、腹胀、身黄，及紫肿变黑者，证名归肾，乃肾旺胜脾，土不制水，耳尻反热，急用百祥丸，以泻膀胱腑。腑若不实，脏自不盛，可保十之四五。下尽黑粪，身热气温欲饮水，耳尻冷，可治。若所下水谷不消，或身冷寒战，耳尻热，多汗者难治。

钱仲阳云：疮黑陷而耳尻反热者为逆，用百祥丸、牛李膏各三服，不愈者死。但服二药下后，便宜温补，用人参、白术、白茯苓等分，厚朴、木香、甘草各半等剂，而后渐下黄粪，其疮自变。盖绿疮发肌肉，阳明主之，脾土一温，胃气自畅，已泄之肾水，自可消胜，此先哲之妙用。医家至此，挽回造化，可不留心欤然。疮黑兼泻，反有生者。钱仲阳云：疮黑而忽泻脓血、痂皮者顺，水谷不消者逆。盖疮黑属肾，因脾气本强，或先曾服补脾药，脾气得实，肾虽用事，脾能制之，故能令疮入腹为脓血，连痂而出，乃脾强肾退，故病出而安。若水谷乳食不化者，是脾虚不能制肾也，故致自泄，此必难治。

王海藏曰：泻出皮痂，根在内也，此归肾中之反吉者，不可不知。

痘证三日第一百六十四 附疔、黑、飞痘、紫白疱、贼痘、水疱

痘至第三日，别无陷伏他虞，则皆出齐起胀矣，忌呵欠喷嚏下气。虽上身先胀，而下身未胀，或先发者先起，后发者后起，亦无妨碍。独淡白顶软，则为气虚，宜用内托十宣散，去防风、白芷。若自汗倍加黄芪，声不出者倍加桔梗。白而根带一点红者，三五日后如绿豆绿，决不能贯脓而死。若痘色仅有淡红者，血虚也，小活血散救之。以手摸过，痘色即白，乃气血俱虚，宜用十全大补汤。但凡气盈血亏者，则顶平而色润，到底无虞；血盈气亏者，则顶平而色干，终防陷伏，俱宜内托十宣散。若见紫色，则为血热，四物汤加芩、连、红花。

若带白色，则为气虚，保元汤去甘草加紫草，或参芪四圣散。通用灵砂三五粒，酒磨而服。丹溪谓：灰白色，静者、怯者，作寒看。躁者、勇者、焮发者，作热看。大小便利者，但用实表之药。如热毒郁里，大便秘，通大便；小便闭，通小便。[批] 白色。

医案中治色白痒甚者，药中每加参芪五钱，兼身热喘嗽渴，脉洪有力者，八物汤中加连翘、桔梗、犀角屑、半夏、木通、紫草、干葛、石膏、杏仁、枳壳、黄连、黄芩、前胡、瓜蒌仁。十贴后而后色红，又于前方中减杏、胡、枳、连、芩、蒌七味，三十余贴而安。盖虚之甚也，又治灰白色，杂以黑陷倒靥，发热寒战身痛，用八物汤加木通、红花、紫草、陈皮、连翘，十余贴为安，皆可为之□式也。[批] 丹溪治法。

若其变黑，纵色如乌羽，光润不发，但寒而耳尻冷者，为

血活可治，紫草饮合小活血散。若外虽黑而里见白者为轻，外见黑而里色赤者微重，外白里黑者太重，黑中顶陷，有眼如针孔，色带紫黑者死，用无价散，十有一生。[批] 变黑。

如或疔痘忽生，其形长大紫黑，把住群痘，皆不起发，乃热毒势甚而并结也。若在四肢，或形小而数少，穿于筋骨者，易治。若结于头面，或在腹背，逼近于内，势必穿于脏腑者，难治。急宜以保元汤加牛蒡子、荆芥、芩、连，助气逐毒，外以银簪挑破疔头，或以口吮，或以手挤去其恶血，纴入四圣丹，顷即色变红白，而余疮悉起。薛立斋每用仙方活命饮，如二便秘涩者，量加大黄；遍身拘急者，加麻黄。虽又是一家治法，而挑刺吮挤，亦所不废。又以毒盛者隔蒜灸，势剧者着肉灼艾，灸后疮头红肿，再挑破出血，此各书之未载，为薛立斋之独得，且屡效之可信。疔退后，或佐以犀角消毒饮，或参芪四圣散。盖治疔之得法者，随宜求效，又何拘焉。[批] 疔痘。

黑豆独大，顶心最黑，拨之如绵筋有臭气者，保元汤加芎、桂、糯米，补提其气，得变黄色，方保有生，否则不治，此二种皆痘家之恶证。疔与黑形同而毒异，须要察认明白。[批] 黑痘。

而相似之证，又有所谓飞痘者，其状与疔无异，起于头面，或三五个，或止一个，余痘皆无矣，此痘家之吉兆也，医者昧此，何以分别。要之疔痘之起，必证候多恶，或所发太甚。黑痘之发，则头软而有臭气。飞痘之生，或众痘未发而先有之，独在于面，别无刑克证候，可以分别也。此吉凶霄壤之异，不能识认者，宁不至于大误。复有所谓紫疱者，发于稠痘之中，岂不认为疔痘乎？又不认为飞痘乎？但疱则高突，比众痘为大，疔与众痘之大小，相去不远。疱宜刺开，血红者，乃血挟热毒，化斑汤救之，血黑者死。[批]飞痘。

亦有气挟热毒者，名为白疱，其形之大小，与紫疱相类，亦用化斑汤为解。又有贼痘软大，初起全白，按之虚软，此气血大衰所致，误谓白疱则谬矣，保元汤加紫草救之。若见之于额，犹为凶兆，贯脓时变成水疱，擦破即死。此皆三日先后之变证，六者相似，医不素知，临证何辨？[批]白痘。

若痘中忽生水疱，乃气盛津液有余随毫孔而生，其形小如圆眼核者，保元汤加山楂、白术。若大如鸡子者死。[批]水疱。

陷伏、倒靥、黑陷、斑烂第一百六十五

夫陷伏、倒靥、黑陷、斑烂，四者皆痘家凶证也，而黑陷最危。

所谓陷伏者，乃内伤气虚，不能起发，惟宜温中托里，令脾胃暖而荣卫通，便能起发矣。若止于不起发，不红活，乃脾肺气虚也，用参芪四圣散。至于顶陷灰白，复兼泻渴，乃属脾肺虚寒，便宜用十一味木香散、十二味异功散。若灰白色，或痒而脓不贯，用四君子汤加紫草、木香。色赤痒而脓不贯，用紫草木通汤。脓虽贯而清稀者，用参芪内托散，不应，急加附子，缓则不救。若生赠痘，多有得生。[批]陷伏。

所谓倒靥者，乃热毒方出，或触污秽之气，或被风寒闭塞肌窍，血脉不行，身体作痛，或四肢微厥，斑点不长，或变青紫黑色，均谓之倒靥。若喜热饮食，手足并冷者，乃脾胃亏损，阳气虚寒之证，宜用辛热之剂补之。喜冷饮食，手足并热，乃阳气实热之证，宜用苦寒之剂泻之。外感风寒者，温散之；毒入于腹者，分利之；阳气虚者，温补之；外寒触犯者，熏解之。丹溪云：痘疮倒陷，因真气虚而毒气不能尽出者，用黄芪、人参、紫草_{酒制}治之。若将成就之际却色淡者，用当归、川芎之

类，或加红花、紫草。属热毒者，用升麻、芩、连、梗、翘之类，甚者用犀角屑，大解痘毒，则可复发也。[批] 倒靥。

所谓黑陷者有二：一则毒盛火炎，火热反兼水化，宜凉心清解；脏燥无阴者，宜润血化痰。一则风寒归肾，法宜温散；内虚毒陷者，法宜温补。若至于心烦恶热，八物汤去地黄、芍药加木香。若因寒凉归肾而致黑陷，寒月用十一味木香散、十二味异功散，天温时内托十宣散去桂与木香加紫草、蝉蜕。[批] 黑陷。

所谓斑烂者，乃痘起之时，当发散而不发散，则毒气闭塞，以致喘促闷乱；不当发散而误发散，则毒随阳气，暴出于外，遍身皮肤溃烂。治宜调脾胃，进饮食，养荣生肌解毒。如大便不通，脓水不干者，牛黄丹；作痛者，败草散，或黄土为末干掺；轻者以猪胆汁调芒硝末敷之；暑月热盛，衬以芭蕉叶或带叶柳枝铺地而卧，仍用水杨汤洗之。若因过汗内虚，或饮水过多所致，俱保元汤加防风、白芷，外敷败草散。若因发表过甚，而致大便自利，急用理中丸、豆蔻丸以救其里。若大小便秘结烦躁，用山栀子汤、獖猪尾血调脑子治之，自利不食者，则不可用。盖毒发于表而妄汗，则腠理开泄，荣卫益虚，转增疮烂。毒根于里而妄下，则内气愈虚，毒不能出而反入，则土不胜水，变黑归肾，十无一生，不可不慎也。[批] 斑烂。

痘证四日第一百六十六

痘至第四日，水疱当变而为血疱矣，所喜淡红色润根活，个数分明。而颧脸为一身之主，颧脸先胀，则手足肚腹等处无不胀矣。若胸背独不胀者，亦为不宜，悉宜察证用药。若上体俱胀，下体缓慢者，亦不为害。惟下体先胀，而上体迟缓，则为逆也。若发赠痘，乃先后参差之妙，其发胀之际，头面痘疮多者，因胀而目闭，此正候也。若至下闭，乃毒气郁留于内，故不能起越，急用托里快斑汤加灯芯竹叶治之。目虽要闭，然不喜目胞光亮，若肿后忽然平塌，目开露者，此毒气凹陷也，急用参芪内托散加穿山甲、糯米治之，复闭乃吉。若痘将起发，适遇天行大头瘟，而致头面先肿者，慎勿误认为痘胀，宜以救苦汤解之。或痘本不多，二目不闭，不在此例。

痘证五日第一百六十七

痘至第五日，最要顶尖起满，光活明润。若至毒陷，则腹上痘皆青红紫色，外证口角流涎者死。若额项痘色红紫，皮肉皆红，或绕项而红，后必擦破而死。

痘证六日第一百六十八

痘至第六日，气血荣盛，发扬于外，项形尖圆，肥满红活，胃气升腾，化毒成脓，自肌肉贯起，渐至顶尖，此时切忌寒凉与疏泄之剂，损伤脾胃，而致清气下陷，不能贯脓，或吐利不止，或二便下血，声哑腹胀，乳食不化，寒战咬牙，皮烂无脓，渐至肉黑而死。以上之证，治见各条。若火盛血热，其色红紫而不起胀，用内托十宣散去桂加紫草、红花，热盛者，加黄芩。紫黑陷者，独圣散。若中黑陷而外白起，或中白陷而外黑赤，皆气虚血热也，宜兔血丸。如顶原不起，灰白而陷者，气虚也，宜独参汤，或保元汤加川芎助阳、当归和血、木香行滞。如顶项浆滞不行，或风寒所遏者，水杨汤沃之。若至腹胀，神昏不食者死。顶陷灰白紫黑，必变为水泡，发痒而死。若六七日之间，唇上数痘先黄熟，此为毒气内攻，胃烂而死。

痘证七日第一百六十九

痘至第七日，乃浆大发之时，喜见饱满光润，或苍蜡黄绿之色。若色淡者属虚，又当以气血分治。气虚于保元汤中加桂米，血虚于四物汤中去地黄加红花。若淡红软大，非真脓也，必变焦黑，中间紫者血热，灰白者气虚，治如上法。若皮白而薄，纯是清水者死；略有清水，或根窠起胀，血红而活，犹有生意，宜用内托十宣散，倍加黄芩、当归，又将人乳和酒各半温服。亦有一种湿痘，状如水渍，皮未破者，用温中药，内加防风、白芷，以泻表间湿气。若皮破流脓不干，以白螺壳，火煅为末，干掺，或用苦参、滑石、蚌粉、轻粉、白芷等分为末，或败草散，干掺。若中空干燥，无脓无水，此血枯之极，谓之干靥，宜小活血散加当归。火盛者，六一散加干葛、升麻轻清之剂，以散其火，服后犹无脓水者死。若五七日痂不焦，是内发热蒸于外，故不得焦也，宜宣风散导之，用生犀磨汁涂解。

痘证八日第一百七十

痘至第八日，气血大振，毒浆已满，将欲收敛之时，圆满光润者吉。若贯浆不满，乃气血因寒少缓，宜保元汤加姜、桂、糯米，助其成浆。若浆满而又陷者，用内托十宣散去防风、白芷，倍人参、黄芪，酒水各半煎服。人弱不食者，入人乳。若满身痘皆贯脓，中间独有几个不贯，终变虚寒痒塌，宜内托十宣散，或托里温中汤倍加补药。若血热相搏，毒气内外灌注，以致当结脓窠而不结，必复入于心，急用猪尾膏凉心血，使阴气感之，随时结痂回浆。东垣曰：小儿斑后余热不退，痂不收敛，大便不行，是谓血燥，则当以阴药治之。因而补之，用清凉饮子，通大便而泻其热。洁古云：凉风至而草木实，清凉饮子，乃秋风彻热之剂也。大凡贯浆不满，乃气血虚弱，毒气未透，收靥脱痂之时，终必为殃，得起痘痈，反为万全。

痘证九日第一百七十一

痘至第九日,宜于头面上先回,虽四肢方才起胀,亦为大吉。此时如瓜熟蒂落,气收血平,所贵色泽光敛。若黄黑非所宜也,黄灰愈重。若背上先收于肚腹,必非实有脓液,以手摸疮,而疮皮皱者,亦脓不满足也,纵使有脓而清,必变塌痒而死。若见四肢痘毒,乃有可生之理。脓红脓白,皆属气血不足,寒战咬牙,必难责以药效。如或作渴惊狂,急宜清其内热。若至口角流涎,必是牙疳齿落,眼角出脓,亦恐有伤双目,俱宜清解内毒,润开眼皮,庶获保全也。至于脓而不焦,乃治失清凉之气。海藏云:五谷得阳气而成熟,非凉风至,则不能实,与斑疹何异?须察何经而清凉之,或下而成严肃之气,则必不至于不痂矣,非阳和则苗不秀,非严肃则秀不实,理固然也。要之痘后诸证,皆余毒不尽而作,宜清凉饮子下之。与上条东垣之意同也。刘洙云:脓窠不肯靥者,但调砂糖水与吃。刘提点云:亦曾试用,但后来结瘢痕白。

痘证十日第一百七十二

痘至第十日,脓回收靥,按之欲坚,色如苍蜡,或似紫红葡萄色,自上而下,不疾不徐,方为上吉。若靥而从下,或自二足,或自阴囊,谓之倒靥,其死甚速。靥疾则发痈疔,至于失声者死。痈迟而兼气急痰上声哑,目闭无神者死。间有黑痘,反有生机,以保元汤加苓术助其收敛结痂。然其所以靥迟之故,有因内外热极,毒气散漫,无阴气以收敛者,宜宣风散加犀角磨汁以解之。有因触冒污秽,胃寒黑陷不靥者,以十二味异功散调无价散,服之最妙。有因毒气不结痂者,以猪尾膏易猪心血为丸服之。有因初起之时,烦渴饮水太过,而致靥不能齐,用六一散以解其标。不因饮水者，用保元汤加苓术主之。亦有因饮水过多，而致全白，靥不能齐，亦名别靥。大便秘则通大便，小便秘则通小便，用连翘散、小柴胡汤加枳壳、四顺清凉饮。如至泄泻，其势已危，用十二味异功散送七味豆蔻丸。因而陷伏斑烂，痒塌不靥，寒战咬牙，手足颤掉，及腹胀足冷过膝者死，俱用十二味异功散，亦有得生者。至于过服寒热表药，以致痘烂不结痂，小柴胡汤、猪乳膏、麦门冬煎汤下，外用败草散敷之。有臭烂深坑而不能收口者，用猪胆汁调芒硝末敷。甚至遍身臭烂，目中无神者死。若已靥未愈而被风邪相搏，致成痁疮，宜雄黄散、绵茧散，如不愈，多溃骨伤筋杀人。

痘证十一日第一百七十三

痘至第十一日，浆老结痂，尖圆结实者为佳。若痘之根色有红紫，犹属热毒，用升麻葛根汤，或犀角地黄汤，加酒炒苓连、连翘之类。若气衰顶陷，浆湿不敛者危，保元汤加苓术以救之。如痂结剥干不润，内无血脓，亦系干靥者危，八物汤加黄芪救之。虽遍身靥尽，止遗数颗不靥，亦能杀人。但审其贯脓时充满，则毒气已尽矣，别无异证，或可无虞。

痘证十二日第一百七十四

痘至第十二日，乃痂脱之时，宜从头上渐至胸膈手腹腰足而下，乃谓之顺。其瘢突起，其色滞红者佳，白无血色，过后亦死，宜养脾胃气血以预防之。若痂落瘢黯，或凹或突者，用韶粉一两，轻粉一字，细细研匀，猪油调涂。见风太早，以至成瘢痕者，用蜜陀僧为末，水调，或炒白蒺藜为末，鸡子清调敷，或马齿苋绞汁熬膏涂之，或用人精调鹰条敷之，其痕自灭，忌洗浴与食辛辣有毒之物。若痂难脱，外见热证，疮色红紫，原因贯脓不满，浑身臭烂，脓血不干之故也，根脚末散。饮食壮健者连翘饮，上身痂不落者加地骨皮，头面痂不落者加白芷，发上痂不落者，剪去头发，以乌柏叶油搽之。若见诸虚证，及有潮热者必危。钱仲阳曰：痘疮方着痂，即用菜油或麻油，不住手润之，可揭则揭。若不润及揭迟，而致痂干硬，即成瘢痕矣。

头痛第一百七十五

痘之初起，多因内伤外感，故至头痛。然亦有热毒上攻而痛，甚且至于肿者，无非清热解毒。若眼角流红或白睛变黄，肝热也；舌上白胎，心热也；口唇吒嘖如怒，肺热也；口疮不能食，脾热也，五福化毒丹或蜜渍黄柏汁饮之。咽干涩痛，口烂齿肿，心胃热也，甘露饮或甘桔汤加牛蒡子、麦门冬、竹叶煎服。水浆不入者，紫雪或抱龙丸或消毒饮。如能食便溏者，又当清上温下，不可纯用凉药。

发热第一百七十六_{附恶寒}

痘疮以热为本，痘发而热止，此其当也。痘出一日至十日，浑身壮热，大便黄稠，是表里俱实，其疮必光泽起发，肥满易靥，乃痘家之吉也。设至大热不止，必有未尽之毒，须察其有无余证。若先出之痘，根窠不明，色不红活，浆贯不满，宜用参芪四圣散及参芪内托散，使内毒尽出，自然热止。热而作渴者，痘未尽而脾胃虚也，用人参麦门冬散，继用白术散、参芪四圣散之类。若至腹胀，二便自利，手足并冷，乃脾胃虚寒也，用十二味异功散，继用五味异功散加木香。腹胀兼足冷，内热作渴，胃气虚而津液不足也，先用五味异功散，继用参芪四圣散。若至咬牙寒战，作渴足冷，皆内虚寒而外假热也，酌量用药、姜、桂、附子之类，皆要剂也。若发热之时，洒淅战栗，状如恶寒，恶心干哕，乃表气素虚，疮毒郁于腠理，欲出不出，惟宜参苏饮以和之，慎弗轻用解表之剂，以召虚虚之祸也。

潮热第一百七十七

痘疹未发，观其潮热之时，而可以别斑疹痘与水痘，已详于总论矣。若痘已出而犹有潮热者，须当察其虚实焉。热而饮水便秘，实热也，宜少用清凉饮子下之。热而饮冷便不秘，虚热也，白术散补之。下而热愈甚，阴虚阳无所附也，四物参芪之类补之。下而潮热面赤者，血虚发躁也，当归补血汤补之。兼发搐等证，乃肝虚而内生风，用四物、天麻、钓藤钩发散之。若热愈甚者，表虚而外热也，用四君、当归、黄芪补之。

咳嗽第一百七十八

痘未出时，而咳嗽气促者，乃热毒上熏清道，肺气不宁所致，宜用惺惺散。头疼身热恶寒咳嗽者，宜参苏饮。呕吐痰涎者，宜白术汤。痘出时咳嗽胁痛，吐食不能下者，邪在半表半里，宜用小柴胡汤加五味子、枳壳、桔梗，小便赤者加山栀、赤茯苓。已出之后而嗽者，乃属元气虚弱，不能固卫腠理，风邪乘虚而袭，宜用五味异功散加桔梗、五味子以补脾。疮不起发者，用升麻汤。感寒头痛，闷乱咳嗽者，木香散。发热嗽甚，别无他证者，用生地黄散。风热咳嗽，用五味子汤。咽喉不利，用甘桔防风汤。如服冷药太过，咳嗽肢冷呕吐者，甘草干姜汤。若加气喘，乃毒攻肺胀，胸高声哑者死。火盛气耗液衰者，人参麦门冬汤，甚者石膏人参汤。若系外感，痘好反吉。

喘第一百七十九

痘初起而烦躁喘急者，麻黄汤加桑白皮及麝一厘，或黄芩汤加麻黄、桂枝。痘出后喘急痰盛者，宜杏甘汤、人参清膈散。痰实壮热，胸中壅闷，卧则喘急者，宜前胡枳壳汤。若无痰而喘急，不能卧者死。喘而腹满，大小便涩，利小便而不瘥者，宜风散下之。痘出之间，或气促者，木香散主之。大凡喘，脾肺虚弱，宜用白术散，脾肺虚寒，用木香散。热毒内蕴，用紫草甘草枳壳汤。风邪外感，用参苏饮。内外壅滞，用人参清膈散。大便自利，小便涩滞，用葶苈木香散。大便坚实，用前胡枳壳散。若心火刑肺金，用人参平肺散。

自汗第一百八十

痘家自汗，乃湿热熏蒸所致，邪气外泄，则痘热已轻，不宜用芪桂实表之剂，亦不宜升葛发泄之药。但察其系血虚者，用当归补血汤；气虚者，用四君子汤加黄芪；气血不足者，用十全大补汤；饮食自汗者，用五味异功散。若自汗作渴发搐，乃心肝二经热甚，用柴胡麦门冬散，热退而后用紫草快斑汤。自汗而口流涎者，用五味异功散，兼发搐，则加钩藤钩。若面赤作渴，手足并热，大便干黄，肠胃实热也，用泻黄散。凡痘以补血为主，汗即血也，有是者，当归补血汤、六味地黄丸、八珍汤、人参养荣汤之类，皆可因证择用。

渴第一百八十一

毒火上炎，津液不足，渴乃生焉。丹溪曰：痘初起烦躁渴引饮者，急宜以凉药解其标，然忌饮水及西瓜水梨等物，若犯其禁，则为始终之害。惟宜用甘草、瓜蒌根等分，水煎温服，或黑豆绿豆各二合，乌梅二个，水煎澄清服。若身热烦渴腹满，大小便涩，面赤闷乱大吐，此当利小便，不瘥者，宜风散下之。饮多溲少者，恐湿渍脾土，后难收敛，以六一散渗之。内虚津乏者，保元汤加麦门冬、五味子，或参苓白术散、黄芪六一汤。如虚阳偏盛，好饮冷者，十一味木香散倍丁香、官桂。阴寒偏盛，好饮热者，十二味异功散加木香、当归。血虚痘黑，火动发渴者难治。大凡虚证见渴者多死，昧者但见患人口渴，便云是热，殊不知腹胀而渴，泄泻而渴，足指冷而渴，惊悸而渴，身温而渴，身虽有热面色皎白而渴，寒战而渴，气急咬牙而渴，小便清而渴，饮水愈渴，皆内真寒而外假热也，脾胃虚竭，津液衰少所致，十一味木香散。如不愈，更加丁香攻里，官桂发表。表里俱实，自不至于痒塌喘渴矣。若身热大渴，宜服白术散，渴复不止者，亦宜服十一味木香散。身热小渴，六味人参麦门冬散。大肠闭涩发渴，四君子加瓜蒌根、桔梗主之。噫！起死回生，在于识寒热真假，而真假之间，毫厘千里，医者可不熟审焉。

吐逆第一百八十二

痘出吐逆，大损元气，急宜止之。若痰壅吐食者，宜用二陈汤。无痰而手足并冷，渴饮热汤，或腹间作痛，中气虚寒也，宜用益黄散。若手足不冷，吐逆痰涎，中气虚弱也，宜用橘皮半夏汤。手足并热，热毒壅滞也，宜用导赤散。口干饮乳不彻，手足并热，胃经气热也，宜用竹茹汤，手指热退，又用人参胃爱汤。吐逆不乳，或吐酸秽者，脾气虚而乳食停滞也，宜用枳术丸。面赤喘闷者，当利小便，四苓散、导赤散，不瘥者，宜风散下之。脾胃虚弱，不思乳食，二便清利，不烦不渴而吐，此为虚寒，宜用理中汤、六君子汤。胃火壅滞，大便不通，烦渴而吐者，此为实热，宜清胃散、竹叶石膏汤。凡吐而手足微冷，便于五味异功散中加姜桂。若虚寒之极，则手足并冷，用十二味异功散，继用参芪四圣散。

吐泻第一百八十三

痘疹吐泻，有云邪从上下出，其痘反轻者，固是一说。然出靥之易，皆赖脾土，脾胃不和，方有吐泻，不即止之，则脾土益伤，变证立至矣。故凡烦渴呕吐泄泻，并宜用白术散。夏月中暑，烦渴泄泻，或腹痛，或转筋，俱用五苓散加藿香。伤食吐泻，则用五味异功散。手足冷者，用益黄散、豆蔻丸。顶陷灰白者，用木香散。如三焦火盛，热气迫于上下而作者，人参白术散加连翘、酒炒黄连。张翼之云：痘疹吐泻少食为里虚，陷伏倒靥灰白为表虚，二者俱见，为表里俱虚，宜用十二味异功散救之。止里虚，去官桂；止表虚，减肉豆蔻。若痘正初而值吐泻，或见血者俱为逆证。若痘后吐泻，察其证属虚寒者，用理中汤丸、益黄散，甚至十二味异功散。身热自汗者，补中益气汤。壮热不止者，二参汤。中气虚，不能食者，参苓白术散、胃爱散。虚热口渴不食者，四君子汤加陈皮、山楂、黄连。

泄泻第一百八十四

痘家以固守元气为主，泻利非所宜也。初起虽曰无妨，亦宜急止，当用参苓白术散，以南木香煎汤调下，先止其泻，而后以温和之剂发之。若痘出而泻，又所极忌，起胀时犹忌脾胃冷者，胃爱散。因外感而致者，寒月理中汤、五积散、十二味异功散，暑月六和汤、胃苓汤。因内伤者，四君子汤加砂仁、陈皮，理中汤去参加厚朴。宿食重者，感应丸。须察所利之色，而别脏腑冷热。若属虚冷，用保元汤加桂与芍药及十一味木香散。滑泄者，用肉豆蔻一个，乳香一豆大，共为末，米饮调下，或固肠丸。因泻而顶陷者，内托十宣散、四圣散加减。若至喘渴蛔出，目直便滑，所下肠垢者死。若所泻水谷不化，或白色，或淡黄色，宜十一味木香散送七味肉豆蔻丸，泻止住服。大凡泻多则津液内耗，血气不荣，其疮难起，起亦不实，实亦难靥。如至身温腹胀，咬牙喘渴者难治。缘津液枯耗，饮水不止，荡散真气，故多死也，急服十一味木香散，如不愈，用十二味异功散，仅有得生者。至有泻下臭秽，小便赤涩而渴，乃属湿热，解毒汤加白术。若因肾气不固，而致泄泻者，亦宜用十一味木香散，或六君子汤送四神丸。若欲泻不泻，脾气虚而下陷也，用补中益气汤加肉豆蔻。饮食不化，手足并冷，脾气虚寒也，用四君子汤加附子。若热毒攻胃，既吐复泻，手掌心并腋下热，宜解毒汤。若溅溅有汗，脸赤口渴欲饮乳，乳满胸膈不化则吐，吐而复渴，小便赤涩，俱属于热，宜五苓散、竹叶石膏汤加陈皮。若脏寒下利而不渴，四君子汤加干姜减半主之。

烦躁第一百八十五

东垣曰：火入于心则烦，入于肾则躁，皆心火为之也。盖火旺则金烁水亏，故心肾合而为躁。痘家有此，宜用栀子豆豉汤。若初起时烦躁，是表未解也，宜清内解肌，用黄芩芍药汤和之。起胀时烦躁，毒欲散未散也，以生黑豆煎汤，徐徐冷饮，以解毒散热，召复阴气。或抱龙丸，或生犀角磨汁，或单甘草汤，俱能解毒。若贯脓时烦躁，毒冲心膈也，宜利小便，或大便不通者润之。结痂后烦躁，则解其余毒，小便不利，用灯心一把，鳖甲二两煎服，至于不得眠者，酸枣仁汤。凡此多因脾胃气虚，或服克伐之剂所致，当调补中气为善。然痘之盛作时，必令心火有所导引，乃无此烦躁之患也。

腹痛第一百八十六

痘初发时腹中痛甚，手足指冷，尻阴冷，此为痘毒作痛，已无疑矣，即当通其大便，以三黄解毒汤去大黄加连翘与之。若痘已出而腹痛，但便调者无妨。若便秘鼻热痛甚，痘出不快体冷，甚而发厥者，独圣散或四磨汤服之，则毒气泄而四肢温，其痛自止。若已出而厥痛者，亦宜服此药。有因内伤生冷，腹痛自利者，宜理中汤加陈皮、砂仁、木香。外感寒邪者，宜藿香正气散、升麻葛根汤、参苏饮，俱加艾、山楂。若嗳腐吞酸，大便臭秽，乳食停滞也，用保和丸消之。凡腹痛而热毒壅滞则疏利，元气虚弱则调补，脏腑虚寒则温补，是未可以执一论也。

腹胀一百八十七

痘疮初起而腹中作胀者，乃邪毒壅住也，宜升麻葛根汤加山楂、牛蒡子，微汗即散。因而大小便难者，用四圣散、紫草饮。痘既出而不光泽，不起发，不红活，或泄泻作渴，或肚腹作胀，或气促作喘，寒战咬牙，或手足指冷，肢体挛缩，作渴饮汤，乃阳气亏损，内虚寒而外假热，用十二味异功散。若手足不冷，则用五味异功散加木香。若腹胀泻渴，气促体倦，脾气虚也，用白术散加木香煎送四神丸。腹胀作渴，小便不利，邪气壅滞也，用木通芍药汤。若腹胀作喘，大便利而小便秘，手足并冷，亦脾气虚也，用葶苈木香散，又用五味异功散加木香。若腹胀泄泻，侵晨为甚，乃脾肾虚弱也，朝用白术散，夕用二神丸。腹胀泄泻，饮食不化者，脾肾气虚也，用白术散、豆蔻丸。以上愈后，皆宜服参芪四圣散、参芪内托散，以助起发。若腹胀而因内伤生冷，或过服凉药，与内热相拒，不得发越者，宜萝卜子、紫苏根、陈皮各一钱，干姜、甘草各五分，水煎服，食减者加白术。甚而发寒厥逆，疮白者不救，急用十一味木香散，温中逐冷，甚则十二味异功散。若毒气陷伏作胀，宜温中解毒，人齿散、小活血散。若至目闭口臭者死。

身痛第一百八十八

《内经》云：痒则为虚，痛则为实。痘证身痛，乃毒自外行所致，证之善者也。胀贯之际，犹喜作痛，其初见红点时，为外邪所搏而致者，宜参苏饮加木香，轻者消毒饮或升麻葛根汤。甚者加蝉蜕、山楂、羌活。若热毒血瘀而痛者，先用活命饮，次用东垣消毒散，血虚而瘀者，四物汤之类。若至二便秘结，烦躁不宁，喘渴者，此实痛也，宜解毒汤、栀子仁汤，或猪尾血调片脑治之。二便清利，卫分不充，脾气不行而作痛者，此虚痛也，宜保元汤。若痘出身痛，肉皱痘密者，匀气散、小活血散。若遍身如啮而色黑者，乃毒气壅滞而血凝也，难治，自利者亦不治。

声哑第一百八十九

王海藏曰：痘之初出，声音洪亮，乃形病而气不病也。痘未发，声音不出，形不病而气病也。痘既发，声音不出，形气俱病也，宜用八风汤，或凉膈散去硝黄治之，此声哑之大概也。若夫心火上炎，刑烁肺金，宜用人参平肺散。津液不足，虚火熏蒸，宜用六味地黄丸。或感风寒，或饮食毒壅，或多啼气噎，皆能使声哑。但身温者，俱宜解毒防风汤；便秘者，甘桔汤加当归、黄连、大黄；身凉者，内托十宣散倍桔梗。如浆满时声哑，肺气结也不治。薛立斋论痘证而心肺实热，烦躁焮痛，作渴音哑，不禁饮水，是亦通变之论也。此证痘后每有之，察果肾经虚热，则六味地黄丸为主药。然有中气虚，不能上接清阳之气而哑者，又惟补中益气汤加五味子为效。

咽痛第一百九十

痘初起时咽痛，乃毒盛上壅也，有碍饮食，或常干呕者危，宜如圣饼子、鼠粘子汤、消毒饮；身热者，甘桔升麻汤；兼口舌生疮，上攻牙龈肿痛动摇者，甘露饮子、田氏地黄丸。贯脓时见此证，二便闭者吉。

腰痛第一百九十一

腰者肾之府，痘忌归肾，而肾府作痛，宁无可虑，盖因肾经虚怯，相火内灼，所以真阴不能胜邪而然。当验其子，平时或面白，或眼白多，黑珠淡，即系禀赋肾亏也，急服加味地黄丸，以防变黑归肾。或腰痛而两足独热，亦归肾之候，宜大剂地黄丸料加五味子。若非肾亏，而于痘未出时，腰先痛者，宜速服神解汤，汗出痛止为佳。若痛如物咬，不能起立，胸高足冷者肾绝，甚至囊缩为肝绝，皆不治。若止微痛，乃风寒所伤，败毒散解之，外以麻油揉按可愈。

涕唾稠粘第一百九十二

痘出后而涕唾稠粘，身热鼻干，皆内热所致也。若肺胃实热，而气郁痰滞，或大便秘结，小便赤涩，烦渴饮冷，宜用人参清膈散，则外邪表散，内热疏通，邪自不能壅滞矣。若毒蕴于内，而致大便闭结，宜用前胡枳壳散，疏导脏腑，调和荣卫，邪自可以解散矣。若至鼻塞不利，属外邪也，宜用惺惺散或参苏饮以发散之，庶元气不伤，痘轻易愈也。

热痒第一百九十三

诸疮痒者为虚，痘起而便溏发痒，痘色淡甚，此虚也，当防倒靥，宜保元汤倍加黄芪实表，少加芍药活血。痒甚而遍身抓破，脓血淋漓，不能坐卧者，内托十宣散去桂倍黄芪，加白芷止痒，当归和血，木香调气，气行血运，其痒自止，或小活血散合四君子汤加黄芪、枳壳。若毒气陷内痒塌者，十一味木

卷之十一

四九九

香散加丁香攻里，官桂实表以救之。若色不灰陷，便难而痒者为实，因于风寒者，消毒饮；因于食毒及食盐者，四君子汤加酒炒芩连或大黄微润之。

朱丹溪曰：痒塌者，于形色脉上分虚实，实则脉有力气壮，虚则脉无力气馁。实痒则势焮，虚痒则气怯。虚痒以实表之剂加凉血药，实痒以大黄寒凉之药少许与之，下其结粪，仍宜常服蝉蜕汤。痒甚者，浴以水杨汤；或以食盐，或百草霜，水湿略炒，置火内烧烟熏之；或桦皮烧烟，俱可立止其痒；或用蜜水调滑石末涂之，且使疮痂易落无痕。仍察痘色，若色赤而兼痒者属血虚有热，用四物牡丹皮；色白而兼痒者属气虚有热，用四君加芎归；若热痒而大便秘结者，用犀角消毒散；大便调和者，用麦门冬饮。气血虚而有热，用参芪四圣散。肝火血燥生风，用柴胡麦门冬散。风热相搏，血热用四物、黄连、柴胡、丹皮。脾经气血虚用四君归芪。寒战渴泻，喘嗽声哑气急，先用十一味木香散，如未应，急用十二味异功散，外用败草散敷之。若寒战咬牙烦热，喘渴足冷，灰白内陷，腹胀渴泻者，皆不治。丹溪治一子痘将出未出之际，腹泻色黑，根窠不发，三日后痒塌，抓破皆黑色，根窠如水疥状，口渴食少，脉浮数有力，按之虚，遂用参、芪、归、术、陈皮、肉豆蔻为君，炙甘草、诃子、桂为佐使，水煎，加好酒些少，药下咽痒立止，食即进，根窠红泽而起发全愈。夫泻渴痒塌，莫不曰宜异功散也，而丹溪所治乃尔，故附录而为矜式。

疮痛第一百九十四

王海藏云：痘疮出而烦痛，用木香五物汤为主，更用芒硝为末，猪胆汁调敷。若身后痛，属膀胱经也，用羌活荆芥甘草汤；身前痛，属肺经也，用升麻葛根紫草汤；身侧痛，属胆经也，用连翘防风汤；四肢痛，属胃经也，用防风芍药甘草汤。夫叫号则伤气，忍痛则伤血，气血伤则变证起，所当急止者也。若热毒盛者，用东垣消毒散或活命饮。若因食鸡鱼酒物者，用东垣清胃散或生犀汁。若发热饮冷，大便调和，用四物、连翘、牡丹皮。若发热饮冷，大便秘结，脾胃实热也，用清凉饮。若发热作渴饮汤者，脾胃虚热也，用白术散。大凡痘疮，最忌饮食之毒，昧者乃每以有毒之物，饲于痘始发之时，岂不大误耶！养子者宜预知之。

痘裂出血第一百九十五

痘疮破裂出血，乃内火炽盛，失于解利也。察系心脾热盛，用犀角地黄汤；心肝热盛，用小柴胡汤加生地黄。大便不通，先用四顺饮，次用犀角地黄汤。色赤燄痛，二便俱不通，急用活命饮加硝黄。色赤燄痛，恶寒发热，用活命饮加麻黄，仍须察乳母而兼治之也。

惊搐狂喘第一百九十六 附痘愈后发搐咳嗽

钱仲阳曰：疮疹搐，由风火相胜也，惟斑与疹方搐。盖斑为心所生，心生热，热则生风，风属于肝，二脏相搏，风火相争，故发搐。疹为脾所生，脾虚而肝旺乘之，木来胜土，热气相击，动于心神，心喜为热，神气不安，因搐成痫，治当泻心肝而补其母，栝蒌汤主之。若痘疹未出之时，外邪内热相搏，发惊者，惺惺散、消毒饮、加减红绵散、大青膏与匀气散兼服，则毒泄而心神自定，气匀而内毒自出。世传云：疮疹欲出，身热烦躁，忽发惊搐，宜用驱风小如圣饮。小便不通者，八正散。痰涎壅盛者，利惊丸、抱龙丸。若肝木旺而脾土虚，火炎为搐，惟宜泻肝，则风自定。利小便则热不炎，概用惊风凉药，如水银、轻粉、脑麝、香青黛、朱砂、硝石之类，令心寒毒伏，而致当出不出，当靥不靥，为患可胜言哉。若痘已出而虚，以致发惊者，保元汤加芍药最妙。热者五福化毒丹、泻青丸、牛蚕散。热甚而毒气攻心，以致黑陷者，从权用凉惊丸，或猪尾膏暂服可也。然痘已出之搐，是心之蕴火未尽，亦一可忧之证，勿视以为常，当用茶粉下解毒丸、犀角地黄汤。若搐数次不宁，喉中有痰声者不治。至于痘出而狂叫，多怒喘呼，则属肝热无阴以敛，亦宜犀角地黄汤。若狂叫喘呼痰盛，欲发惊而未发者，四齿散加蝉蜕，或牛蚕散以解毒。遂成黑陷者，用犀角地黄汤以养阴，抱龙丸以降痰。若惊狂谵语者，辰砂六一散，用紫草灯心煎汤，磨犀角、玳瑁汁调服。或用护心散，凉血使不至红紫，解毒使不至黑陷。失而不治，声哑乃死。若痘愈后不时发搐，目撺面赤，饮食居处喜冷，乃心热有痰，宜导赤散、抱龙丸，或小柴胡汤加生地黄。愈后胃弱，致停食积，亦有发搐者，但必大便酸臭，或呕吐肚疼，宜紫霜丸、小承气汤选用。此亦证之重者，治失其宜则死。若触冒风寒咳嗽，用参苏饮加减。喘满者前胡枳壳汤。余毒攻肺，咳嗽臭脓血而喘急者死。

痘风第一百九十七

朱丹溪曰：痘风分气血虚实，虚则黄芪生血之剂主之，佐以风药；实则白芍药、黄芩为君，连翘、白芷、续断之类为佐。若痘未出而搐搦，热毒内蕴也，紫草快斑汤加钩藤钩；已出红绽而搐搦，热毒作痛也，东垣消毒散加钩藤钩；贯脓而搐搦，气血虚也，参芪四圣散加钩藤钩；靥后而搐搦，气血尤虚也，八珍汤加钩藤钩。或目瞬或直视者，风火相搏也，柴胡栀子散，或六味地黄丸加柴胡、山栀。口角流涎者，木乘土也，五味异功散加升麻、柴胡、钩藤钩。目赤眵泪者，肝血虚而生风也，四物汤加柴胡、钩藤钩。角弓反张者，水不生木也，六味地黄丸加柴胡、当归，随用补中益气汤加天麻、钩藤钩，不可直用治风之药，盖风药能燥血散气，必验其手足冷热温，而用补泻调理之法，庶无误也。若痘愈后，忽遍身青色，或黑色，手足厥冷，口禁流涎，声如拽锯，甚则手足微搐，此因里虚为风所吹，名曰中风，宜消风散二钱，入蝉蜕末一钱，分三服，入生姜、薄荷汁及酒少许，温汤调，连进二三服。当随时少减或作隐疹，或作肤疹而愈，或用小续命汤去桂附加荆芥亦可，此亦气血不足所致，用药之法，宜如丹溪所云。

吐衄便血第一百九十八

《痘疹方》云：痘疹乃秽血所发，邪结肺胃，毒气自然上越。若见血证，不可妄投以药，恐治失其宜。痘之瘀蓄者不出，已出者复伤，反生变证矣。然痘赖气血以成，若因肺胃热甚，口臭失血者，大为不宜，宜解毒汤加生地黄、大黄。轻者黄芩汤。虚热者人中白为末，蜜水调服。若作渴饮冷，手足并热，乃毒气炽盛而血上溢也，宜用圣济犀角地黄汤。若肺经毒而鼻衄，用地黄清肺饮。胃经热毒而吐血，亦用圣济犀角地黄汤。若作渴饮汤，手足不热，脾肺气虚，不能摄血妄行，宜用五味异功散。作渴烦躁，面赤色者，血脱也，宜用当归补血汤。至于肠胃热毒而便血，或下黑粪，乃毒并大肠也，亦以犀角地黄汤为主，或小柴胡汤加生地黄。因而神昏不醒者，抱龙丸救之。夫心主血而藏神，证至便血神昏，是为恶候。如大小便下血，七孔流血者即死。若因过服，或误服凉药，以致毒陷，泻血如黑豆汁者，急用理中汤、胃风汤。得便秘而痘色红活者生。若胀贯时便血而疮靥无脓，胃烂必死。痘愈后便血，或身热而下肠垢者，升麻葛根汤加黄连、生地黄。身热烦渴者，解毒汤。

热势甚者，小承气汤。下利者，黄连阿胶丸、小驻车丸。下利黄赤脓血，身热作渴者，薤白汤、三黄熟艾汤。痘未出者亦如之。

痘面青肿第一百九十九

痘以心血为主，面赤为顺，面青必生风厥逆。闻人氏曰：肝木克制脾土，致面色青者，是为逆也，急用四君升柴调补脾胃，色正才治。若痘初起时，误服热药，发而不透，以致身体头面两目皆肿，风搐身强者，人参羌活散救之。若痘毒内外郁蒸，发出而遇风寒相搏，凝滞于肌肉，遍身皮肤青色者，用透肌散。胃伤则生风呕吐，脾伤则生风厥逆，用五味异功散加天麻。若痘密热甚便秘，饮冷面赤者，用犀角解毒汤。贯浆之后，发热烦躁，作渴面赤者，用当归补血汤。足热腰疼，目睛赤者，地黄丸。若头肿面肿颐项肿，而疮不肿者死，宜消肿毒、补中气以救之。若痘色与皮一般肿，根窠红者无害，或一边面肿，形色顺者吉，鼻燥有黑气，频以手扒鼻孔者死。

露睛耳焦唇裂第二百

两目闭而露睛，或如鱼眼猫眼者死。起胀贯脓，两眼不封而光烁者死。耳轮焦黄，嘴唇紫燥，甚而崩裂溃烂，乃见标之时，复感风寒，而致热毒内攻也，不治。若口唇上下紫黑干燥，破裂疼痛者，乃毒攻脾脏，亦不治之证也。

口烂舌卷咬牙第二百一

口内臭烂，舌上白胎成黑，舌卷囊缩，身必战动，肚腹急痛不止，痘变紫黑者，谓之内溃。其胃已烂，盖初起时为风寒所中，腠理周密壅塞，其毒反攻脏腑所致。宜清胃消毒，豁痰解散风寒之剂以救之。若至咬牙作渴身热者，心胃热也，宜用甘露饮。寒战咬牙，则为肾毒上攻，内托十宣散去防风、白芷加茯苓救之。

小便赤涩第二百二

心火不降，则阴气不升，而致心腹膨胀，小便赤涩，痘若未出，用紫草饮以发之，痘若已出，用四圣散加黄芪。若大便亦秘，不敢下者，用五苓散、导赤散、紫草木通汤、连翘散以渗之。如热微恐损真气，则不敢渗小便，只宜用独圣散、紫草饮以解其毒。若热盛恐欲发惊，则用导赤散微利之。肝经热，用柴胡麦门冬汤；脾经热，用犀角汤；肺经热，用生地黄汤；肾经热，用地黄丸。洁古云：大热利小便，小热和解是也。若至回浆之时，又宜溺多，稍有阻塞，便宜调之。若初起时误用热药，痘方出时，又服胡荽、葡萄、人齿，其人本实，而致毒攻脏腑肢络，灌注耳目口鼻，咽喉闭塞，大便不通，小便如血，或起痈毒，以致肌肤破裂，皆阳盛无阴也，宜猪尾膏、犀角地黄汤、解毒汤、三黄丸。服后痘出红活者吉，倒靥者死。

大便秘第二百三

痘家首尾不可言下者，诚确论也。盖因痘未出时，有表无里，下则邪气不得伸越。痘既出后，表盛里虚，内无根蒂，下之则毒气逆陷，故不可言下也。若夫外感而邪入于里，及内伤热食热药，以致热毒蕴结，便秘烦躁，作渴谵语，掌心液下有汗，实热里证悉具，肠胃壅塞，脉络凝滞，因而不出不起不靥，其势已迫，非下之以通其荣卫，而使毒得起发，则不免于束手待毙而已。王海藏云：首尾俱不可下者，以脏腑始终无凝滞也。若有一切里证，及大便结者，安得不下，故宜于下利药中加以升提，使邪热去而痘毒升，亦权宜之法也。如痘未出者，宜于升麻葛根汤、消毒饮内加大黄。热甚者凉膈散、绿连翘、薄荷，皆轻清升发之剂也。若痘出不快，乃里邪实热，亦宜此药。若痘已出，或将靥而致热毒便秘，用小柴胡汤加生地黄，或四顺清凉饮、犀角地黄汤，俱加大黄。若寻常热轻而便闭，无烦胀狂谵等恙，痘未出者，只宜败毒散、连翘散、紫草饮、紫草木通汤；痘已出者，四物汤加芩连桃仁麻仁，或麻子仁丸以润之，可也。已出未出便秘，而或时发渴者，四君子汤加天花粉、桔梗。《活人书》曰：凡治痘疹，才泻则令内陷，决不可轻易转下，惟大小便多日不利，宜微微利之。及痘已靥，尚有余热停留，或作热或作疮痍或成痈，宜四顺饮下之，不特消余毒，亦免生他证，累试累验。又有呕吐不食，面骨瘦而不大便者，谓之冷秘，久不大便，而无里急后重者，谓之虚秘，俱宜内托十宣散。气虚者，四君子汤、麻子仁丸。若能食而结涩，所下如栗块者，谓之风秘。胸胁腰腹引痛者，谓之气秘。岂可一概而论之。夫痘至热蕴毒结，不出不起不靥，证固危矣，然下之失宜，反使内虚而至于陷伏倒靥，其危更甚。故陈氏议以肥嫩猪膘一块，淡白水浸煮，切如豆大与食，令脏腑滋润，疮痂易落。若六七日不大便，身壮热而脉紧盛者，与三味化毒汤，微利即勿服，此慎重之至意，医家至此，非素有识见真知。其热邪入里，或内伤湿热蕴结，与毒相拒者，酌量而下，诚为上工。如眼力不能，断不可因此以苟图侥幸，而至反害也。若燥屎结在直肠，惟宜猪胆汁及蜜导以通之，庶不伤元气也。

阳毒凡疮第二百四

凡患痘之儿，先有黄疱、血风、杨梅、棉花等疮，及疖毒未痊，或已痊而肌肉尚嫩，其痘毒在虚处易透，故阳疮阴毒，混而为一，反胜痘毒。疮如湿润，则为气血俱实，容易成浆，宜解毒汤主之。疮若枯燥干红，为气血俱弱，与痘疮相拒，俱不成浆，宜保元汤加芋桂糯米，更以水杨汤沃之，则枯可转润，白可变红，其浆自溢矣。

危中之吉第二百五

痘起天庭、印堂、方广等处，固为不吉，如至遍身变坏，独顶额上不变则吉。贯脓时遍身变成水疱无脓，皮薄如纸，擦之即破，惟额上不破者可治，若额上与心胸先破者速死。靥时败证悉见，惟额上、太阳、方广、顶上未靥，其色如旧者可生。

余毒第二百六

凡痘后余毒，肝虚则入眼目而为翳膜；肺虚则为疥癣，或为痈疖，或咳嗽痰涎；肾虚发在骨节，或耳疼脓聚；脾虚发在肌肉，或泄泻身浮；心虚则烦躁啼哭。其他或在筋、或在头、或在面、或牙齿疳蚀，或咽喉肿，各随经而见，无非余毒不散，蕴积而成也，不早为治，其害非小。惟以解毒为主，因其所入何经而治之。若胃中蕴热，则食已即饿，大便秘硬，将来必有口齿咽喉吐衄、惊风、疮疽、痈毒之证，宜用清解之剂。若曾服热药过多者，必用三黄丸利之。便秘口渴身热者，大黄散。胃热呕吐，口舌生疮，下部亦有疮，而下利脓血者，单黄连汤。烦渴而小水不多者，五苓散。烦渴者，亦单黄连汤，或灯心一把，鳖甲二两，水煎服。齿疼或肿者，甘露饮。口牙出血者，五福化毒丹。咽痛者，抱龙丹或甘桔汤加牛蒡子、麦门冬、竹叶。若肝热多怒，喊叫不得眠者，柴胡清肝汤。下血疼痛者，薤白汤、三黄熟艾汤。心痛不可忍者，用乳香、没药、当归、芍药，水煎服。身热不退者，小柴胡汤、竹叶石膏汤。若因过服凉药，以致愈后坐立振摇，行动须仗人扶者，宜双和散、保元汤。

瘢痕赤白第二百七

痘疮回靥脱痂，孰不以全吉相庆也。顾其种祸，则在于痕之赤白，虽经年之后，尤有患泻而死者，若妄投攻伐之剂，则其死也更速。盖痘痕赤者，血虚有热也，宜用四物汤加牡丹皮。赤而作痛，有余热也，用四君子汤加连翘、金银花。若发热而大便调和，为脾胃虚热，宜用五味异功散。发热而大便秘结，为肠胃内热，宜用圣济犀角地黄汤。若母有肝火，用加味逍遥散；母有郁怒，用加味归脾汤。母子并服，其证自平。痘痕白者，气虚血衰也，宜固元气为本。痒而作渴者，气血俱虚也，宜用十全大补汤。乳食减少，四肢倦怠者，中气虚也，宜用五味异功散。气虚发热者，补中益气汤。血虚发热者，当归补血汤。虽未见有他证，必当审察预疗，其色渐渐红活，方保令终。药而色不转，与夫渺而不药，未可谓之全人也。

疳蚀第二百八

痘疮已靥未愈，五脏未实，肌肉尚虚，而被风邪所搏，则津液涩滞而成疳蚀。患于肢体，则穿溃筋骨；患于齿颊，则腐败龈肉，杀人甚速。在肢体者，宜用雄黄散、绵茧散。在牙龈者，内服甘露饮，外以蔷根、茶叶浓煎，洗去腐肉见血，以溺白散敷之，一日三次。如烂至喉中者，用筒吹入，红白黄水出者可治。鼻梁发红点如珠者死，其色似干奖，一日烂一分，二日烂一寸，故谓之走马疳。然此皆外治之法也，必内有余毒，而后外有疳蚀，息薪止沸，顾可舍本务末耶。有因于肝脾疳火上炎者，有因于素食肥甘而胃火内动者，有因于足阳明蕴热者，有因于肾经虚热者，无非元气不足，病气有余，邪得乘虚而发也。但焮痛作肿，则用活命饮。疳热为患，则用大芜荑汤、四味肥儿丸。肾虚为患，则用地黄丸。察证用药，内外兼疗，无不愈矣。

目翳第二百九

目者肝之窍，患痘之儿，或肝经风热，或肝经血虚，或肝经热毒，或肝经风热相搏，或肝疳内热，或乳母肝经有热，或膏粱厚味，而致痘犯目中，治失其宜，及治之不早，顷成废人矣。治宜活血解毒，则脏腑和而疼痛自止，翳膜自去。若用点药，则内出之毒，为外药攻逼，反至为害者比比。故凡痘证已明，便宜用护眼膏等药。若至痘疮入眼，以洗肝散去大黄服之。察系木火相搏，用四物、山栀、牡丹皮、柴胡，继用加味逍遥散。作痛口渴、大便实者，用柴胡栀子散、泻黄散，后用柴胡麦门冬散。隐涩多泪生翳者，柴胡散、拨云散或神翳散加黑豆皮。有青翳者，用蛇蜕散、谷精草散。东垣曰：痘疮风热毒，翳膜遮睛，以竹叶汤和砂糖水，化泻青丸二丸，服至微利神效，但须初觉即服易治。若翳膜已成，用生鳝鱼刺血，点入翳上，兼服兔屎汤甚妙。若止眼目无光，曾服热药热食者，须服药清解。服过通利药者，亦当量补肝肾。朱丹溪治痘疮伤眼，用山栀、决明、赤芍药、当归、黄连、防风、连翘、升麻、桔梗作小剂煎服。至于各样翳膜，亦宜分别，如热翳则用地黄散，风肿翳用蝉壳散。热极生风，上攻眼痛，红丝绕睛便秘者，洗肝散加芩连芒硝下之，昏暗加石膏、羌活、石决明、谷精草、菊花、绿豆，有翳膜者，加蝉蜕倍石决明、白蒺藜。肾虚用地黄丸、滋阴地黄丸、益气聪明汤。肝肾俱虚者，羚虎丸。虚翳以羊肝煮汁，调蝉蜕末二钱服。肝肾疳证者，用九味芦荟丸、六味地黄丸。翳渐退，用柴胡麦门冬散。两眼不开者，肝经有热，用消毒化斑汤。肝经热毒者，先用柴胡麦门冬散，次用四物汤加山栀。右关脉缓弱，则脾气虚也，用补中益气汤加蔓荆子。若作胀不能开，朝用补中益气汤，夕用五味异功散。若属肝经风热，用柴胡麦门冬散、犀角地黄汤加柴胡，若见赤翳，加谷精草。在乳下者，必清乳母之肝，柴胡栀子散、加味逍遥散是也。但凡痘见眼合，面靥后必润之使开，庶无伤眼之患。若至眼痛不可忍者，浮萍散。因食毒物致珠突出者，二仙散。久不愈者，蝉猪散。眼外肿突如桃者，护眼膏。如肿不开者，用黄连为末，鸡子清调涂两太阳穴及两足心。风毒肿痛，痒涩眵泪，昏暗羞明者，秦皮散。受风流泪者，取田中鲜豆荚捣汁，滴入眼中。已成翳膜者，塞耳丹。若眼珠翻白，气虚危证，保元汤加陈黄米救之，神昏不醒者死。凡痘疮入眼，密蒙花散、通圣散、蛤粉散，俱可选用，炙大杼穴一壮。

痘痈第二百十

痘发时误与冷水，以致疮靥之后，其痂迟落，而生痈肿。脾主肌肉，饮水过多，湿损脾胃，搏于肌肤，则津液衰少，气血不能周流，凝结不散，故疮痂迟落而生痈肿。或为风寒郁其热毒，或服热药用热食过多，皆足以致痈。轻者止于结核肿痛，甚者焮肿作痛，宜以黑豆、绿豆、赤豆等分，酸醋研浆，时时以鹅翎扫之。若其毒炽盛，先用活命饮以杀其势，后用托里消毒散，俟其毒气将尽，然后以四君归芪补托元气。毒势更盛者，隔蒜灸更妙，或敷散毒膏，而服化毒丹亦可。丹溪云：痘痈多是余毒血热所致，分上下用药，一日不可缓，成脓必用清热凉血为主，赤芍药、甘草节、连翘、桔梗之类，上引用升麻、葛根，下引用槟榔、牛膝，更助以贝母、忍冬草、白芷、瓜蒌。大便燥用大黄，寒热用苓柏，此法累效，如不应，分经络所属气血虚实而治。若毒流于脾经，则痈发四肢手腕，并膝髌肿痛，宜消毒饮、升麻葛根汤；虚者十六味流气饮加附子。外用马齿苋捣汁，入猪脂蜂蜜熬膏涂肿处。如毒流于肺经，则痈发手腕，宜消毒饮、如圣汤、五福化毒丹，或用郁金、雄黄各一钱五分，巴豆四十粒为末，醋糊丸，绿豆大，量儿大小，以茶清送二三丸。气血虚者，内托十宣散，加桔梗、犀角。咽喉不利，或肿痛者，甘桔汤加麦门冬、牛蒡子、薄荷。口齿流涎血，而有臭气者，用生地黄自然汁，化五福化毒丹一丸，以鸡翎刷入口中。如肺毒流入大肠，因致秘结，或便脓血，薤白汤、三黄熟艾汤。毒气流入三阳经，则背腮项结核肿痛，宜小柴胡汤加生地黄。热盛肿痛者，败毒散加荆防。肿盛者，消毒饮加忍冬藤。虚者内托十宣散减肉桂。毒在腮颊加金银花，下部宜独活寄生汤或内托十宣散加减。若至腿膝肿者，乃脾肾虚而毒流注也，宜用如圣饼及活命饮。肿消用补中益气汤、六味地黄丸，通用则木瓜散，而敷丹溪贝母膏。及其溃也，或脓清，或脓水不止，皆宜用八珍汤、六味丸、八味丸大补之剂，以急敛之。元气虚，则用圣愈汤。若再为外邪所袭，则成疳蚀，轻则至于瘫手跛足，甚而伤生，不可不加之意也。

斑第二百十一

按：斑之形如锦纹，胸腹见多，先红后赤。疹如粟米，其色微红，隐隐皮肤，惟痒不痛。麻如麻子，顶手而软，发出之初，即有清水。

斑之初发，状类伤寒，发热五六日，或七八日方出，或乍凉乍热，或咳嗽泄泻不食，面赤眼光如水，目中生眵，或喷嚏痰涎，或热渴干呕，或大便急而小便涩，所发遍体，形如锦纹。色赤者，十生一死，色黑者，十无一生，乃脾胃之热，因时气而作也。身热烦渴者，用升麻汤。自汗烦渴者，化斑汤。烦渴热泻者，白虎苍术汤。热甚谵语者，导赤散。咳嗽不已者，生地黄散。吐血衄血或大小便血者，犀角汤。喉间作痛者，甘桔防风汤。咽喉肿痛者，玄参升麻汤。乍凉乍热者，小柴胡汤。喘嗽不已者，柴胡五味子汤。小便不利者，柴芩汤。热甚干呕者，解毒汤。停食呕吐或腹胀作泻者，平胃散，大便不通加枳壳。饮食已消或仍作呕者，四君子汤。大便秘或喘满者，先用前胡枳壳汤下之，乃用春泽汤。瘥后热毒不除者，葛根黄连汤。余毒成疮者，射干鼠粘子汤、消毒饮。夹痘而出者，其势最速，乃血乘其势而为患也，宜透肌散加红花、黄芩、升麻。次详斑疹丹麻杂出条，如大便硬，用清凉饮少许下之；斑退用四君归芪，固其元气；肢体疼痛者，用活命饮一服，杀其毒气，仍用托里散。有五七日不消，头疼发热者，此表邪未解也，防其内陷，用葛根麦门冬汤。甚至有月余不消者，以人参败毒散表散之，再用惺惺散。若恶寒发热，头痛拘急，用人参羌活散。外邪既解，宜再用五味异功散。发热身痒者，用人参消风散。发热作渴、二便秘涩者，用大连翘饮。治此者，固宜急于疏表，而邪散之后，皆宜以固真气为要也。

水痘、麻痘第二百十二

　　水痘之证，身热二三日而止，或咳嗽面赤，眼光如水，或喷嚏咳唾稠粘，与痘不同，易出易靥，不能为害。若遍身作痛，壮热烦躁，作渴饮冷，大便秘结，小便涩滞，喘嗽者，宜用参滑散。或发热引饮，小便赤涩者，宜用升麻葛根汤。然水痘多属表邪，如无他证，不必用药。麻痘乃天行时气，热积于胃，胃主肌肉，故发于遍身，状若蚊虫所咬，色赤者，十生一死，色黑者，十死一生。其形与斑不同，斑如锦纹，空缺处如云路之状，麻如麻子，遍体无空。若咳嗽烦闷，呕逆清水，咽喉口舌生疮而面赤者，用黄连杏仁汤。若成斑烂或脓水腥臭，心胸咳闷，呕吐清水、不时身热，用黄芩知母汤。初起发热疑似之间，即宜服升麻汤，始终宜以麻黄汤发表。故发热烦渴，用升麻葛根汤；发热咳嗽，用人参麦门冬汤；发热烦躁，小便不通，大连翘饮；冬寒腠理闭塞，葛根橘皮汤。若发热作渴、遍身作痛、大小便干涩，乃热毒郁滞于内，用葛根麦门冬汤，继用解毒汤。身痛发热烦躁，此风邪搏于表也，用玄参升麻汤。倦怠发搐，脾虚为肝所侮也，用和肝补脾汤。隐于肉里而不见，烦渴燥热，衄血吐血或便血，用解毒汤、犀角汤。若四五日不消，乃胃经实热也，先用化斑汤，次用参滑散。

疹第二百十三

疹子之发，其状亦类伤寒，呵欠发热恶寒，咳嗽喷嚏，流涕头眩，眼中有水光，乃六腑肠胃之热，熏蒸于肺。然必因外感，兼带时气而发，面赤中指冷，乃其侯也。虽与痘家表证相似，而里证实异，治之之法，终始惟以清凉为主，亦与痘家温解，自是不同也。其初起之时，以火照之，隐隐在于皮肤，以手扪之，磊磊显于肌肉，形若疥癣，色如丹朱，随出随没，乍隐乍现，根窠若肿也，乃疹而兼瘾。皮肤若赤也，系疹以夹斑，赤白微黄，形色之不相同，喜其红活，忌逢黑陷。若面目胸腹稠密，咽喉缭缠者，为逆，发不出而喘者即死。苟微汗常出，则热势越而不留，倘清便自调，乃邪气行而无壅。若腠理拂郁，即当用发散之剂。肠胃秘结，宜急与疏通之药。衄不必忧，邪从衄解；利不必止，毒以利通，身上清凉，瘥后即吉，不需用药。咽中肿痛，目下堪忧，宜甘桔汤加连翘、射干、牛蒡子。饮水不休，法宜生津养血。饮食减少，方须救胃和中。出之迟也，贵乎发表，出之甚也，必宜解毒，用连翘消毒散。虽云疹退为喜，所虑余毒发热，或时咳嗽，或发牙疳，与夫痢下赤白，均属疹后凶证，甚至余毒内攻，神昏谵语，寻衣摸床，药宜消毒解毒。昧者重痘而轻疹，或以疹愈无虞，其不至于自误者鲜矣。其初起为风寒阻遏，已见复隐，不能发出者，宜用升麻葛根汤加紫苏、葱白以解肌，切忌大汗，虽天冷亦宜用荆防败毒散。天时郁热，用芩连消毒散，然不如升麻葛根汤，为麻证初起之神方。潮热甚者，加酒炒芩连地骨皮；谵语调辰砂六一散；咳嗽多加麻黄、杏仁、麦门冬、石膏；咳之甚，另用凉膈散加桔梗、地骨皮；泄泻合四苓散；便血合犀角地黄汤；吐衄血加炒栀子；小便赤加木通。若发表终不得出，则用麻黄、山栀、黄连、黄芩、酒蜜炒黑大黄、酒炒连翘、牛蒡子、石膏、蝉蜕、红花，再不效则危矣。若已出而烦躁作渴者，解毒汤合四物汤。喘满便秘者，前胡枳壳汤加赤茯苓、大黄、甘草水煎服，便秘三四日，小承气汤、防风通圣散。谵语而小便不通者，导赤散；小便如泔者，四苓散加车前、木通；谵语如狂者，解毒汤调辰砂六一散；其或二便见血，俱犀牛地黄汤合解毒汤。若衄血吐血，解毒汤加炒山栀、童便，轻者黄芩汤加炒山栀、童便，重者凉膈散加生地黄、山栀、童便；泄泻者解毒汤合四苓散；喘而泄泻溺涩者，柴苓汤；烦渴作泻，白虎加苍术猪苓汤；热甚干呕，解毒汤；伤食呕吐，四君子汤；夏月因暑作呕，四苓散加人参，忌用豆蔻、木香、肉桂等热药。若至出而紫黑，此第一凶证，惟有人屎烧灰研细酒调吞下，可以转变，服而不效，亦成虚幻也。若使咳嗽气促，宜清金降火为要，用黄芪、栀子、赤茯苓、桔梗、石膏、知母、人参、地骨皮、瓜蒌仁、麦门冬、杏仁、玄参、牛蒡子、竹叶，可取立效。若疹病已瘥而壮热不已，乃余毒所致，用金银花丸子主之。系胃弱而发热延绵者，集圣丸、胃苓汤选用。若咳嗽不已，因而气喘，宜分虚实以治，实用葶苈丸，虚用清肺饮。若口齿生疮臭烂则成走马疳，此至凶之候，亦宜服金花丸子，敷以阴华散方可言瘥。若至下利赤白，赤用黄连、槐花、枳壳、荆芥穗，白用茱萸、滑石、樗根、枳壳、升麻，以乌梅肉为丸服。此皆疹后四证，孰不云疹退势和而可忽也，殊不知皆足以伤生，医者其慎诸。

卷之十二

怀幼考索

痘疹诸方

补中益气汤

参苏饮

导赤散

四味肥儿丸

惺惺散

泻青丸

五味异功散

益黄散

抱龙丸

人参平肺散

大青膏

白术散

柴胡栀子散

大黄丸

泻黄丸

四君子汤

清肺饮

甘桔汤

六君子汤

地黄丸

凉惊丸

葶苈丸

方俱见保婴条。

柴胡饮子

柴胡清肝散

犀角地黄丸

五苓散

清胃散

方俱见察色条。

四顺清凉饮

四顺饮子

四物汤

方俱见初生条。

人参败毒散

兔屎汤

方俱见目证条。

升麻葛根汤

犀角消毒饮

方俱见丹毒条。

二陈汤

方见疟疾条。

人参羌活散

五福化毒丹

方俱见急惊条。

宣风散

方见吐泻条。

加味逍遥散

加味归脾汤

方俱见内钓条。

二神丸

四神丸

方俱见泄泻条。

当归补血汤

方见注夏条。

小续命汤

方见发搐条。

防风通圣散

十全大补汤

方俱见胎惊条。

紫霜丸

保和丸

方俱见变蒸条。

参苓白术散

方见胎寒条。

栀子仁汤

方见诸热条。

人参养荣汤

清暑益气汤

凉膈散

方俱见汗证条。

麻黄汤

升麻汤

小柴胡汤

方俱见咳嗽条。

小驻车丸

黄连阿胶丸

感应丸

方俱见痢疾条。

大芜荑汤

九味芦荟丸

八物汤

方俱见五疳条。

竹茹汤

方见呕吐条。

藿香正气散

枳术丸

方俱见食积条。

瓜蒌汤

方见慢惊条。

人参理中汤

五积散

四逆汤

方俱见伤寒条。

甘露饮

阴华散

方俱见口证条。

大连翘汤

方见脐风条。

护眼膏

方见十一卷护眼条。

六一散

即益元散，方见小便不通条。

连翘防风汤

方见黄水疮条。

当归丸

治痘疹，大便秘结。[批] 大便秘结攻下各方，□□□□□□。

当归五钱　甘草一钱　黄连　大黄各二钱五分

上当归煎膏，三味为末，和丸服之，以利为度。

枣变百祥丸

治痘疹，大便秘结。[批] 大便秘。

红牙大戟去骨，一两　大枣去核，十枚

上用水二钟煮至水干，去大戟用枣焙干为丸，从少至多，白汤送下，以利为度。

防风荆芥甘草汤

治痘证初发，恶寒身热出不快，乃太阳证也。[批] 身后出迟。

三味等分，水煎。

连翘防风甘草汤

痘疮证，乍寒乍热，出不快，属少阳也。[批] 身侧出迟。

三味等分，水煎。

防风芍药甘草汤

身热目赤，四肢出不快。[批] 四肢出迟。

三味等分，水煎。

消毒饮

毒气壅遏，壮热心烦，疮疹难出，未能匀透。[批] 痘证出不匀透。

牛蒡子炒，一两　荆芥穗一两　甘草炙，二两　防风　升麻各一两五钱

上为末，每服二钱，水煎。大便利者，不宜用此。

又消毒饮

治痘疮热甚，毒气壅遏，无问前后俱可服。[批]痘毒壅遏。

人参　甘草　牛蒡子　黄连等分

上姜水煎。此方消毒兼补，前方消毒兼升发。

保元汤

治痘疮元气虚弱，能令内固外护，扶助阳气，则气旺血附，气血无恙，一身之元气可保，故曰保元。[批]补托。

人参　黄芪各一钱　甘草五分　糯米半合

上水煎，米熟为度。

如圣汤

痘疮身热头疼脸赤，呵欠鼻疮。如心烦加麦门冬、赤茯苓，烦渴合生脉散，身热甚加黄芩、地骨皮。[批]脾脏痘出发。

白芍药　升麻　干葛各五分　甘草　紫草　木通各二分五厘
山楂根三寸

上加姜葱，水煎热服。

百祥丸 [批]归肾劫剂

治黑陷青紫，便秘腹胀，身黄及紫肿变黑者，急以此丸下之。此痘疮黑陷之瞑眩剂，不黑者勿妄服。

红牙大戟阴干，浆水煮软去骨，复入原汁中煮

上焙干为末，水丸粟米大，每服十丸，赤芝麻汤下。必痘黑陷、咬牙、吐泻而后可服，泻尽黑粪，身热气温，耳尻变冷，是生机也，急用人参、白术、白茯苓等分，厚朴、木香、甘草

各半等剂，以温补脾土，而后渐下黄粪，其疮自变，此药治蔓齿甚妙。

牛李膏 [批] 归肾劫剂

治痘疮黑陷而耳尻反热。

牛李子生野道旁，至秋结黑子成穗，不拘多少，取汁于石器内熬成膏，如无鲜者，以干者为末，水熬代用，每服皂子大，煎杏胶汤化下。

神解汤

治发热痘欲出而腰疼，不治则为归肾，急宜服此汤。[批] 腰疼急证。

柴胡一钱五分　干葛一钱　川芎　麻黄去节　白茯苓　升麻各八分　甘草五分

上先煎麻黄数沸去沫，方下别药，煎成热服，汗出痛止为效，不止再用一剂，其妙如神。

防风苍术汤

治邪热在表而恶风寒，痘不能出。[批] 表邪宜发。

防风二分五厘　苍术　石膏各五分　炙甘草二分五厘　川芎黄芩各一钱

上加生姜三片，薄荷七叶，水煎，日二服。

桃仁承气汤

治痘疮大便秘。海藏云：大便秘者下之。[批] 热结血分。

桃仁二十粒，去皮尖　桂枝一钱，去皮　大黄五分　芒硝二钱甘草一钱五分

上水煎四味，去渣入芒硝，再煎数沸服。但痘疮便秘固宜急通，惟此剂太峻，非真知其热结膀胱而痘不起发，不宜轻

用也。

八正散

治痘疹小便不通，口不渴。[批]溺涩热在下焦。

大黄　车前子　瞿麦　萹蓄　山栀　木通各五分　滑石五钱

甘草二分五厘

上水煎。

十二味异功散

治痘疮不光泽、不起发、不红活、不结靥，或腹胀作渴，泄泻气促，谓之表里虚寒。若手足指冷，烦渴咬牙，饮沸汤而不知热，乃阳虚脱陷，急用此汤，亦有得生者。丹溪曰：陈氏方亦可谓善求病情者，其意大率归重于太阴一经。盖以手太阴属肺主皮毛，足太阴属脾主肌肉，肺金恶寒□易于感冒，脾土恶湿而无物不受，观其用丁香、官桂，所以治肺之寒也，用附子、半夏，所以治脾之湿也，使脾与肺果有寒与湿而兼虚也，量而与之，中病即已，何伤之有。今也不然，但见出迟者、身热者、泄泻者、惊悸者、气急者、渴思饮者，不问寒热虚实，率投木香散、异功散，间有偶中，随时获效，设或误投，祸不旋踵。然泻者用温药，痒塌者用补药，自陈氏发之，迥出前辈，第其多用附、桂、丁香。有寒而虚者，固是的当，虚而未必寒者，其为患当何如。文治窃以木香、异功二散，虚寒之要剂也。惟审病不真，乃至误用，读此者勿遂怀疑而至因噎废食。要之作渴引饮，发热者属实热；作渴饮汤，手足不热者属虚热，手足逆冷者属虚寒。虽口渴自利，而所下或稠垢臭甚者，则为实热，误以为寒，岂非所谓虚而未必寒欤。[批]虚寒危证。

木香　人参　陈皮　厚朴姜制　半夏　丁香　肉豆蔻各二钱

五分　官桂　白茯苓　白术各二钱　当归三钱五分　附子炮，一钱

五分

上每服二三钱，姜枣水煎。王大仆云：大寒而盛，热之不热，是无火也，当益其心火，急用此药以回其阳。

十一味木香散

治痘疮已出未愈之间，其疮不光泽、不起发、不红活，或已出一日至五七日间，或泄泻作渴，或肚腹作胀，气促作喘，或身虽热而腹胀足指冷，或身热而作渴，或身热而惊悸腹胀，或身热汗出不止，或气急寒战咬牙，或渴而饮水愈渴，或疮欲靥而不靥，痂欲落而不落，而反腹胀渴泻，足指寒冷，或惊悸寒战咬牙，乃津液衰少，内虚寒而外假热，急用此药以救胃气。

[批] 虚寒危证。

木香　大腹皮　人参　桂心　赤茯苓　青皮　前胡　诃梨勒去核　半夏姜制　丁香　甘草等分

上为粗末，每服三钱，姜水煎。

解毒防风汤

治痘初起内虚，用以安里，详在论中。[批] 安里。

防风　地骨皮　黄芪　白芍药　荆芥　枳壳　鼠粘子等分

上用四五钱，水煎。兼治七日后壮热及声哑。

治中汤

患痘而伤生冷或凉药，宜服此。[批] 内伤生冷。

人参　白术　干姜　甘草　青皮　陈皮等分

上水煎。

神应丸

治一切冷物、冷水伤及乳酪伤，小腹痛而肠鸣，米谷不化。

[批] 内伤生冷。

巴豆　杏仁　干姜　百草霜各五钱　丁香　木香各二钱　黄蜡二两

上将巴豆、杏仁同炒黑烟尽，研如泥，另用好醋煮黄蜡，去渣净取二两，丁香、木香俱为末，又将黄蜡入铫内熔化，春夏入香油五钱，秋冬八钱，搅匀，后下杏、巴末，次下二香末，并百草霜研匀，搓作锭子，油纸裹，用时旋丸，梧子大，每服三五十丸，米饮下，一日三服。

不换金正气散

春时患痘而外感风寒，用此方加芎、芷、防风。[批] 外感。

厚朴　藿香　半夏　苍术　陈皮各一钱　甘草五分

上姜枣水煎。

消风散

春时患痘而为风寒所袭，用此方加紫草治之。 [批] 风邪所袭。

荆芥　甘草各二两　人参　白茯苓　僵蚕　川芎　防风　藿香　蝉蜕　羌活各一两　陈皮　厚朴各五钱

上为细末，每服二钱。感风头痛，鼻流清涕者，荆芥煎汤下；疮癣者，温酒下。

调解散

治痘已发为风冷所折，荣卫不和，或为宿食所伤，内气壅遏，以致痘变。[批] 内伤外感。

青皮　陈皮　桔梗　枳壳　当归　半夏　川芎　木通　干葛　甘草　紫苏　紫草各二分　人参一分

上姜枣水煎。如未效，加山楂根。

加味四圣散

治痘出不快及塌陷倒靥，小便赤涩，余热不除，或痘出被风吹，复陷入皮肤，郁热不散。如便闭，加枳壳；便调，加糯米一百粒。［批］内伤外感。

紫草　木通　黄芪　川芎　人参　木香等分　蝉蜕　炙甘草减半

上为粗末，水煎服。

避秽丹

痘疮为污秽所触，宜急烧此，预防秽宜先烧。［批］污秽所触。

苍术　细辛　甘松　川芎　乳香　降真香

上为末，入火烧烟。

再苏丹

因触秽气而致痘毒入内黑陷。［批］触秽致变。

白矾生　地龙炒，等分

上为末，每服五分，用小獖猪尾上血调新汲水下。

前胡枳壳散

治肺胃实热，气郁痰滞，大便秘结，小便赤涩，烦渴饮冷，身热脉数者。［批］实热邪在里。

前胡一钱　枳壳　赤茯苓　大黄　甘草炙，各五钱

上水煎，量大小加减。如身温脉微并泻者，不可服。

参芪四圣散

治痘疮已出六七日，不能长，不生脓或痒塌。［批］虚热元气怯。

当归　人参　白芍药炒　黄芪　川芎各五分　白术　白茯苓紫草　木通　防风各三分

上加糯米二百粒，水煎。

参芪内托散

治里虚发痒，疮不溃，倒靥。[批] 虚寒。

人参　黄芪炒　当归　川芎　厚朴姜制　防风各五分　桔梗炒　白芷　官桂各三分　紫草五分　木香　甘草各三分

上入糯米一撮，水煎。

连翘散

治痘初出，用以解毒。[批] 初出解毒。

连翘　防风　山栀　甘草等分

上水煎。

鼠粘子汤

治痘疹稠密、身热等证。[批] 解毒温补。

鼠粘子炒　当归　甘草炙，各一钱　柴胡　连翘　黄芩　黄芪各一钱五分　地骨皮二钱

上每服二钱，水煎。

芎归汤

治痘疮血虚。[批] 血虚。

川芎　当归等分

上水煎。

内托十宣散

治痘疮气血俱虚。[批] 气血俱虚。

黄芪　人参　当归各二钱　厚朴　桔梗　白芷　川芎　防风　甘草　桂心三分

上为细末，每服一二钱，不拘汤酒调下。天热去桂。

托里散

治痘疹或热或寒，发出不快及已出塌陷。[批] 气血俱虚。

人参　黄芪　当归　川芎　白术　白茯苓　甘草　白芍药　黄芩　肉桂等分

上为粗末，水煎。热去肉桂，寒去黄芩，此托里之要药。

匀气散

治气滞痘出不快及肉厚腠密身痛。[批] 气滞。

人参　白术　白茯苓　陈皮　青皮　白芷　乌药各五分　甘草七分五厘　木香一分五厘

上为末，酒调服。

姜附汤

治痘虚寒变证。[批] 虚寒至甚。

干姜一两　附子一个，生用

上水煎，冷服。但姜附大热，果属虚寒则起死回生，其效如神。若至误投，祸亦非细。

丹溪解毒汤

治痘出太密。[批] 解毒。

丝瓜　升麻　白芍药炒　甘草　山楂　黑豆　赤小豆　犀角等分

上水煎。

地骨皮鼠粘子汤

治痘出太密。[批] 清解。

地骨皮　柴胡　桑白皮　枳壳　前胡　黄芪　鼠粘子各七分五厘　白茯苓　五加皮　人参　甘草　桂心　白芍药各五分

上姜水煎。

东垣消毒散

治斑疹悉具，服此便消解。此方仲冬时立，四时加减，不可执一。麻痘俱可通用。[批] 痘疹毒证即消□□□□。

麻黄根　生地黄　羌活　黄柏酒炒　防风　升麻　连翘各五分　柴胡　川芎　细辛　藁本　葛根　黄芩酒炒　苍术各二分　黄连　当归各三分　苏木　白术　甘草　橘皮各一分　吴茱萸　红花少许

上水煎，热服。

仙方活命饮

治痘疔、痘毒及一切疮毒，未成即消，已成即溃，此消毒、败脓、止痛之圣药。[批] 痘密疼痛。

金银花　陈皮各三钱　皂角刺炒　穿山甲蛤粉炒　乳香　没药　白芷　防风　当归各一分钱　贝母　天花粉　甘草节各七分

上每服五钱，酒煎或为末酒调，母子同服。

麻黄甘草汤

治里实痘毒，焮盛稠密。[批] 痘客寒热。

麻黄　生甘草等分

上水煎。

山栀仁汤

治痘疹及斑毒，状如蚊咬，毒盛色黑。[批] 初起色黑。

山栀仁　白鲜皮　赤芍药　升麻各三分　寒水石　甘草各二分　紫草　薄荷各一分

上水煎。

人齿散

又名回生散，治初起黑陷。[批] 初起黑陷。

生人脱落牙

上以煎银罐入牙固济，火煅通红，取出候冷为末，每服三分，入麝香少许。如痘出不快，或既出而倒靥，或不灌浆，或发寒热而脉迟，或过服寒凉所致，温酒送下。痘出黑色，酒和猪尾血送下。黑靥不出，加小豆七粒，薄荷泡酒下。血陷属血热，灰陷属血寒，俱酒入麝香下。白陷属气寒，当归煎汤下。黑陷甚者，用羌活五分，穿山甲一钱，麝香各少许为末，每服一钱，麻黄、薄荷煎汤调下，一服便起。若单用人齿，必不可多至一钱，倘过用则阳尽出表，阴盛里寒。决至痘烂濡泄，急以四君子汤加芎归救之。云岐方中止用升麻、紫草煎汤调下，似为得宜，盖痘疮最怕酒与麝，故用之宜斟酌也。

蝉蜕汤

治痘疹已出不透而腹痛，或至黑陷，或蕴积热毒、风毒充于皮肤，抓痒不已，惊悸癫痫，夜啼寒热。[批] 腹痛黑靥而痒。

蝉蜕二十个

上水煎服，或加甘草一钱五分。

宣毒膏

治毒盛痘出不快，疮黑倒靥神效。[批] 毒盛黑陷。

朱砂　乳香各一两　马牙硝　甘草各五钱　片脑　麝香各一钱

上为末，腊八日活取小獖猪尾血一盏，和匀，以新竹筒盛之，黄蜡封固，系于大粪坑房梁上，至清明日取出晒干，再入脑、麝各一钱为末，水丸皂子大，每服一丸，人参汤下。

猪尾膏

治痘出未透，心烦狂躁，气喘谵妄，便闭能食，或已发痘盛陷伏者，宜此速治，惟虚寒者忌用。[批] 毒盛烦妄。

龙脑一钱

上为末，活取小獖猪尾血为丸，如绿豆大，每用一丸。烦躁者，紫草煎汤下；陷伏者，温酒下；或用猪心血为丸亦可。

七味豆蔻丸

治痘疮表里俱虚而泻利。[批] 虚汗泻痢。

木香　缩砂仁　白龙骨　诃子肉　肉豆蔻各三钱　赤石脂

枯白矾各七钱五分

上为细末，面糊为丸，黍米大。一岁者五十丸，五岁以上百丸，米汤下。泻甚者，十二味异功散；泻水谷或白色或淡黄色，俱十一味木香散下。

透肌散

治痘已发不快，解毒、清热、凉血加蝉蜕、地骨皮、酒炒黄芩。斑疹同见者，加红花、黄芩、升麻。[批] 斑痘同见。

紫草一钱　升麻　甘草各五分　糯米五十粒

上水煎。

玄参升麻汤

治痘疮与斑杂出而咽痛。[批] 斑痘杂出咽痛。

玄参　升麻　甘草各一钱五分

上水煎。

化毒汤

治斑痘同出而热甚者，或已出而稠，用此解毒。[批] 解毒。

紫草茸五钱　升麻　炙甘草各二钱五分

上为散，每服二钱，入糯米五十粒，煎服。

紫草饮子

治痘欲出未出或一涌齐出，或加陈皮、葱白犹妙。如发斑疹，用钓藤酒调服。

紫草一两

上用百沸汤一碗泡之，以物盖定，勿令泄气，俟温，量儿大小与服，可以变重为轻。大便利者忌之。

紫草木香汤

治痘出不快，大便泄利。[批] 痘出迟而泻。

紫草　木香　白茯苓　白术等分　炙甘草少许

一方有人参。

上入糯米一撮，水煎。

紫草木通汤

治痘出不快，小便赤涩。[批] 出迟。

紫草　木通　人参　白茯苓　糯米等分　甘草减半

上每服二钱，水煎。大便利者去紫草，入南木香。

快斑散

治痘出不快，若已出被风复隐者，去木通加穿山甲。[批] 出迟。

紫草　蝉蜕　人参　白芍药各二钱五分　木通一钱　甘草炙，五分

上为末，每服二钱，水煎。

丝瓜汤

治痘出不快。[批] 出迟。

丝瓜连皮，烧存性

上为末，汤调服，极能发痘。或加炙甘草，紫草。

四圣散

治痘疮出不快及倒靥恶证，毒气入内，腹胀尿赤。如气弱，去枳壳加黄芪。[批] 出迟倒靥。

紫草茸　木通去节，各一钱　甘草　枳壳去白，麸炒，各五①

上每服二钱，水煎。

小活血散

荣卫俱虚，面青肌软，恶寒者宜服此。[批]气血虚。

白芍药

上酒炒为细末，每服一钱。出不快者，温酒下；痘痛者，温水下；倒靥者，紫草汤调入酒少许服；两足蜷挛者，加甘草。对四君子汤加归芪，名参归活血散。

大温惊丸

治痘疮烦躁夜啼，常用此则安神定志去惊。如惊风已定，神志未定者，加琥珀、远志。[批]神不守舍。

人参　白茯苓　白术　辰砂　麦门冬　木香　代赭石各五钱　甘草　酸枣仁各一两　僵蚕　桔梗稍各二钱五分　全蝎五个　金银箔各六片

上为末，蜜丸绿豆大，量儿大小，蝉蜕煎汤下。

正气散

治痘疮天寒不能出。[批]痘疮受寒。

炙甘草三分五厘　陈皮　藿香　白术各五分　厚朴　半夏各一钱五分

上姜枣水煎。

紫草膏

治痘已出不快及惊风痫疾。[批]痘迟惊痫。

白附子　麻黄　甘草各五钱　全蝎二十个　僵蚕八条　蟾酥

---

① 各五：剂量单位疑脱。

一钱

上为末，另用紫草一两煎膏，入炼蜜二两，酒半盏，搅匀为丸，如绿豆大，每用一丸。痘已出不快而有惊风痫疾，初起发热重者，败毒散化下。若初起发惊狂者，薄荷、葱白、灯心煎汤下。色红或紫，或至黑陷者，紫草煎汤下。色淡灰白而陷者，热酒下。

黑膏

治痘疮因温毒而不能起发。[批] 温毒痘迟。

生地黄八两　香豉一斤

上细切，以猪膏二斤合煎，取浓汁如膏，以雄黄、麝香各如豆大入内搅匀，每服用弹子大一块，白汤化下。

辰砂五苓散

治痘疮因炎暑烦渴昏冒。[批] 炎暑烦渴。

即五苓散加辰砂。

人参白虎汤

治痘疮因炎暑烦渴昏冒，身热甚而便实者。[批] 暑月烦渴便实。

人参　石膏　甘草　知母

上加白米，水煎。

竹叶石膏汤

治痘疮值炎暑，烦渴而便实。[批] 炎暑烦渴。

石膏　人参　甘草各一钱　半夏一钱五分　竹叶　麦门冬各五分

上姜水煎。

麦门冬五苓散

治痘疮因外感入里，小便赤涩。[批] 外感入里。

即五苓散加麦门冬。

如圣饮子

治痘疮出不快而咽喉痛。[批] 咽痛。

桔梗　生甘草　鼠粘子炒,各二钱　麦门冬

上为末,每服二三钱,加竹叶同煎。

麻黄黄芩汤

治痘疮出不快,喘满气壅。[批] 喘满。

麻黄三钱　赤芍药　黄芩各二钱五分　桂枝五分

上用水先煎麻黄数沸去沫,入三味同煎服。

枳壳桔梗汤

治痘疮出不快,胸腹胀满。[批] 胸腹胀满。

枳壳　桔梗各二钱　炙甘草五分

上姜水煎。

甘草散

治痘疮出不快,烦渴。[批] 烦渴。

甘草　瓜蒌根等分

上为末,每服一钱,水煎。

乌梅汤

治痘疮出不快,烦渴。[批] 烦渴。

小黑豆　绿豆各一合　乌梅二个

上新汲水一碗,煎汁服。

木香理中汤

治痘疮出不快,下利呕逆。[批] 下利呕逆。

木香　甘草　干姜

上水煎。

水解散

治天行头疼壮热一二日，兼治痘疮未出烦躁，或已出身尚发热者。[批]发热烦躁。

麻黄去节，一钱　大黄　黄芩　桂心　甘草　白芍药各五分

上为细末，以温水调下二钱，得汗利即瘥。

仙圣散

治痘出不快，小便赤涩，咳嗽有痰。[批]痘迟痰嗽。

紫草　枳壳　黄芪　甘草　木通等分

上每服二钱，水煎。

人参透肌散

治痘疮虚而有热，虽出快而不齐整，隐于肌肉间者。[批]痘隐肌肤。

人参　紫草　白术　白茯苓　当归　白芍药　木通　蝉蜕　甘草　糯米等分

上每服三钱，水煎，徐徐服。

紫草透肌散

治痘疮色赤不快或痒塌。[批]痘赤起迟。

紫草　蝉蜕　炙甘草　白芍药　木通等分

上每服三钱，水煎。

升均汤

治痘疮已出不匀或吐泻热渴。[批]痘出不匀。

升麻　干葛　白芍药　人参　白术　白茯苓　甘草　紫草茸等分

上每服三五钱，姜水煎。

紫草快斑汤

治痘疮血气不足不能发出，色不红活等证。[批] 痘色不红活。

紫草　人参　白术　白茯苓　当归　川芎　白芍药　木通　甘草　糯米等分

上每服二钱，水煎。

人参麦门冬散

一名麦门冬散，治痘疮发渴。[批] 发热便调。

麦门冬一两　人参　厚朴姜制　陈皮　白术　甘草等分

上每服三钱，水煎，热毒作渴者宜此。

牛蒡散

治痘疮早微热晚大热，目黄胁痛，身热手冷如惊。虚寒者忌用。[批] 风寒表证。

牛蒡子五钱　僵蚕二钱五分　紫草三茎

上水煎。

独圣散

治表热如火，焦黑而陷伏。[批] 焦黑陷伏。

穿山甲取前足及嘴上者

上炒为末，一岁者每服五分，三岁者一钱，木香煎汤，入酒少许调服，或入麝少许犹妙。如七日后黑陷，紫草煎汤下；紫陷者，温酒下；血陷灰陷者，俱酒入麝香下；白陷者，当归煎汤下。一说戒用麝酒。

无价散

治痘疮不出，黑陷欲死及一切恶疮。止用一字，蜜汤调服，其效如神。[批] 黑陷神方。

人猫猪犬膁晨烧，少许将来蜜水调，黑陷百人无一死，黄金万锭也难消。

上于重阳日取九岁以下无疾童子屎，猪猫犬未破阳之雄者粪，各另阴干。至腊月八日天未明时，以砂锅堆炭，火煅白色收藏，用时共研为末，蜜汤调服。

紫草散

治痘疮黑陷。[批] 黑陷。

紫草　甘草　糯米　黄芪等分

上水煎。

灵砂

治诸虚痼冷，厥逆如神。[批] 气虚色白。

水银一两　硫黄六钱

上细研，先炒作青砂头，后入水火既济炉，上坐铁灯盏，留孔出烟，先文后武火炼一日，次日取盏底所结之砂研细，以糯米糊作丸，如麻子大，每服五七丸，空心人参枣汤或盐汤下。痘疮色变，酒磨三五粒。

四圣丹

治疔痘神效。[批] 疔痘。

珍珠五分，烧热铁器上炙黄色　豌豆四十九粒，烧存性　头发无病男女各一缕，烧存性　油胭脂

上三味研极细，以油胭脂调成膏，用银簪脚在避风处将疔痘挑开，或口吮，或手挤，去其黑血，而以此丹纴入疮内，须臾色转，群痘皆起。

化斑汤

治痘疮中起紫白疱。[批] 紫白疱。

知母　玄参各二钱　石膏五钱　甘草一钱

上入粳米一合，水煎。

牛黄丹

治痘出大便不通，疮中脓水不干。[批] 便秘。

牛黄一钱　生大黄　寒水石各五钱　粉霜　朱砂各五分

上为末，蜜丸黍米大，每服十丸，量儿大小加减，人参或紫草薄荷汤下。

败草散

治痘疮抓破，脓水淋漓。[批] 痘破。

多年盖屋盖墙腐草，向东者佳，洗净晒干，为末敷之。

水杨汤

治痘不起发及抓破脓水淋漓。[批] 浴毒。

柳叶数斤，春冬无叶用嫩枝洗净捣碎，取长流水一大锅，煎六七沸去渣，以三分之一贮盆中。先服汤药，乘热洗浴，以灯照之累累然有起势，此浆影也，其浆必满，如不满再浴。弱者止浴头面手足，不可浴背。如灯照无起势，乃气血败也，宜再服药，外藉此汤开豁毫窍，其洗法必添汤久浴，使其缓透肌肉，以通内外。

兔血丸

治气虚血热，痘疮外黑赤而内白陷者，神效。若发热未出痘时，以此药末用紫草、升麻、紫苏、葱白煎汤调下一分，表汗出痘亦稀。但痘家最忌污秽，天灵盖非煅过不用。[批] 外黑赤内白陷。

朱砂一两　天灵盖炙黄色　麝香各三钱

上以朱砂用麻黄、升麻、紫草、荔枝壳同煮一昼夜，研细，仍以所煮水澄清飞过，天、麝二味各为细末，腊八日辰时和匀，活兔杀血为丸，绿豆大，每服一丸，温酒化下。

托里温中汤

治痘疮满身贯脓，稍有几个不贯，恐终变虚寒塌痒，急宜服此。[批] ▢。

附子四钱　干姜　羌活各三钱　益智仁　丁香　沉香　木香　茴香　陈皮各一钱　甘草二钱

上每服一二钱，姜水煎。

雄黄散

治痘疮已靥未愈而被风邪相搏，致成瘑疮。[批] 瘑蚀。

雄黄一钱　铜绿二钱

上同研极细，傅患处。

绵茧散

治痘后身上及肢节生瘑蚀疮，脓水不绝。[批] 瘑蚀。

蚕茧已出蛾者，不拘多寡

上每个以生白矾槌碎入茧内，炭火烧，待矾汁尽取出，研细，干掺疮上。

紫雪

治痘疮因脏腑热，口烂齿肿，水浆不入。[批] 口齿肿烂。

黄金十两　寒水石　磁石　石膏　滑石各二斤，四石俱为细末，用水一石煮至四斗，去金与渣入后药　甘草炙，八两　青木香　生犀角屑　羚羊角屑　沉香各五两　丁香一两　升麻　玄参各一斤，为粗末入前汁中，再煮至一斗五升，滤去渣又入后药　硝石　朴硝各十斤，入前汁中微火煎，用柳枝不住手搅，约至七升，于磁盆内半日，方入下二味　朱砂二两　麝香一两二钱五分，各为细末

上煎成收贮，每服一二钱，水调下。

生地黄散

治小儿斑疹，身热口干，咳嗽心烦等证。[批] 身热咳嗽。

生地黄五钱　麦门冬去心，七分　杏仁　款冬花　陈皮各三钱　甘草炙，二钱五分

上每服四五钱，水煎徐服。若痰气痘热内作，宜用桔梗甘草防风汤；若痰上壅者，佐以抱龙丸。

甘桔防风汤

治痘疮咽痛。[批] 咽痛。

桔梗　甘草　防风

上水煎。

黄芩汤

治痘疮初起，烦躁喘急加麻黄、桂枝。[批] 初起烦喘。

黄芩三钱　白芍药二钱　甘草五分

上加大枣水煎。

杏甘汤

治痘疮烦喘躁渴。[批] 烦喘燥渴。

杏仁　甘草　麻黄　桑白皮等分

上每服三钱，水煎。

人参清膈散

治痘证涕唾稠粘，身热鼻干喘急。[批] 身热喘急。

人参　柴胡　当归　白芍药　知母　桑白皮　白术　黄芪　紫菀　地骨皮　白茯苓　甘草　桔梗各一两　黄芩五钱　石膏　滑石各一两五钱

上量儿大小多寡，姜水煎。

紫草甘草枳壳汤

三味等分，每服一二钱，水煎。[批] 热毒内蕴。

葶苈木香散

治大便自利，小便涩滞，喘嗽腹胀不能食，宜多服此。

[批] 便利溲涩而喘。

猪苓　泽泻　白茯苓　白术　官桂各五分　滑石二钱　葶苈

木通　木香　甘草各五分

上水煎，量大小加减。

柴胡门冬散

治痘已出，壮热经日不除。[批] 痘出犹热。

人参　玄参　柴胡　麦门冬　甘草　龙胆草等分

上水煎。

黄芪六一汤

治内虚口渴。

黄芪六钱　甘草一钱

上水煎。

橘皮半夏汤

治痘疮，中气虚弱，吐逆痰涎。[批] 吐逆。

橘皮　半夏等分

上每服三钱，姜枣水煎。

人参胃爱散

治痘疮已发未发，吐泻不止，不思饮食或吐逆等证。

[批] 吐逆胃热。

人参　藿香　紫苏　甘草炒　丁香　白茯苓　木瓜等分

糯米

上姜枣水煎。

二参汤

治痘已出，壮热经日不除。[批] 吐逆身热。

即前柴胡门冬汤减甘草。

六和汤

治暑月出痘，泻利。[批] 暑月泻利。

川芎　当归　白芍药　生地黄　人参　白术等分

上水煎。

胃爱散

治痘出，呕吐泄泻，烦渴，胃中虚冷。[批] 胃冷吐泻。

即前人参胃爱散减人参、白茯苓，以粟米、枣子同煎。

栀子豆豉汤

治痘疮烦躁。[批] 烦躁。

山栀四个　豆豉五钱

上以水先煎山栀减半，方入豆豉煎成。

解毒汤

治一切热毒肿痛或风热搔痒。

黄连三分　金银花　连翘各五分

上水煎。

酸枣仁汤

治痘疮烦躁不得眠。[批] 不得眠。

酸枣仁炒,研细　甘草炙　知母炒　白茯苓　麦门冬　川芎
干姜炒,各三分

上水煎，儿大倍之。

四磨汤

治腹痛甚而痘出不快，身冷发厥。[批] 腹痛身冷。

人参　槟榔　沉香　乌药等分

上四味磨浓水，取一盏，煎三五沸，食后服。

固肠丸

治痘疮滑泄。[批] 滑泻。

樗①根白皮细切略炒，四两　滑石二两

上为细末，米糊为丸，梧子大，量儿大小，陈米饮下。

黄芩芍药汤

治痘疮初起时烦躁，用此汤清内解肌。[批] 烦躁。

黄芩　白芍药各二钱　甘草一钱

上水煎。

木通芍药汤

治痘疮作渴腹胀，小便不利。[批] 腹胀作泻。

木通　白芍药　白术各五分　川芎　陈皮　干葛各三分
甘草

上水煎。

八风汤

治痘疮已发，声音不出。[批] 声哑。

藿香五钱，去土　白芷　前胡各一两　黄芪　甘草炙　人参各
二两　羌活　防风各三两

上为末，每服二三钱，以薄荷少许煎汤调服。

---

① 樗（chū出）：樗树，即"臭椿"。

如圣饼子

治痘疮毒攻咽喉肿痛。[批] 表热咽痛。

牛蒡子炒　甘草　桔梗各一两　麦门冬五钱

上为末，每服三四钱，加竹叶同煎，细细服之。

甘桔升麻汤

治痘出欲透皮肤，身热咽喉不利。[批] 咽痛。

甘草　升麻各五分　桔梗一钱

上水煎。

田氏地黄丸

治痘疹，口疮喉肿痛，牙疳臭烂。[批] 咽痛。

天门冬　麦门冬　玄参各三两　甘草　薄荷各一两

上为细末，生熟地黄汁为丸樱桃大，每服一丸，温蜜水化服。

加味地黄丸

治痘儿平日面白，眼白多，眼黑淡，禀赋肾亏。[批] 肾亏。

熟地黄自蒸熟，八两　山茱萸肉　干山药　五味子炒，各四两　泽泻　白茯苓　牡丹皮　鹿茸炙，各三两　肉桂厚者，去皮取肉，一两

上各另为末，入地黄和匀，量入米糊丸服。发热者，以肉桂引火归肾经，其热自止。急用者，煎服。

木香五物汤

治出痘烦痛。[批] 烦痛。

青木香四两　丁香　薰陆香　白矾各一两　麝香一钱

上每服五钱，水煎。如热盛，加犀角一两，其效如神。

羌活荆芥甘草汤

治痘疮身后痛，属膀胱经。[批] 身后痛。

三味等分，水煎。

升麻葛根紫草汤

治痘疮身前痛，属肺经。[批] 身前痛。

三味等分，水煎。

连翘防风汤

治痘疮身侧痛。[批] 身侧痛。

二味等分，水煎。

东垣清胃散

治痘疮因食鸡鱼酒物作痛。[批] 因食而痛。

升麻五分　生地黄　当归稍各四分　黄连　牡丹皮各三分

上水煎，母子同服。

解毒丸

痘已出而搐，乃心之蕴火。[批] 心火发搐。

板蓝根四两，洗，晒干　贯众　青黛　甘草生，各一两

上为末，蜜丸梧子大，另用青黛为衣，紫草汤下。

四齿散

治狂叫喘呼痰盛，欲发惊而未发，加蝉蜕。[批] 痰喘欲惊。

人齿　猫齿　狗齿　猪齿

上火煅等分为末，每服五分，热酒调下。

护心散

治痘疮惊狂谵语。[批] 惊狂谵语。

绿豆粉四钱　乳香一钱

上为末，甘草煎汤，时时细呷。

辰砂六一散

治痘疮心热痰盛而痛。[批] 心热痰盛。

即六一散加辰砂。

胃风汤

治痘疮因误服凉药以致毒陷，下血如黑豆汁者。[批] 下血。

白术　白芍药　川芎　人参　当归　肉桂　白茯苓等分

上加粟米百粒，水煎。

薤白汤

治痘疹身热，下利黄赤脓血。[批] 身热下利。

豆豉半合，绵裹　薤白一握　山栀七枚

上用水先煎栀子十余沸，后下薤白，水减十分之三方下豆豉，煎成服。

三黄熟艾汤

治痘疮正出，似收未收，下利黄臭脓血，身热大渴，服此解毒。[批] 下脓血，渴。

黄芩　黄连　黄柏　熟艾　甘草　紫草等分

上加糯米，水煎。

三黄丸

治痘疮阳盛无阴，小便如血。[批] 小便赤。

大黄煨　黄芩　黄连等分

上为末，蜜丸绿豆大，每服二三十丸，熟水送下。

麻子仁丸

治痘已出而大便秘，无烦胀狂谵之证。[批] 大便秘。

大黄　枳壳　厚朴　白芍药各五钱　杏仁二钱　麻仁三钱

上为末，蜜丸绿豆大，每服二十丸，未利再服。

双和散

治因服寒凉药过多，以致痘疮愈后坐立摇振，行动艰难。

[批] 痘后脚软。

黄芪　熟地黄　当归　川芎各一钱　白芍药一钱五分　官桂
甘草各七分

上加姜枣水煎。

大黄散

治痘后便秘，口渴身热。[批] 痘后便秘。

大黄　川芎各一两　甘草　黄芩　枳壳各五钱

上为末，每用一钱，加紫草少许，水煎服。

溺白散

治疳蚀牙龈。[批] 牙疳。

溺白即溺桶中多时积垢，不用女人者，取出洗净晒干，煅过入土内三日
夜，用五钱　黄柏三钱　雄黄二钱　枯矾一钱

上研极细和匀，以蘘根、茶叶浓煎，洗去腐肉，敷之。

洗肝散

治痘疮入眼，去大黄。[批] 痘入眼。

薄荷叶　当归　羌活　防风　川芎　甘草　大黄煨，等分

上水煎。

柴胡散

治痘疮入眼，隐涩多泪生翳。[批] 痘翳。

柴胡　黄芩炒，各一钱　黄连炒　山栀炒，各七分　川芎六分
当归　生地黄　牡丹皮各一钱　升麻八分　甘草三分

上水煎。

拨云散

治痘疮入眼，隐涩多泪生翳。[批] 痘翳。

黄芪三分　细辛　生姜　葛根　川芎各五分　柴胡七分　荆芥穗　当归身　生甘草　升麻　藁本　知母各一钱　羌活　防风　黄柏各一钱五分

上水煎，食后热服。

又拨云散

治痘疮入眼及生翳。[批] 痘翳。

桑螵蛸

上一味须真，炙焦研极细，入麝少许，每服二钱，米泔水调下。

神翳散

治目内翳障及痘疮后余毒不散，目生翳膜，隐涩多泪。如小儿疳眼，加夜明砂等分。[批] 痘翳。

真蛤粉　谷精草

上为末，用生猪肝三指阔一片，以刀剖开，掺药二钱于上，卷定，以线缚之，用浓米泔一碗煮熟取出，稍冷细嚼，就以煮肝，米泔送下，或加石燕、槟榔磨刺犹妙，忌炙煿毒汤。

蛇蜕散

治痘毒目翳。[批] 痘翳。

蛇蜕二钱，为末　瓜蒌仁五钱，研烂

上用羊肝一片，批开入药末二钱，线扎紧，用米泔煮熟，频与儿食，或乳母亦食。

地黄散

治痘疮入眼，心肝壅热，目赤肿痛，或生赤脉，或白膜遮睛。四边散漫者，易治；若暴遮黑睛，急宜服此。[批] 犹翳。

生地黄　熟地黄　当归各二钱五分　防风　羌活　犀角　蝉蜕　木贼　谷精草　白蒺藜　黄连　沙苑蒺藜　大黄各一钱　玄参五分　木通　甘草各一钱五分

上为细末，量儿大小，用羊肝煮汁调服。

蝉壳散

治风肿翳膜，兼治时疾后余毒上攻眼目，忌油面煎炒醋酱。[批] 翳膜。

蝉蜕　地骨皮　牡丹皮　黄连　白术　菊花　苍术各一两　龙胆草五钱　丝瓜子一两

上为末，荆芥煎汤，食后、临卧各一服。

滋阴地黄丸

治痘疮入眼阴虚。[批] 虚翳。

熟地黄一两　生地黄一两五钱，酒制焙干　柴胡八钱　天门冬　枳壳　炙甘草各三钱　人参二钱　黄连三钱　地骨皮三钱　五味子三钱　当归水洗，酒拌，焙干　黄芩各五钱

上为细末，蜜丸绿豆大，每服百丸，茶清日用三服。

益气聪明汤

治痘疮入眼。[批] 痘入眼。

黄芪　甘草　人参各五分　升麻　葛根各四分　蔓荆子二分　白芍药　黄柏酒渍，炒黄，各一分

上水煎，临卧热服。

羚虎丸

治痘疮入眼，肝肾俱虚。[批] 痘眼脏虚。

羚羊角　虎胫骨　生地黄　酸枣仁各五钱　肉桂　防风　当归　黄芪各五分

上为末，蜜丸皂子大，每服一丸，温水化下。

浮萍散

治痘疮入眼，痛不可忍。[批] 痘眼痛甚。

浮萍

上为末，以羊肝半斤，竹签刺破，投水半盏，绞汁调服。

二仙散

因食毒物以致眼睛突出。[批] 食毒眼突。

仙灵脾　威灵仙等分

上水煎。

蝉猪散

治痘疮入眼，半年发者，一月取效；初入者，旦夕奏功；过一年者，无能为力矣。[批] 痘入眼。

猪前悬蹄甲二两　蝉蜕二两　羚羊角四钱

上以猪前悬蹄甲瓦礶内固济，烧存性，同二味为末，量儿大小用药多寡，温水调服。

秦皮散

风毒肿痛，痒涩眵泪，昏暗羞明。[批] 风毒目肿。

秦皮　滑石　黄连等分

上水煎，热服。

塞耳丹

治毒入眼，已成翳膜。[批] 痘翳。

水银一钱　黄丹五钱

上捣匀作六丸，入砂锅内盖定，湿纸固封，以香炉盛炭火烧一日取出，以薄纸裹之，随眼塞耳，其翳立消。

密蒙花散

治痘疮入眼及无辜疳气入眼。[批] 痘入眼。

密蒙花三两　青葙子　决明子　车前子各一两

上为末和匀，用羊肝一大片，薄批掺药，用湿纸裹煨熟，酌量多少，空心服。

通圣散

治痘疮入眼及生翳。[批] 痘翳。

白菊花必白花方效　绿豆　谷精草去根，各等分

上为细末，每用一钱，以柿饼一枚，米泔水一盏同煎，候米泔尽，以柿饼去核食之，一日三枚，近者五七日，远者半月效。一方绿豆用壳，有密蒙花、旋覆花、甘草，独白菊花三钱，其余各一钱，制法相同。

托里消毒散

治痘疮毒，气血虚弱不起发，腐溃收敛，或发寒热，肌肉不生。[批] 痘毒不起。

人参　黄芪　当归酒洗　川芎　白芍药炒　白术　陈皮　白茯苓各一钱　金银花　连翘　白芷各七分　甘草五分

上每服四五钱，水煎。

散毒膏

贝母　南星　僵蚕　天花粉　寒水石　白芷　草乌　大黄猪牙皂角

上为末，醋调敷患处，屡用有奇效。[批] 痘痈。

十六味流气饮

治痘痈发于四肢、手腕并膝膑肿痛用此汤，虚者加附子。[批] 痘痈。

苏叶　青皮　苦梗　半夏　当归　白芍药　乌药　白茯苓　川芎　黄芪　枳壳去瓤，炒　防风各二分　甘草　陈皮各五厘　大腹皮　木香各三厘

上姜枣水煎。

独活寄生汤

治痘痈发在下部。[批] 痘痈。

独活三钱　桑寄生　杜仲　牛膝　细辛　人参　秦艽　白茯苓　桂心　防风　川芎各二分　白芍药　生地黄　当归各三分　甘草五厘

上姜水水煎。如为丸，加乳香、没药。

木瓜散

治痘痈如神。[批] 痘痈。

木瓜五钱　地骨皮一两　穿山甲炙黄，三钱五分　麝香一字

上为末，每服二钱，米饮下。

圣愈汤

治脓溃心烦无寐，体倦少食。[批] 痈溃元气虚。

熟地黄　生地黄各二分　人参　川芎各三分　当归　黄芪各五分

上水煎服。

白虎苍术汤

治斑证烦渴热渴。[批] 斑渴泻。

石膏四钱　苍术一钱五分　知母一钱　甘草五分　粳米一撮

上水煎。

春泽汤

治斑证喘满，用前胡枳壳汤下后，用此调理。[批] 斑证下后。

人参　白术　白茯苓　泽泻　猪苓
上水煎。

葛根黄连汤

治斑疹后身热不除。[批] 斑后身热。

葛根五钱　黄连三钱　黄芩二钱　甘草一钱五分
上水煎。

射干鼠粘子汤

壮热便实，口舌生疮，咽喉肿痛。[批] 斑痘余毒口疮。

鼠粘子四两，炒香　甘草炙　升麻　射干各一两
上水煎，量儿大小为剂多寡。

葛根麦门冬汤

治斑痘头痛发热者，表邪未解也，防其内陷或痘后余毒。
[批] 斑痘表邪未解。

麦门冬　干葛　人参　赤芍药　升麻　白茯苓各二分　石膏
末五分　甘草二分
上水煎服。

参滑散

治水痘，即麦汤散。[批] 水痘。

地骨皮　麻黄去节　人参　滑石　大黄煨　知母①　羌活

---

① 母：原脱，据《保婴撮要》卷十八之"参滑散"补。

甜葶苈炒，各一分　炙甘草半分①

上为末，每服五分，入小麦七粒煎数沸，每服三五匙。此发表散邪，疏通内热之峻剂，不可多服。若非壮热作渴饮冷，大便秘结者，不可用此。

黄连杏仁汤

治麻痘渐出，咳嗽烦闷，呕逆清水，眼赤，咽喉口舌生疮作泻。[批] 麻痘。

黄连一两　陈皮　杏仁去皮尖，麸炒　麻黄去节　枳壳炒　葛根各五钱

上每服二钱。作渴者，加厚朴、甘草。

黄芩知母汤

治麻证，斑烂、隐疹如锦纹，或脓腥臭，心胸闭闷，呕吐清水，温怵不时。[批] 麻痘。

黄芩　知母　葛根　麻黄去节　陈皮　杏仁去皮尖　甘草等分

上每服二钱，水煎。若不呕逆，去陈皮加白芍药。

葛根橘皮汤

治发斑烦闷，呕吐清汁，兼治麻痘等证。[批] 斑证呕吐。

葛根　陈皮　杏仁去皮尖　麻黄去节　知母炒　甘草　黄芩等分

上每服二三钱，水煎。

和肝补脾汤

治风热疮疹，脾土不及，肝木太过。[批] 疹证。

---

①　半分：原脱，据《保婴撮要》卷十八之"参滑散"补。

人参　陈皮　川芎各五分　白术　白茯苓　白芍药各七分
柴胡　甘草炙，各二分　山栀炒，四分①

上作二服，水煎。

芩连消毒饮

治天时郁热，麻疹等证。凡服宜先加大黄煎服②，利去一二次后去大黄加人参、当归调理③。[批]□疹。

黄芩　黄连　柴胡　甘草　桔梗　川芎　荆芥　防风　羌活　枳壳　连翘　射干　白芷等分

上姜水煎成，入牛蒡子一撮，再煎一沸，去渣入竹沥、姜汁调服。

柴苓汤

治痘疹小便不利。[批]痘疹溺涩。

柴胡　黄芩　猪苓　泽泻　白茯苓　白术等分

上姜水煎，量大小服。

金花丸子

治麻疹口齿生疮臭烂，则成走马疳。[批]走马疳。

黄芩　黄连　黄柏　山栀炒，等分

上水丸，梧子大，每服五丸，白汤下。

荆防败毒散

治疹发为风寒阻遏，不能发出。[批]疹为寒郁。

即败毒散加荆芥、防风。

---

① 炒四分：此三字原脱，据《保婴撮要》卷十二之"和肝补脾汤"补。

② 大黄煎服：原脱，据《景岳全书》卷五十七之"芩连消毒饮"补。

③ 理：原脱，据《景岳全书》卷五十七之"芩连消毒饮"补。

附痘证得效方

四物解肌汤

小儿伤寒疫疠，疑是痘疹，不能分别，宜用此辛凉之剂调之。［批］痘起疑似。

白芍药　黄芩　升麻　葛根等分

上水煎。

钱氏消毒散

治痘未出及已出不能匀透者。［批］痘出不匀。

牛蒡子炒，三钱　甘草炙，五分　荆芥穗二分五厘

上水煎。如不起发，加防风、升麻；元气虚，加人参。

丹溪归芪汤

治痘已出，第三日色淡不肯发，此气血俱虚也。［批］气血虚不发。

当归身酒洗　黄芪酒炙　白术炒，各二钱　人参　诃子煨，各一钱　肉豆蔻煨，一钱五分　陈皮二分　甘草一分

上水煎成，入好酒些少服。

丹溪丁附汤

治疟后出痘，血气俱虚，又值冬寒，热易退不发。［批］病虚不发。

人参五钱　黄芪一钱　丁香五粒　附子　桂心　陈皮　当归酒洗，各五分　炙甘草二分

上水煎。

钱氏二圣散

治痘出不快及倒靥，虽垂死亦可救。［批］难出倒靥神方。

板蓝根一两　炙甘草七钱五分

上为末，每服五分，取雄鸡冠血二三点，同温酒少许调服，甚则三五服神效。丹溪云：蓝能分散败血也。

升麻紫草汤

治痘出两日不甚透，汗微出，热略减，食虽进，口中觉有恶味，大便溏滑带白，宜启表。[批] 脾病难起。

升麻　紫草　炙甘草　白术　白芍药炒　陈皮各半钱①

上用水，少加酒同煎。

紫草回斑散

治痘出不快，或毒气入腹倒靥。[批] 痘迟倒靥。

紫草茸　黄芪　桑白皮　木通　枳壳　白术等分

上为末，每服三钱，水酒各半煎，入麝少许服。

龙脑膏子

治痘疮出不透，心烦狂躁，气喘妄语，或眼见鬼神，或已发而陷伏，皆宜速治，否则毒入脏而死。[批] 发不透及陷伏。

生龙脑一钱

上细研，滴猪心血为丸，如豆大，每服一丸。心烦狂躁者，紫草汤化下；陷伏者，温酒化下。王海藏云：此一法证极而用。《活人书》云：不得已而后用之也。

索隐丹

治痘不发。[批] 痘不起。

大虾蟆不拘几只，以筐悬二三日使其饥渴之甚，而以去根节麻黄一斤，用水五碗煮至二碗，晾极冷，陆续将虾蟆入于水内，务令饱饮，取起拭干，虾蟆必遍身出汗。而以人牙、龙骨、

---

① 皮各半钱：原脱，据《医学纲目》补。

辰砂、胎骨各等分为细末，掺在虾蟆身上，汗不止，掺药亦不止，直待汗干，以小眼药瓶分贮刮下之药，背腹、头项、左右前后腿，各记明白。遇出痘者，某处痘少，即以其处刮下药服一二分，登时可起。

黑陷一方①

一方：治痘黑陷，垂死。成都方士禹太和用壁间喜蛛，如黄豆大一枚研烂，照儿岁数，每岁入雄黄一分，十岁一钱，虚寒者以好烧酒，虚弱者以好煮酒各调服。

不起一方②

一方：治痘不起发，取黄狗身上蝇四五个温酒研服，未起再服，神效。冬月在耳中取。

疏气饮

治气实痰郁痘不发。[批] 气实痘迟。

苍术　白芷　防风　升麻　黄芩　白芍药　连翘　归身等分　甘草节减半

上水煎。

万金散

治痘已出未能匀透，若色不红润，实者加升麻。[批] 痘出未透。

防风二钱　人参　蝉蜕各一钱　薄荷三分

上为末，每服二钱，开花萝卜煎汤调下。

无比散

治痘疮恶侯。王海藏云：内热之极，不能开发于外者，宜

---

① 黑陷一方：据目录补。
② 不起一方：据目录补。

用此药，内虽过泄，外亦开发，与至宝丹同意。[批] 内热发迟。

　　辰砂一两，另研　腻粉细研　牛黄　麝香　樟脑各一钱

　　上研细和匀，小儿服一字，大人五分，入水银二厘，小猪尾血二三点，新汲水同调服。稳睡一时，取下如烂鱼肠臭涎恶物，其痘即安。

调肝散

治痘发太密，服此以防入眼。[批] 防痘入眼。

　　生犀二钱五分　黄芪　桑白皮　石膏各五钱　草龙胆　大黄麻黄去节　钓藤钩各一钱　瓜蒌仁去皮　甘草炒，各二钱

　　上为粗末，每服二钱，水煎。

独脚仙

治疮疹黑陷。[批] 黑陷。

　　威灵仙一钱，炒为末　脑子一分

　　上用温水调服，取下疮痂为效。

周天散

治痘疮黑陷，项强目直，腹胀喘急发搐，连进二服即愈。
[批] 黑陷发搐。

　　蝉蜕五分　地龙一两

　　上研为末，每服二钱，乳香汤下。

大补汤

治痘疮陷伏不红。此汤专实表里，补气血。[批] 陷伏。

　　当归　川芎　白芍药　生地黄　人参　白术　白茯苓　甘草　黄芪　官桂等分

　　上为末，每服五钱，水煎，三岁以里者三钱。

加味解毒散

治斑疹痒痛寒热，甚者烦躁谵语，并痘毒发热咽干。

[批] 痘痒咽干。

犀角镑，五钱　连翘炒，二钱　牛蒡子炒，三钱　薄荷一钱　甘
草五分

上为末，每服一二钱，滚汤调下。

桔梗三物汤

风热咳嗽，咽膈不利。[批] 咳嗽。

桔梗　炙甘草　防风等分

上每服一钱，水煎。

人参蝉蜕散

治痘疮小便不利，烦躁多渴，戛牙咬齿，气促喘满。

[批] 烦渴咬牙。

人参　蝉蜕　白芍药　木通　赤茯苓　甘草　紫草茸等分

上水煎。

蝉蜕散

治痘疮入眼，半年以里者，半月取效。[批] 痘入眼。

猪羊蹄甲二两　蝉蜕去土，取末，一两　羚羊角二钱

上猪羊甲入煎银罐，盐泥固济，烧存性，与蝉蜕、羚羊角
俱为细末和匀，每服一字，百日外儿一二分，三岁者三四分，
俱在食后，或浆水或新汲水调下，日三四次，夜一二次，屡试
奇效。一年以上者，不治。

蒺藜散

治痘翳。[批] 痘翳。

麸炒蒺藜炙甘草羌活防风等分捣，

每服二钱熟水下，拨云见日直到老。

马勃灰

治痘入眼。[批] 痘入眼。

马屁勃　蛇皮各五钱　皂荚子十四枚

上入小罐内，盐泥固济，烧存性，研细，温酒调服三钱。

羊肝丸

治痘疮入目不能开。[批] 痘眼不开。

羖羊肝一具，生用　黄连炒为末

上先将羊肝去筋膜，于石器内捣烂，入黄连末与羊肝成丸为□，如梧子大，每服二三十丸，食后茶清下。

药羊肝

治痘入眼或成翳。[批] 痘翳。

瓜蒌根五钱　蛇皮二钱

上为细末，用羊肝一具，批开，入药末二钱，线缚定，米泔煮熟，频与食之。

蝉菊散

痘疮入眼或病后生翳。[批] 痘翳。

蝉蜕　白菊花等分

上为末，每服二钱，入蜜少许同煎，食后服。

痘翳一方①

一方：痘后毒气攻眼，或生翳膜赤黑，宜用四物汤加荆防煎服，兼用黑豆皮、谷精草等分为末，熟猪肝蘸服，神效。

---

① 痘翳一方：据目录补。

丹溪白术犀角汤

治痘后腹胀。[批] 痘后腹胀。

白术一钱　犀角　川芎　白芷各七分　陈皮　木通各五分　甘草炙，三分

上水煎。

丹溪丁香芍药散

治痘出因寒腹痛。[批] 痘出腹痛。

丁香二粒　白芍药　官桂各一钱　白术　当归各五分

上水煎。凡痘始出而腹痛或身痛，脉洪数者，解表凉药内加芍药、甘草渐安。

肉豆蔻散

治痘将出未出，腹泻色黑，根窠不发，形如水疥，三日后痒塌，抓即黑色，口渴脉虚。[批] 痒塌泻黑色。

肉豆蔻　人参　黄芪　当归　白术　陈皮各五分　炙甘草词子　肉桂各二分五厘

上水煎，入酒些少，服下痒止痘起神效，不应再服。

加减红绵散

治痘因感风寒发热惊搐。[批] 惊搐。

天麻　麻黄　全蝎①　荆芥　蝉蜕　紫草②　薄荷等分

上加葱水煎。

羌活止搐散

治痘疹发搐。[批] 发搐。

---

① 蝎：原脱，据《医学入门》卷八之"加减红绵散"补。
② 草：原脱，据《医学入门》卷八之"加减红绵散"补。

羌活　人参　防风　僵蚕醋炒　南星姜制　白附子姜制　甘草炙，等分

上姜水煎服，其搐立止。

羊髓膏

羊䯒骨髓一两，轻粉一钱，研成白膏，以磁盆盛之。如遇痘疮痒甚，搔伤成疮及疮痂欲落不落，以上等白蜜入膏内和匀涂之。[批] 痘痒抓伤。

丹溪清毒散

治痘疮余毒未散，因食谷太早，补住毒气。[批] 余毒。

鼠粘子六钱　犀角　白术各三钱　荆芥　防风　枳壳各一①钱甘草五分

上量大小为剂多寡，水煎。

丹溪当归祛毒汤

治痘发不透，靥落后骨节痛，食少，夜间或热，此余毒在内，虚甚者难于疏导，须补中有通，此方主之。[批] 余毒。

当归　白术　陈皮各一②钱　牛膝五分　通草　炙甘草根苏梗各三分　犀角二分

上姜水煎。

化毒汤

治肿毒及痘后头面生疮，眼目肿痛。[批] 余毒。

生地黄　熟地黄　天门冬　麦门冬　玄参各三两　甘草　甜硝各二两　青黛一两五钱

---

① 一：原脱，据《医学纲目》卷之三十七补。
② 一：原脱，据《医学纲目》卷之三十七补。

上为末，蜜丸芡实大，每服一丸，白汤化下。此生血凉血，解毒寒中之剂。

丹溪斩毒汤

治痘疮初生不透，毒气攻内，骨节作痛，两足不可直，瘢痕不红活，脉浮而和，小便赤少。[批] 余毒。

归身　白术各一钱　陈皮　木通　犀角屑　人参　白茯苓各五分　甘草一分

上分二贴，水煎。

犀角消毒丸

治诸积热及痘疹后余毒生疮。[批] 余毒。

生地黄　防风　当归　犀角屑锉　荆芥各一两　牛蒡子杵，炒　赤芍药　连翘　桔梗各七钱　薄荷　黄芩炒　甘草各五钱

上为末，炼蜜丸，芡实大，每服一丸，薄荷汤下。此清热解表、凉血破血、消毒之剂，但损胃不宜过服。

丹溪甘草芍药汤

治痘后口渴腹胀，小便少，发热。[批] 痘后口渴。

甘草炙，一钱五分　白芍药　白术　陈皮各五分①　川芎　干葛各三分②　木通二分

上水煎。

乳香散

痘疮收靥，余毒攻心，以致心痛。[批] 余毒心痛。

乳香　没药各五分　当归　赤芍药各一钱

---

① 各五分：原脱，据《医学纲目》补。
② 葛各三分：原脱，据《医学纲目》补。

上水煎。

金华散

治痘后胞疮、疳疮、癣疥，此药能收水、凉肌、解毒。

[批] 痘后疳癣。

黄丹　黄柏　黄连　大黄　黄芪　轻粉等分　麝香少许

上为细末，湿者干掺，干者猪油调涂。

敛肌散

治痘后胞疮及疳蚀不敛，并痘后脓血不收，俱宜用。

[批] 痘后脓水。

地骨皮　黄连　五倍子　黄柏　甘草等分

上为末，干掺。

太和散

治痘后寒热往来，嗜卧烦闷躁乱。[批] 痘后虚证。

生地黄　当归　地骨皮　人参　甘草　白芍药等分

上㕮咀，每服一钱，水煎服。

木香散

治痘痈如神。[批] 痘痈。

地骨皮一两　木香五□　穿山甲炙黄，二钱五分　麝香一字

上为末，每服三钱，米□。

犀角丝瓜散

治痘痈。[批] 痘痈。

犀角　丝瓜　白芍药酒炒　生甘草　黑豆　山楂　赤小豆
升麻等分

上每服三钱，水煎。

四物升麻汤

凡斑疹因内伤荣气，逆于腠理而出，大禁牵牛、巴豆峻药，宜半夏、枳实、大黄、益智仁之类去泻止吐。若耳尖冷，呵欠睡惊，喷嚏眼涩，知必出斑，便宜服此。[批] 斑疹初起。

升麻　葛根　白芍药　甘草　归身　连翘等分

上水煎。

凡肺出脓斑，先显喘嗽或气高喘促，少加人参、黄芩以泻伏火而补元气。心出小红斑，先见嗌干惊悸，身热肌肉肿，脉洪弦少加黄连。命门出隐疹，先骨痛身热，疼痛不可动摇，少加生地黄、黄柏。[批] 斑疹加减法。

校注后记

一、作者生平考

陈文治，字国章，号岳溪，浙江秀水（今浙江嘉兴）人，生卒年不详。据项德祯《集广嗣全诀引》、郭仰泰《刻广嗣全诀序》和作者自序可知：陈文治奋迹戎行、深谙用兵，曾为明代受皇家勋奖的将军。至中年无子，认为子嗣艰难的原因在于男精女血不足，脏腑亏虚。服药适中脏腑之虚可以得孕，但胎前多恙，临产多艰，诞生后又有多疾，皆可危及儿之生长，甚至夭折。且陈文治当时身处边塞，遇儿病无医可延其生命，只能坐视其毙，不知所措。因此他认识到种子、胎前、临产、诞生后疾病等诸多环节均可导致子嗣艰难，于是博访良方，研究岐黄之术，尤其是种子、保胎、保产、保婴各法及效方，并编为十二卷《广嗣全诀》，俾求世人能因调补而得妊，赖药饵以安胎，产难有救死之法，儿恙有扭转之方，从而生育保婴、丰富子嗣。陈文治一生深研医学，著作有《疡科选粹》《痘疹真诀》《伤寒集验》《诸证提纲》等书，多属辑录各家之说，参以自己经验体会而成。

二、著作与版本流传考证

据薛清录《中国中医古籍总目》和笔者调研考证，《广嗣全诀》国内现存版本有二：

1. 明万历十九年（1591）刻本（有抄配，简称"抄配本"），中华医学会上海分会图书馆馆藏。书籍形态为2函12册，首四卷为手抄本，后八卷为刻本，除卷首项德祯的《集广嗣全诀引》前面部分内容脱失，第四卷下角因保存不当缺失外，余下内容几近完整。

2. 明万历刻本（残，简称"明刻本"），中国科学院国家科学图书馆馆藏。题名《广嗣全诀十二卷》，存3卷：卷一、卷五、卷六，1函3册，卷首项德祯的《集广嗣全诀引》内容完整，可判断抄配本十二卷确系陈文治原著之全部内容。

底本脱失部分内容无主校本可校者，以其他相关医籍为他校本，具体详见出注内容。

三、著作内容与学术影响考评

《广嗣全诀》是一本集理、法、方、药于一体，结合产科、儿科常见病证，专门论述如何生育保婴的医书。该书采诸家学说，其学术思想主要有以下几个方面：

1. 广嗣之要，精血为先

陈文治重视吸取前人学术经验，结合自己的体会，认为胎孕难成在于男精女血不足，脏腑亏虚。陈氏重精血的思想，源于《内经》"以母为基，以父为楯"，认为男精女血是人类生命形成的物质基础，故种子之要，在于精血。如男气不足，女血虚寒，则二气不交，徒施不聚，难以有子，宜随人禀赋不同予调养血气之王道药服之，胎孕乃成。

2. 广嗣之本，优生正心

陈氏优生思想在书中广有体现。他认为"母气不足则羸而肉薄，父精不足则解颅眼白多"，父母精血不足可导致后代先天不足。指出欲求嗣者，不但以得孕为喜，必养成中和之气，调养气血，而后生者方实。又引李东垣医李叔和子及朱丹溪医郑宪使子两个医案强调，不应误以涩精壮阳之剂为种子良方而贻热毒于子女。再比较上古之人与今人在嫁娶、生育年龄上的差别，指出父母宜晚婚晚育，待精血充沛、体质壮盛，有利于优生，尤其强调交会应避忌不合适的时间和场所，以防生子不忠良。最后论及应正心术、慎举措，勿嫉贤忌能，勿损人利己，孝其亲，忠其君，为广嗣之根本。此外，在卷二保胎论中又列举胎教之法："寝不测，生不偏，立不跸，食不杂，目不视邪色，耳不听胡言，口不出傲语，尝闻诵读诗书，与讲忠孝事实及佳言善行，玩美珠玉，则所生之子必容貌端正，天性忠良。"强调这是"先天之教"，切勿视之迂腐而忽略之。

3. 不孕不育，辨治有方

陈文治认为得子艰难者必气馁血亏，或富贵之人由于役心劳神、纵欲败精导致不易孕和不易育，需要仰仗方法，以夺造化。其分析男性不育，多因阳虚、阴虚、阴阳两虚及阳痿、不射精、遗精滑泄等性功能障碍或精液异常，女性不孕多由月经紊乱、癥瘕、崩漏、带下所致。他指出如夫妇俱无它疾，男子以调中气、养心血为主，兼用滋肾等丸；女子以理心脾、清肺肾为主。他大量收集、梳理了治疗男女不孕不育的方剂，如"男服四十八方""女服二十方"及通用方等，对生育方面有一定的临床和实用价值。

4. 婴儿之疾，四诊得之

婴儿之疾，痛苦不能自言，调摄不能自用，剧瘳不能自知，前人以哑称科，不察其形色声脉则易于误诊。必鉴貌辨色、听声察证、问病究源、看脉察证，又验纹之色，四诊合参，综合分析，才能确切诊断疾病。陈文治非常重视三指之按视、三关之辨纹、部位之察色，特别是"察色歌、三关纹色、八脉主病歌、脉证歌"等，以诗歌和图文并茂的形式详载辨证要点，朗朗上口，方便记忆。

5. 小儿之医，五脏求平

陈文治认为婴儿无七情六欲，其致病特点主要是："血气未定，形体脆弱，易虚易实，一有偏胜，遂得相乘为病。"详述五脏各病的病机和辨治，指出对于儿科病证的医治，无非"损其过，补其不及，调和五脏，各至于平，自无不愈也"。最后总结其病的五脏辨证规律为："热则从心，寒则从肾，嗽而气上从肺，风从肝，泻从脾，若泻而兼嗽又气上，乃脾肺兼病也，用泻白散、益黄散之类，仿佛于此而推求之，庶病无遁情，医得全法矣。"这些都说明陈文治在儿科病的治疗中重视五脏的学术观点，符合"人体是以五脏为中心的统一的有机体"的中医整体观。

6. 养子之诀，慎在调护

陈文治精研调护诸法，强调"养子须调护看承，莫纵也"，以生于房室之中的草木过于娇嫩，乍见风日则凋悴作比喻，警示爱子者不可过于爱惜，宜保护适中，不致儿疾。详述了调护诀、养子十法、乳儿法等科学方法，其中"耐三分寒、吃七分饱"、"要背暖、肚暖、足暖，要头凉、心胸凉、脾胃常温"，这些细致慎护、切实可行的育儿经验，确实值得继承和效法。

7. 重视脾胃，倡养正气

《广嗣全诀》详载儿科常见杂病近百种，有食积、五疳、腹胀、癖块、痞结、呕吐、泄泻等，诸多疾病从脾胃论治，指出"小儿气血未充，肠胃脆薄，触物易伤"的生理病理特点。又指明"食伤者，伤之始也，非脾虚则不受伤。既伤之后，则脾气亦虚矣。积滞者，伤之久也，脾虚不能运化，方至停畜"的病机特点。并强调"大毒治病，十去其六；小毒治病，十去其七；常毒治病，十去其八；无毒治病，十去其九。虽积消而脾不愈，损乎？故先后以补养脾胃为主，先医谓：养正积自除，盖此之意"和"脾家病去，诸脏皆平"的论治思想，告诉后人用克伐之剂施于已伤之后，则预后不良，善用四君子汤、六君子汤、异功散、益黄散、补中益气汤等方补养脾胃，用"枳术丸消食强胃，不取其化食，但藉之以强胃气"。脾胃乃后天之本、正气之源，其"养正积自除"的论治观点充分体现了重视脾胃、倡养正气的学术特点。

8. 痘证论治，谨其始终

陈文治在书中卷十一、卷十二详述痘证，介绍痘家准备、预消痘毒、痘家禁忌、母痘吉凶、气血寒热表里虚实辨证、痘证吉凶、痘初起至十二日辨治及预后以及伴随的发热、自汗、渴、吐逆、身痛、声哑等证，共五十九篇，所述痘证包括斑、疹、丹、麻、疔痘、黑痘、飞痘、白痘、水疱等，针对各痘之病因病机，分别寒热虚实治之。

通观各篇，均蕴含着陈文治"谨其始终"的思想，明确提出"医者当知始终不可汗下，病家宜晓首尾不可食生冷"论治特点。且陈文治用药精炼，多用散、膏、汤、丸等剂型，用药轻而效力专，便于小儿服用。

纵览《广嗣全诀》全书，从种子、保胎、保产、产后、保婴等方面依次阐述，内容丰富而完整，并有诸多医籍和医家之观点、验方、验法和作者的心得体会，便于临床查阅、指导治疗，在生育和儿科临床方面有重要的指导意义。

该书成于明代，书中有些内容带有较浓厚的迷信色彩，如神煞符咒、安产藏衣、胎杀方位、体玄子借地法等，陈文治认为实属荒诞之谈，且能提出"阴阳交媾之时，男女之形已定，方术岂可转女为男"及"晚婚晚育""先天之教"等科学说法，亦实属不易。限于当时的社会背景和认识水平，书中难免有一些牵强附会、不尽科学的提法，譬如妇女妊娠期间食螃蟹导致横生、食兔肉则子缺唇等；提出应忌食姜、羊肝、兔肉、田鸡、鳝鱼等以免触动胎气，导致临产艰难等；临产不可洗头，犯者胎多横逆等；晒衣不收，夜为雌鸟落羽所污致痫等尚有待考证。因此，在学习运用时，应取其精华，去其糟粕，扬长而弃短。

方名索引

五　画

六 画

七　画

总 书 目

I

本 草